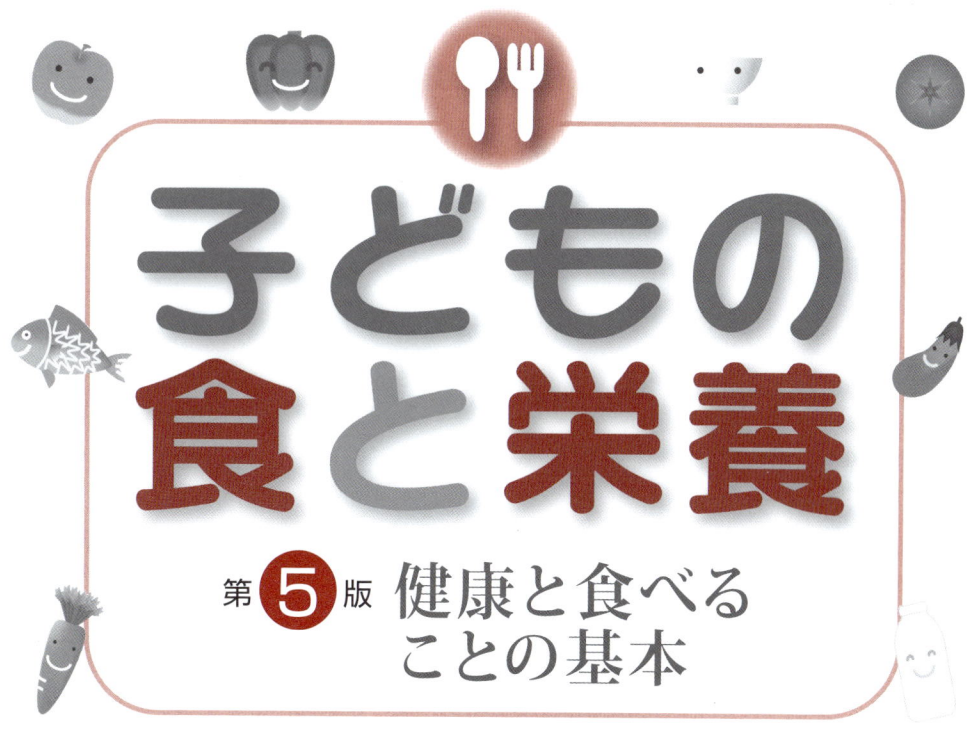

子どもの食と栄養

第5版 健康と食べることの基本

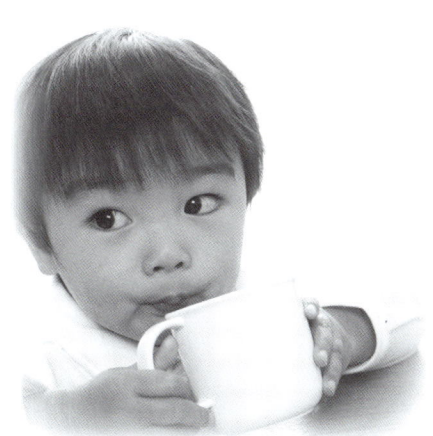

著 髙野 陽
　 髙橋 種昭
　 大江 秀夫
　 水野 清子
　 竹内 恵子
　 佐藤 加代子
　 清野 富久江
　 加藤 忠明

医歯薬出版株式会社

＜執筆者一覧＞

（執筆順）

高野　陽（東洋英和女学院大学名誉教授）

髙橋種昭（元日本女子大学大学院）

大江秀夫（元厚生労働省児童家庭局母子衛生課）

水野清子（元日本子ども家庭総合研究所）

竹内恵子（元和泉短期大学）

佐藤加代子（東洋大学名誉教授）

清野富久江（元内閣府食育推進室）

加藤忠明（元国立成育医療研究センター）

日本人の食事摂取基準
（2020年版）

　2020年度から2024年度の5年間使用する,「日本人の食事摂取基準（2020年版）」は,「日本人の食事摂取基準」策定検討会（座長：伊藤貞嘉 東北大学 名誉教授）においてとりまとめられ, その報告書が公表された.

　主な改定のポイントは下記のとおり.
○活力ある健康長寿社会の実現に向けて
- きめ細かな栄養施策を推進する観点から, 50歳以上について, より細かな年齢区分による摂取基準を設定.
- 高齢者のフレイル予防の観点から, 総エネルギー量に占めるべきたんぱく質由来エネルギー量の割合（％エネルギー）について, 65歳以上の目標量の下限を13％エネルギーから15％エネルギーに引き上げ.
- 若いうちからの生活習慣病予防を推進するため, 以下の対応を実施.
  - 飽和脂肪酸, カリウムについて, 小児の目標量を新たに設定.
  - ナトリウム（食塩相当量）について, 成人の目標量を0.5 g/日引き下げるとともに, 高血圧及び慢性腎臓病（CKD）の重症化予防を目的とした量として, 新たに6 g/日未満と設定.
  - コレステロールについて, 脂質異常症の重症化予防を目的とした量として, 新たに200 mg/日未満に留めることが望ましいことを記載.

○EBPM（Evidence Based Policy Making：根拠に基づく政策立案）の更なる推進に向けて
- 食事摂取基準を利用する専門職等の理解の一助となるよう, 目標量のエビデンスレベルを対象栄養素ごとに新たに設定.

　報告書の詳細は, 厚生労働省のホームページを参照されたい.

医歯薬出版株式会社

日本人の食事摂取基準(2020年版)

年齢等	参照体位(参照身長,参照体重)[1]			
	男性		女性[2]	
	参照身長 (cm)	参照体重 (kg)	参照身長 (cm)	参照体重 (kg)
0～5 (月)	61.5	6.3	60.1	5.9
6～11 (月)	71.6	8.8	70.2	8.1
6～8 (月)	69.8	8.4	68.3	7.8
9～11 (月)	73.2	9.1	71.9	8.4
1～2 (歳)	85.8	11.5	84.6	11.0
3～5 (歳)	103.6	16.5	103.2	16.1
6～7 (歳)	119.5	22.2	118.3	21.9
8～9 (歳)	130.4	28.0	130.4	27.4
10～11 (歳)	142.0	35.6	144.0	36.3
12～14 (歳)	160.5	49.0	155.1	47.5
15～17 (歳)	170.1	59.7	157.7	51.9
18～29 (歳)	171.0	64.5	158.0	50.3
30～49 (歳)	171.0	68.1	158.0	53.0
50～64 (歳)	169.0	68.0	155.8	53.8
65～74 (歳)	165.2	65.0	152.0	52.1
75 以上 (歳)	160.8	59.6	148.0	48.8

[1] 0～17歳は,日本小児内分泌学会・日本成長学会合同標準値委員会による小児の体格評価に用いる身長,体重の標準値を基に,年齢区分に応じて,当該月齢及び年齢区分の中央時点における中央値を引用した.ただし,公表数値が年齢区分と合致しない場合は,同様の方法で算出した値を用いた.18歳以上は,平成28年国民健康・栄養調査における当該の性及び年齢区分における身長・体重の中央値を用いた.
[2] 妊婦,授乳婦を除く.

- エネルギーの摂取量及び消費量のバランス(エネルギー収支バランス)の維持を示す指標として BMI 及び体重の変化を用いる.
- BMI については目標とする範囲を定めた.

目標とする BMI の範囲 (18歳以上)[1,2]

年齢(歳)	目標とする BMI (kg/m²)
18～49	18.5～24.9
50～64	20.0～24.9
65～74 [3]	21.5～24.9
75 以上 [3]	21.5～24.9

[1] 男女共通.あくまでも参考として使用すべきである.
[2] 観察疫学研究において報告された総死亡率が最も低かった BMI を基に,疾患別の発症率と BMI の関連,死因と BMI との関連,喫煙や疾患の合併による BMI や死亡リスクへの影響,日本人の BMI の実態に配慮し,総合的に判断し目標とする範囲を設定.
[3] 高齢者では,フレイルの予防及び生活習慣病の発症予防の両者に配慮する必要があることも踏まえ,当面目標とする BMI の範囲を 21.5～24.9 kg/m² とした.

(参考)

年齢等	推定エネルギー必要量 (kcal/日)					
	男性			女性		
	身体活動レベル[1]			身体活動レベル[1]		
	Ⅰ	Ⅱ	Ⅲ	Ⅰ	Ⅱ	Ⅲ
0～5 (月)	—	550	—	—	500	—
6～8 (月)	—	650	—	—	600	—
9～11 (月)	—	700	—	—	650	—
1～2 (歳)	—	950	—	—	900	—
3～5 (歳)	—	1,300	—	—	1,250	—
6～7 (歳)	1,350	1,550	1,750	1,250	1,450	1,650
8～9 (歳)	1,600	1,850	2,100	1,500	1,700	1,900
10～11 (歳)	1,950	2,250	2,500	1,850	2,100	2,350
12～14 (歳)	2,300	2,600	2,900	2,150	2,400	2,700
15～17 (歳)	2,500	2,800	3,150	2,050	2,300	2,550
18～29 (歳)	2,300	2,650	3,050	1,700	2,000	2,300
30～49 (歳)	2,300	2,700	3,050	1,750	2,050	2,350
50～64 (歳)	2,200	2,600	2,950	1,650	1,950	2,250
65～74 (歳)	2,050	2,400	2,750	1,550	1,850	2,100
75 以上 (歳)[2]	1,800	2,100	—	1,400	1,650	—
妊婦[3] 初期				+ 50	+ 50	+ 50
中期				+250	+250	+250
後期				+450	+450	+450
授乳婦				+350	+350	+350

[1] 身体活動レベルは,低い,ふつう,高いの3つのレベルとして,それぞれⅠ,Ⅱ,Ⅲで示した.
[2] レベルⅡは自立している者,レベルⅠは自宅にいてほとんど外出しない者に相当する.レベルⅠは高齢者施設で自立に近い状態で過ごしている者にも適用できる値である.
[3] 妊婦個々の体格や妊娠中の体重増加量及び胎児の発育状況の評価を行うことが必要である.

注1:活用に当たっては,食事摂取状況のアセスメント,体重及び BMI の把握を行い,エネルギーの過不足は,体重の変化又は BMI を用いて評価すること.

注2:身体活動レベルⅠの場合,少ないエネルギー消費量に見合った少ないエネルギー摂取量を維持することになるため,健康の保持・増進の観点からは,身体活動量を増加させる必要がある.

〔編集部注:本資料において,妊婦及び授乳婦の基準値欄で+(プラス)記号とともに示される値は付加量をさす.〕

年齢等	たんぱく質 (g/日, 目標量：%エネルギー)								脂質 (%エネルギー)			
	男性				女性				男性		女性	
	推定平均必要量	推奨量	目安量	目標量[1]	推定平均必要量	推奨量	目安量	目標量[1]	目安量	目標量[5]	目安量	目標量[5]
0～5（月）	—	—	10	—	—	—	10	—	50	—	50	—
6～8（月）	—	—	15	—	—	—	15	—	—	—	—	—
6～11（月）	—	—	—	—	—	—	—	—	40	—	40	—
9～11（月）	—	—	25	—	—	—	25	—	—	—	—	—
1～2（歳）	15	20	—	13～20	15	20	—	13～20	—	20～30	—	20～30
3～5（歳）	20	25	—	13～20	20	25	—	13～20	—	20～30	—	20～30
6～7（歳）	25	30	—	13～20	25	30	—	13～20	—	20～30	—	20～30
8～9（歳）	30	40	—	13～20	30	40	—	13～20	—	20～30	—	20～30
10～11（歳）	40	45	—	13～20	40	50	—	13～20	—	20～30	—	20～30
12～14（歳）	50	60	—	13～20	45	55	—	13～20	—	20～30	—	20～30
15～17（歳）	50	65	—	13～20	45	55	—	13～20	—	20～30	—	20～30
18～29（歳）	50	65	—	13～20	40	50	—	13～20	—	20～30	—	20～30
30～49（歳）	50	65	—	13～20	40	50	—	13～20	—	20～30	—	20～30
50～64（歳）	50	65	—	14～20	40	50	—	14～20	—	20～30	—	20～30
65～74（歳）	50[2]	60[2]	—	15～20[2]	40[2]	50[2]	—	15～20[2]	—	20～30	—	20～30
75以上（歳）	50[2]	60[2]	—	15～20[2]	40[2]	50[2]	—	15～20[2]	—	20～30	—	20～30
妊婦　初期					+0	+0	—	—[3]			—	20～30
中期					+5	+5	—	—[3]			—	20～30
後期					+20	+25	—	—[4]			—	20～30
授乳婦					+15	+20	—	—[4]			—	20～30

[1] 範囲に関しては，おおむねの値を示したものであり，弾力的に運用すること．
[2] 65歳以上の高齢者について，フレイル予防を目的とした量を定めることは難しいが，身長・体重が参照体位に比べて小さい者や，特に75歳以上であって加齢に伴い身体活動量が大きく低下した者など，必要エネルギー摂取量が低い者では，下限が推奨量を下回る場合があり得る．この場合でも，下限は推奨量以上とすることが望ましい．
[3] 妊婦（初期・中期）の目標量は，13～20%エネルギーとした．
[4] 妊婦（後期）及び授乳婦の目標量は，15～20%エネルギーとした．
[5] 範囲に関しては，おおむねの値を示したものである．

年齢等	飽和脂肪酸(%エネルギー)[1,2]		n-6系脂肪酸 (g/日)		n-3系脂肪酸 (g/日)		炭水化物 (%エネルギー)		食物繊維 (g/日)	
	男性	女性	男性	女性	男性	女性	男性	女性	男性	女性
	目標量	目標量	目安量	目安量	目安量	目安量	目標量[3,4]	目標量[3,4]	目標量	目標量
0～5（月）	—	—	4	4	0.9	0.9	—	—	—	—
6～11（月）	—	—	4	4	0.8	0.8	—	—	—	—
1～2（歳）	—	—	4	4	0.7	0.8	50～65	50～65	—	—
3～5（歳）	10以下	10以下	6	6	1.1	1.0	50～65	50～65	8以上	8以上
6～7（歳）	10以下	10以下	8	7	1.5	1.3	50～65	50～65	10以上	10以上
8～9（歳）	10以下	10以下	8	7	1.5	1.3	50～65	50～65	11以上	11以上
10～11（歳）	10以下	10以下	10	8	1.6	1.6	50～65	50～65	13以上	13以上
12～14（歳）	10以下	10以下	11	9	1.9	1.6	50～65	50～65	17以上	17以上
15～17（歳）	8以下	8以下	13	9	2.1	1.6	50～65	50～65	19以上	18以上
18～29（歳）	7以下	7以下	11	8	2.0	1.6	50～65	50～65	21以上	18以上
30～49（歳）	7以下	7以下	10	8	2.0	1.6	50～65	50～65	21以上	18以上
50～64（歳）	7以下	7以下	10	8	2.2	1.9	50～65	50～65	21以上	18以上
65～74（歳）	7以下	7以下	9	8	2.2	2.0	50～65	50～65	20以上	17以上
75以上（歳）	7以下	7以下	8	7	2.1	1.8	50～65	50～65	20以上	17以上
妊婦		7以下		9		1.6		50～65		18以上
授乳婦		7以下		10		1.8		50～65		18以上

[1] 飽和脂肪酸と同じく，脂質異常症及び循環器疾患に関与する栄養素としてコレステロールがある．コレステロールに目標量は設定しないが，これは許容される摂取量に上限が存在しないことを保証するものではない．また，脂質異常症の重症化予防の目的からは，200 mg/日未満に留めることが望ましい．
[2] 飽和脂肪酸と同じく，冠動脈疾患に関与する栄養素としてトランス脂肪酸がある．日本人の大多数は，トランス脂肪酸に関する世界保健機関（WHO）の目標（1%エネルギー未満）を下回っており，トランス脂肪酸の摂取による健康への影響は，飽和脂肪酸の摂取によるものと比べて小さいと考えられる．ただし，脂質に偏った食事をしている者では，留意する必要がある．トランス脂肪酸は人体にとって不可欠な栄養素ではなく，健康の保持・増進を図る上で積極的な摂取は勧められないことから，その摂取量は1%エネルギー未満に留めることが望ましく，1%エネルギー未満でもできるだけ低く留めることが望ましい．
[3] 範囲に関しては，おおむねの値を示したものである．
[4] アルコールを含む．ただし，アルコールの摂取を勧めるものではない．

年齢等	エネルギー産生栄養素バランス（%エネルギー）							
	男性				女性			
	目標量[1,2]				目標量[1,2]			
	たんぱく質[3]	脂質[4]		炭水化物[5,6]	たんぱく質[3]	脂質[4]		炭水化物[5,6]
		脂質	飽和脂肪酸			脂質	飽和脂肪酸	
0～11（月）	—	—	—	—	—	—	—	—
1～2（歳）	13～20	20～30	—	50～65	13～20	20～30	—	50～65
3～5（歳）	13～20	20～30	10以下	50～65	13～20	20～30	10以下	50～65
6～7（歳）	13～20	20～30	10以下	50～65	13～20	20～30	10以下	50～65
8～9（歳）	13～20	20～30	10以下	50～65	13～20	20～30	10以下	50～65
10～11（歳）	13～20	20～30	10以下	50～65	13～20	20～30	10以下	50～65
12～14（歳）	13～20	20～30	10以下	50～65	13～20	20～30	10以下	50～65
15～17（歳）	13～20	20～30	8以下	50～65	13～20	20～30	8以下	50～65
18～29（歳）	13～20	20～30	7以下	50～65	13～20	20～30	7以下	50～65
30～49（歳）	13～20	20～30	7以下	50～65	13～20	20～30	7以下	50～65
50～64（歳）	14～20	20～30	7以下	50～65	14～20	20～30	7以下	50～65
65～74（歳）	15～20	20～30	7以下	50～65	15～20	20～30	7以下	50～65
75以上（歳）	15～20	20～30	7以下	50～65	15～20	20～30	7以下	50～65
妊婦 初期					13～20	20～30	7以下	50～65
中期					13～20			
後期					15～20			
授乳婦					15～20			

[1] 必要なエネルギー量を確保した上でのバランスとすること．
[2] 範囲に関しては，おおむねの値を示したものであり，弾力的に運用すること．
[3] 65歳以上の高齢者について，フレイル予防を目的とした量を定めることは難しいが，身長・体重が参照体位に比べて小さい者や，特に75歳以上であって加齢に伴い身体活動量が大きく低下した者など，必要エネルギー摂取量が低い者では，下限が推奨量を下回る場合があり得る．この場合でも，下限は推奨量以上とすることが望ましい．
[4] 脂質については，その構成成分である飽和脂肪酸など，質への配慮を十分に行う必要がある．
[5] アルコールを含む．ただし，アルコールの摂取を勧めるものではない．
[6] 食物繊維の目標量を十分に注意すること．

◎脂溶性ビタミン

年齢等	ビタミンA（μgRAE/日）[1]							
	男性				女性			
	推定平均必要量[2]	推奨量[2]	目安量[3]	耐容上限量[3]	推定平均必要量[2]	推奨量[2]	目安量[3]	耐容上限量[3]
0～5（月）	—	—	300	600	—	—	300	600
6～11（月）	—	—	400	600	—	—	400	600
1～2（歳）	300	400	—	600	250	350	—	600
3～5（歳）	350	450	—	700	350	500	—	850
6～7（歳）	300	400	—	950	300	400	—	1,200
8～9（歳）	350	500	—	1,200	350	500	—	1,500
10～11（歳）	450	600	—	1,500	400	600	—	1,900
12～14（歳）	550	800	—	2,100	500	700	—	2,500
15～17（歳）	650	900	—	2,500	500	650	—	2,800
18～29（歳）	600	850	—	2,700	450	650	—	2,700
30～49（歳）	650	900	—	2,700	500	700	—	2,700
50～64（歳）	650	900	—	2,700	500	700	—	2,700
65～74（歳）	600	850	—	2,700	500	700	—	2,700
75以上（歳）	550	800	—	2,700	450	650	—	2,700
妊婦 初期					＋0	＋0	—	—
中期					＋0	＋0	—	—
後期					＋60	＋80	—	—
授乳婦					＋300	＋450	—	—

[1] レチノール活性当量（μgRAE）
＝レチノール（μg）＋β-カロテン（μg）×1/12＋α-カロテン（μg）×1/24
＋β-クリプトキサンチン（μg）×1/24＋その他のプロビタミンAカロテノイド（μg）×1/24
[2] プロビタミンAカロテノイドを含む．
[3] プロビタミンAカロテノイドを含まない．

年齢等	ビタミンD (μg/日)[1] 男性 目安量	男性 耐容上限量	女性 目安量	女性 耐容上限量	ビタミンE (mg/日)[2] 男性 目安量	男性 耐容上限量	女性 目安量	女性 耐容上限量	ビタミンK (μg/日) 男性 目安量	女性 目安量
0～5（月）	5.0	25	5.0	25	3.0	—	3.0	—	4	4
6～11（月）	5.0	25	5.0	25	4.0	—	4.0	—	7	7
1～2（歳）	3.0	20	3.5	20	3.0	150	3.0	150	50	60
3～5（歳）	3.5	30	4.0	30	4.0	200	4.0	200	60	70
6～7（歳）	4.5	30	5.0	30	5.0	300	5.0	300	80	90
8～9（歳）	5.0	40	6.0	40	5.0	350	5.0	350	90	110
10～11（歳）	6.5	60	8.0	60	5.5	450	5.5	450	110	140
12～14（歳）	8.0	80	9.5	80	6.5	650	6.0	600	140	170
15～17（歳）	9.0	90	8.5	90	7.0	750	5.5	650	160	150
18～29（歳）	8.5	100	8.5	100	6.0	850	5.0	650	150	150
30～49（歳）	8.5	100	8.5	100	6.0	900	5.5	700	150	150
50～64（歳）	8.5	100	8.5	100	7.0	850	6.0	700	150	150
65～74（歳）	8.5	100	8.5	100	7.0	850	6.5	650	150	150
75以上（歳）	8.5	100	8.5	100	6.5	750	6.5	650	150	150
妊婦			8.5	—			6.5	—		150
授乳婦			8.5	—			7.0	—		150

[1] 日照により皮膚でビタミンDが産生されることを踏まえ，フレイル予防を図る者はもとより，全年齢区分を通じて，日常生活において可能な範囲内での適度な日光浴を心掛けるとともに，ビタミンDの摂取については，日照時間を考慮に入れることが重要である．
[2] α-トコフェロールについて算定した．α-トコフェロール以外のビタミンEは含んでいない．

◎水溶性ビタミン

年齢等	ビタミンB$_1$ (mg/日)[1,2] 男性 推定平均必要量	男性 推奨量	男性 目安量	女性 推定平均必要量	女性 推奨量	女性 目安量	ビタミンB$_2$ (mg/日)[3] 男性 推定平均必要量	男性 推奨量	男性 目安量	女性 推定平均必要量	女性 推奨量	女性 目安量
0～5（月）	—	—	0.1	—	—	0.1	—	—	0.3	—	—	0.3
6～11（月）	—	—	0.2	—	—	0.2	—	—	0.4	—	—	0.4
1～2（歳）	0.4	0.5	—	0.4	0.5	—	0.5	0.6	—	0.5	0.5	—
3～5（歳）	0.6	0.7	—	0.6	0.7	—	0.7	0.8	—	0.6	0.8	—
6～7（歳）	0.7	0.8	—	0.7	0.8	—	0.8	0.9	—	0.7	0.9	—
8～9（歳）	0.8	1.0	—	0.8	0.9	—	0.9	1.1	—	0.9	1.0	—
10～11（歳）	1.0	1.2	—	0.9	1.1	—	1.1	1.4	—	1.0	1.3	—
12～14（歳）	1.2	1.4	—	1.1	1.3	—	1.3	1.6	—	1.2	1.4	—
15～17（歳）	1.3	1.5	—	1.0	1.2	—	1.4	1.7	—	1.2	1.4	—
18～29（歳）	1.2	1.4	—	0.9	1.1	—	1.3	1.6	—	1.0	1.2	—
30～49（歳）	1.2	1.4	—	0.9	1.1	—	1.3	1.6	—	1.0	1.2	—
50～64（歳）	1.1	1.3	—	0.9	1.1	—	1.2	1.5	—	1.0	1.2	—
65～74（歳）	1.1	1.3	—	0.9	1.1	—	1.2	1.5	—	1.0	1.2	—
75以上（歳）	1.0	1.2	—	0.8	0.9	—	1.1	1.3	—	0.9	1.0	—
妊婦				+0.2	+0.2	—				+0.2	+0.3	—
授乳婦				+0.2	+0.2	—				+0.5	+0.6	—

[1] チアミン塩化物塩酸塩（分子量＝337.3）の重量として示した．
[2] 身体活動レベルⅡの推定エネルギー必要量を用いて算定した．
特記事項：推定平均必要量は，ビタミンB$_1$の欠乏症である脚気を予防するに足る最小必要量からではなく，尿中にビタミンB$_1$の排泄量が増大し始める摂取量（体内飽和量）から算定．
[3] 身体活動レベルⅡの推定エネルギー必要量を用いて算定した．
特記事項：推定平均必要量は，ビタミンB$_2$の欠乏症である口唇炎，口角炎，舌炎などの皮膚炎を予防するに足る最小量からではなく，尿中にビタミンB$_2$の排泄量が増大し始める摂取量（体内飽和量）から算定．

年齢等	ナイアシン (mgNE/日)[1,2]								ビタミン B6 (mg/日)[5]							
	男性				女性				男性				女性			
	推定平均必要量	推奨量	目安量	耐容上限量[3]	推定平均必要量	推奨量	目安量	耐容上限量[3]	推定平均必要量	推奨量	目安量	耐容上限量[6]	推定平均必要量	推奨量	目安量	耐容上限量[6]
0～5（月）	−	−	2[4]	−	−	−	2[4]	−	−	−	0.2	−	−	−	0.2	−
6～11（月）	−	−	3	−	−	−	3	−	−	−	0.3	−	−	−	0.3	−
1～2（歳）	5	6	−	60(15)	4	5	−	60(15)	0.4	0.5	−	10	0.4	0.5	−	10
3～5（歳）	6	8	−	80(20)	6	7	−	80(20)	0.5	0.6	−	15	0.5	0.6	−	15
6～7（歳）	7	9	−	100(30)	7	8	−	100(30)	0.7	0.8	−	20	0.6	0.7	−	20
8～9（歳）	9	11	−	150(35)	8	10	−	150(35)	0.8	0.9	−	25	0.8	0.9	−	25
10～11（歳）	11	13	−	200(45)	10	10	−	150(45)	1.0	1.1	−	30	1.0	1.1	−	30
12～14（歳）	12	15	−	250(60)	12	14	−	250(60)	1.2	1.4	−	40	1.0	1.3	−	40
15～17（歳）	14	17	−	300(70)	11	13	−	250(65)	1.2	1.5	−	50	1.0	1.3	−	45
18～29（歳）	13	15	−	300(80)	9	11	−	250(65)	1.1	1.4	−	55	1.0	1.1	−	45
30～49（歳）	13	15	−	350(85)	10	12	−	250(65)	1.1	1.4	−	60	1.0	1.1	−	45
50～64（歳）	12	14	−	350(85)	9	11	−	250(65)	1.1	1.4	−	55	1.0	1.1	−	45
65～74（歳）	12	14	−	300(80)	9	11	−	250(65)	1.1	1.4	−	50	1.0	1.1	−	40
75 以上（歳）	11	13	−	300(75)	9	10	−	250(60)	1.1	1.4	−	50	1.0	1.1	−	40
妊 婦					+0	+0	−	−					+0.2	+0.2	−	−
授乳婦					+3	+3	−	−					+0.3	+0.3	−	−

[1] ナイアシン当量（NE）＝ナイアシン＋1/60 トリプトファンで示した．
[2] 身体活動レベルⅡの推定エネルギー必要量を用いて算定した．
[3] ニコチンアミドの重量（mg/日），（ ）内はニコチン酸の重量（mg/日）．
[4] 単位は mg/日．
[5] たんぱく質の推奨量を用いて算定した（妊婦・授乳婦の付加量は除く）．
[6] ピリドキシン（分子量＝169.2）の重量として示した．

年齢等	ビタミン B12 (μg/日)[1]						葉酸 (μg/日)[2]							
	男性			女性			男性				女性			
	推定平均必要量	推奨量	目安量	推定平均必要量	推奨量	目安量	推定平均必要量	推奨量	目安量	耐容上限量[3]	推定平均必要量	推奨量	目安量	耐容上限量[3]
0～5（月）	−	−	0.4	−	−	0.4	−	−	40	−	−	−	40	−
6～11（月）	−	−	0.5	−	−	0.5	−	−	60	−	−	−	60	−
1～2（歳）	0.8	0.9	−	0.8	0.9	−	80	90	−	200	90	90	−	200
3～5（歳）	0.9	1.1	−	0.9	1.1	−	90	110	−	300	90	110	−	300
6～7（歳）	1.1	1.3	−	1.1	1.3	−	110	140	−	400	110	140	−	400
8～9（歳）	1.3	1.6	−	1.3	1.6	−	130	160	−	500	130	160	−	500
10～11（歳）	1.6	1.9	−	1.6	1.9	−	160	190	−	700	160	190	−	700
12～14（歳）	2.0	2.4	−	2.0	2.4	−	200	240	−	900	200	240	−	900
15～17（歳）	2.0	2.4	−	2.0	2.4	−	220	240	−	900	200	240	−	900
18～29（歳）	2.0	2.4	−	2.0	2.4	−	200	240	−	900	200	240	−	900
30～49（歳）	2.0	2.4	−	2.0	2.4	−	200	240	−	1,000	200	240	−	1,000
50～64（歳）	2.0	2.4	−	2.0	2.4	−	200	240	−	1,000	200	240	−	1,000
65～74（歳）	2.0	2.4	−	2.0	2.4	−	200	240	−	900	200	240	−	900
75 以上（歳）	2.0	2.4	−	2.0	2.4	−	200	240	−	900	200	240	−	900
妊 婦				+0.3	+0.4	−					+200[4,5]	+240[4,5]	−	−
授乳婦				+0.7	+0.8	−					+80	+100	−	−

[1] シアノコバラミン（分子量＝1,355.37）の重量として示した．
[2] プテロイルモノグルタミン酸（分子量＝441.40）の重量として示した．
[3] 通常の食品以外の食品に含まれる葉酸（狭義の葉酸）に適用する．
[4] 妊娠を計画している女性，妊娠の可能性がある女性及び妊娠初期の妊婦は，胎児の神経管閉鎖障害のリスク低減のために，通常の食品以外の食品に含まれる葉酸（狭義の葉酸）を 400 μg/日摂取することが望まれる．
[5] 付加量は，中期及び後期にのみ設定した．

年齢等	パントテン酸(mg/日) 男性 目安量	女性 目安量	ビオチン (μg/日) 男性 目安量	女性 目安量	ビタミンC (mg/日)[1] 男性 推定平均必要量	推奨量	目安量	女性 推定平均必要量	推奨量	目安量
0～5 (月)	4	4	4	4	—	—	40	—	—	40
6～11 (月)	5	5	5	5	—	—	40	—	—	40
1～2 (歳)	3	4	20	20	35	40	—	35	40	—
3～5 (歳)	4	4	20	20	40	50	—	40	50	—
6～7 (歳)	5	5	30	30	50	60	—	50	60	—
8～9 (歳)	6	5	30	30	60	70	—	60	70	—
10～11 (歳)	6	6	40	40	70	85	—	70	85	—
12～14 (歳)	7	6	50	50	85	100	—	85	100	—
15～17 (歳)	7	6	50	50	85	100	—	85	100	—
18～29 (歳)	5	5	50	50	85	100	—	85	100	—
30～49 (歳)	5	5	50	50	85	100	—	85	100	—
50～64 (歳)	6	5	50	50	85	100	—	85	100	—
65～74 (歳)	6	5	50	50	80	100	—	80	100	—
75 以上 (歳)	6	5	50	50	80	100	—	80	100	—
妊婦		5		50				+10	+10	—
授乳婦		6		50				+40	+45	—

[1] L-アスコルビン酸（分子量＝176.12）の重量で示した．
特記事項：推定平均必要量は，ビタミンCの欠乏症である壊血病を予防するに足る最小量からではなく，心臓血管系の疾病予防効果及び抗酸化作用の観点から算定．

◎多量ミネラル

年齢等	ナトリウム (mg/日,（ ）は食塩相当量 [g/日])[1] 男性 推定平均必要量	目安量	目標量	女性 推定平均必要量	目安量	目標量	カリウム (mg/日) 男性 目安量	目標量	女性 目安量	目標量
0～5 (月)	—	100 (0.3)	—	—	100 (0.3)	—	400	—	400	—
6～11 (月)	—	600 (1.5)	—	—	600 (1.5)	—	700	—	700	—
1～2 (歳)	—	—	(3.0 未満)	—	—	(3.0 未満)	900	—	900	—
3～5 (歳)	—	—	(3.5 未満)	—	—	(3.5 未満)	1,000	1,400 以上	1,000	1,400 以上
6～7 (歳)	—	—	(4.5 未満)	—	—	(4.5 未満)	1,300	1,800 以上	1,200	1,800 以上
8～9 (歳)	—	—	(5.0 未満)	—	—	(5.0 未満)	1,500	2,000 以上	1,500	2,000 以上
10～11 (歳)	—	—	(6.0 未満)	—	—	(6.0 未満)	1,800	2,200 以上	1,800	2,000 以上
12～14 (歳)	—	—	(7.0 未満)	—	—	(6.5 未満)	2,300	2,400 以上	1,900	2,400 以上
15～17 (歳)	—	—	(7.5 未満)	—	—	(6.5 未満)	2,700	3,000 以上	2,000	2,600 以上
18～29 (歳)	600 (1.5)	—	(7.5 未満)	600 (1.5)	—	(6.5 未満)	2,500	3,000 以上	2,000	2,600 以上
30～49 (歳)	600 (1.5)	—	(7.5 未満)	600 (1.5)	—	(6.5 未満)	2,500	3,000 以上	2,000	2,600 以上
50～64 (歳)	600 (1.5)	—	(7.5 未満)	600 (1.5)	—	(6.5 未満)	2,500	3,000 以上	2,000	2,600 以上
65～74 (歳)	600 (1.5)	—	(7.5 未満)	600 (1.5)	—	(6.5 未満)	2,500	3,000 以上	2,000	2,600 以上
75 以上 (歳)	600 (1.5)	—	(7.5 未満)	600 (1.5)	—	(6.5 未満)	2,500	3,000 以上	2,000	2,600 以上
妊婦				600 (1.5)	—	(6.5 未満)			2,000	2,600 以上
授乳婦				600 (1.5)	—	(6.5 未満)			2,200	2,600 以上

[1] 高血圧及び慢性腎臓病（CKD）の重症化予防のための食塩相当量の量は，男女とも 6.0g/日未満とした．

年齢等	カルシウム（mg/日）								マグネシウム（mg/日）							
	男性				女性				男性				女性			
	推定平均必要量	推奨量	目安量	耐容上限量	推定平均必要量	推奨量	目安量	耐容上限量	推定平均必要量	推奨量	目安量	耐容上限量[1]	推定平均必要量	推奨量	目安量	耐容上限量[1]
0～5（月）	—	—	200	—	—	—	200	—	—	—	20	—	—	—	20	—
6～11（月）	—	—	250	—	—	—	250	—	—	—	60	—	—	—	60	—
1～2（歳）	350	450	—	—	350	400	—	—	60	70	—	—	60	70	—	—
3～5（歳）	500	600	—	—	450	550	—	—	80	100	—	—	80	100	—	—
6～7（歳）	500	600	—	—	450	550	—	—	110	130	—	—	110	130	—	—
8～9（歳）	550	650	—	—	600	750	—	—	140	170	—	—	140	160	—	—
10～11（歳）	600	700	—	—	600	750	—	—	180	210	—	—	180	220	—	—
12～14（歳）	850	1,000	—	—	700	800	—	—	250	290	—	—	240	290	—	—
15～17（歳）	650	800	—	—	550	650	—	—	300	360	—	—	260	310	—	—
18～29（歳）	650	800	—	2,500	550	650	—	2,500	280	340	—	—	230	270	—	—
30～49（歳）	600	750	—	2,500	550	650	—	2,500	310	370	—	—	240	290	—	—
50～64（歳）	600	750	—	2,500	550	650	—	2,500	310	370	—	—	240	290	—	—
65～74（歳）	600	750	—	2,500	550	650	—	2,500	290	350	—	—	230	280	—	—
75以上（歳）	600	700	—	2,500	500	600	—	2,500	270	320	—	—	220	260	—	—
妊婦					+0	+0	—	—					+30	+40	—	—
授乳婦					+0	+0	—	—					+0	+0	—	—

[1] 通常の食品以外からの摂取量の耐容上限量は，成人の場合350 mg/日，小児では5 mg/kg体重/日とした．それ以外の通常の食品からの摂取の場合，耐容上限量は設定しない．

◎微量ミネラル

年齢等	リン（mg/日）				鉄（mg/日）									
	男性		女性		男性				女性					
									月経なし		月経あり			
	目安量	耐容上限量	目安量	耐容上限量	推定平均必要量	推奨量	目安量	耐容上限量	推定平均必要量	推奨量	推定平均必要量	推奨量	目安量	耐容上限量
0～5（月）	120	—	120	—	—	—	0.5	—	—	—	—	—	0.5	—
6～11（月）	260	—	260	—	3.5	5.0	—	—	3.5	4.5	—	—	—	—
1～2（歳）	500	—	500	—	3.0	4.5	—	25	3.0	4.5	—	—	—	20
3～5（歳）	700	—	700	—	4.0	5.5	—	25	4.0	5.5	—	—	—	25
6～7（歳）	900	—	800	—	5.0	5.5	—	30	4.5	5.5	—	—	—	30
8～9（歳）	1,000	—	1,000	—	6.0	7.0	—	35	6.0	7.5	—	—	—	35
10～11（歳）	1,100	—	1,000	—	7.0	8.5	—	35	7.0	8.5	10.0	12.0	—	35
12～14（歳）	1,200	—	1,000	—	8.0	10.0	—	40	7.0	8.5	10.0	12.0	—	40
15～17（歳）	1,200	—	900	—	8.0	10.0	—	50	5.5	7.0	8.5	10.5	—	40
18～29（歳）	1,000	3,000	800	3,000	6.5	7.5	—	50	5.5	6.5	8.5	10.5	—	40
30～49（歳）	1,000	3,000	800	3,000	6.5	7.5	—	50	5.5	6.5	9.0	10.5	—	40
50～64（歳）	1,000	3,000	800	3,000	6.5	7.5	—	50	5.5	6.5	9.0	11.0	—	40
65～74（歳）	1,000	3,000	800	3,000	6.0	7.5	—	50	5.0	6.0	—	—	—	40
75以上（歳）	1,000	3,000	800	3,000	6.0	7.0	—	50	5.0	6.0	—	—	—	40
妊婦 初期			800	—					+2.0	+2.5	—	—	—	—
中期・後期									+8.0	+9.5	—	—	—	—
授乳婦			800	—					+2.0	+2.5	—	—	—	—

年齢等	亜鉛 (mg/日)								銅 (mg/日)								マンガン (mg/日)			
	男性				女性				男性				女性				男性		女性	
	推定平均必要量	推奨量	目安量	耐容上限量	推定平均必要量	推奨量	目安量	耐容上限量	推定平均必要量	推奨量	目安量	耐容上限量	推定平均必要量	推奨量	目安量	耐容上限量	目安量	耐容上限量	目安量	耐容上限量
0～5 (月)	－	－	2	－	－	－	2	－	－	－	0.3	－	－	－	0.3	－	0.01	－	0.01	－
6～11 (月)	－	－	3	－	－	－	3	－	－	－	0.3	－	－	－	0.3	－	0.5	－	0.5	－
1～2 (歳)	3	3	－	－	2	3	－	－	0.3	0.3	－	－	0.2	0.3	－	－	1.5	－	1.5	－
3～5 (歳)	3	4	－	－	3	3	－	－	0.3	0.4	－	－	0.3	0.3	－	－	1.5	－	1.5	－
6～7 (歳)	4	5	－	－	3	4	－	－	0.4	0.4	－	－	0.4	0.4	－	－	2.0	－	2.0	－
8～9 (歳)	5	6	－	－	4	5	－	－	0.4	0.5	－	－	0.4	0.5	－	－	2.5	－	2.5	－
10～11 (歳)	6	7	－	－	5	6	－	－	0.5	0.6	－	－	0.5	0.6	－	－	3.0	－	3.0	－
12～14 (歳)	9	10	－	－	7	8	－	－	0.7	0.8	－	－	0.6	0.8	－	－	4.0	－	4.0	－
15～17 (歳)	10	12	－	－	7	8	－	－	0.8	0.9	－	－	0.6	0.7	－	－	4.5	－	3.5	－
18～29 (歳)	9	11	－	40	7	8	－	35	0.7	0.9	－	7	0.6	0.7	－	7	4.0	11	3.5	11
30～49 (歳)	9	11	－	45	7	8	－	35	0.7	0.9	－	7	0.6	0.7	－	7	4.0	11	3.5	11
50～64 (歳)	9	11	－	45	7	8	－	35	0.7	0.9	－	7	0.6	0.7	－	7	4.0	11	3.5	11
65～74 (歳)	9	11	－	40	7	8	－	35	0.7	0.9	－	7	0.6	0.7	－	7	4.0	11	3.5	11
75以上 (歳)	9	10	－	40	6	8	－	30	0.7	0.8	－	7	0.6	0.7	－	7	4.0	11	3.5	11
妊 婦					+1	+2	－	－					+0.1	+0.1	－	－			3.5	－
授乳婦					+3	+4	－	－					+0.5	+0.6	－	－			3.5	－

年齢等	ヨウ素 (μg/日)								セレン (μg/日)							
	男性				女性				男性				女性			
	推定平均必要量	推奨量	目安量	耐容上限量	推定平均必要量	推奨量	目安量	耐容上限量	推定平均必要量	推奨量	目安量	耐容上限量	推定平均必要量	推奨量	目安量	耐容上限量
0～5 (月)	－	－	100	250	－	－	100	250	－	－	15	－	－	－	15	－
6～11 (月)	－	－	130	250	－	－	130	250	－	－	15	－	－	－	15	－
1～2 (歳)	35	50	－	300	35	50	－	300	10	10	－	100	10	10	－	100
3～5 (歳)	45	60	－	400	45	60	－	400	10	15	－	100	10	10	－	100
6～7 (歳)	55	75	－	550	55	75	－	550	15	15	－	150	15	15	－	150
8～9 (歳)	65	90	－	700	65	90	－	700	15	20	－	200	15	20	－	200
10～11 (歳)	80	110	－	900	80	110	－	900	20	25	－	250	20	25	－	250
12～14 (歳)	95	140	－	2,000	95	140	－	2,000	25	30	－	350	25	30	－	300
15～17 (歳)	100	140	－	3,000	100	140	－	3,000	30	35	－	400	20	25	－	350
18～29 (歳)	95	130	－	3,000	95	130	－	3,000	25	30	－	450	20	25	－	350
30～49 (歳)	95	130	－	3,000	95	130	－	3,000	25	30	－	450	20	25	－	350
50～64 (歳)	95	130	－	3,000	95	130	－	3,000	25	30	－	450	20	25	－	350
65～74 (歳)	95	130	－	3,000	95	130	－	3,000	25	30	－	450	20	25	－	350
75以上 (歳)	95	130	－	3,000	95	130	－	3,000	25	30	－	400	20	25	－	350
妊 婦					+75	+110	－	－[1]					+5	+5	－	－
授乳婦					+100	+140	－	－[1]					+15	+20	－	－

[1] 妊婦及び授乳婦の耐容上限量は，2,000 μg/日とした．

年齢等	クロム (µg/日) 男性 目安量	クロム 男性 耐容上限量	クロム 女性 目安量	クロム 女性 耐容上限量	モリブデン (µg/日) 男性 推定平均必要量	男性 推奨量	男性 目安量	男性 耐容上限量	女性 推定平均必要量	女性 推奨量	女性 目安量	女性 耐容上限量
0〜5（月）	0.8	−	0.8	−	−	−	2	−	−	−	2	−
6〜11（月）	1.0	−	1.0	−	−	−	5	−	−	−	5	−
1〜2（歳）	−	−	−	−	10	10	−	−	10	10	−	−
3〜5（歳）	−	−	−	−	10	10	−	−	10	10	−	−
6〜7（歳）	−	−	−	−	10	15	−	−	10	15	−	−
8〜9（歳）	−	−	−	−	15	20	−	−	15	15	−	−
10〜11（歳）	−	−	−	−	15	20	−	−	15	20	−	−
12〜14（歳）	−	−	−	−	20	25	−	−	20	25	−	−
15〜17（歳）	−	−	−	−	25	30	−	−	20	25	−	−
18〜29（歳）	10	500	10	500	20	30	−	600	20	25	−	500
30〜49（歳）	10	500	10	500	25	30	−	600	20	25	−	500
50〜64（歳）	10	500	10	500	25	30	−	600	20	25	−	500
65〜74（歳）	10	500	10	500	20	30	−	600	20	25	−	500
75以上（歳）	10	500	10	500	20	25	−	600	20	25	−	500
妊　婦			10	−					＋0	＋0	−	−
授乳婦			10	−					＋3	＋3	−	−

日本食品成分表 2020 七訂

栄養計算ソフト・電子版付

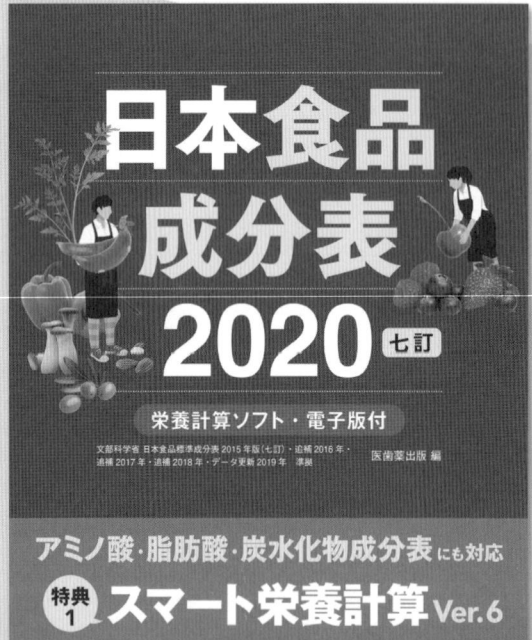
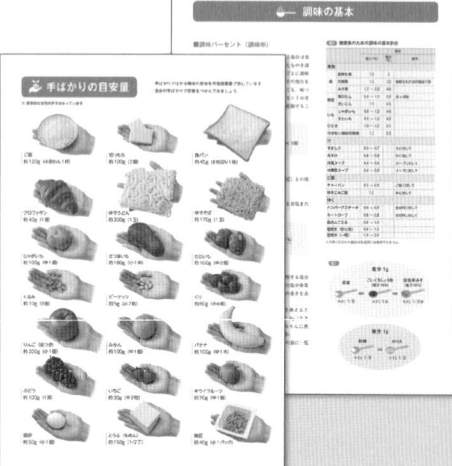

- 日本食品標準成分表2015年版（七訂）「データ更新2019年」に対応した最新版！
- 乳児用液体ミルク，ブロッコリー（電子レンジ調理）など，105食品について新規収載や追加・改訂！
- 便利で活用しやすい付録が満載！
  ・3ステップでわかる「栄養計算の基礎」
  ・調理に役立つ「日常食品の目安量成分表」
  「調味の基本」「手ばかりの目安量」
- 大好評！見やすく使いやすいオールカラー！
- 「スマート栄養計算 Ver.6」「電子版」2大特典付き

医歯薬出版編　A4判変　330頁
ISBN978-4-263-70750-0

定価 本体 **1,300円**＋税

特典1 スマート栄養計算 Ver.6

動作環境：Windows（日本語版）8.1／10　Excel（日本語版）2010／2013／2016／2019

特典2 電子版 食品成分表2020

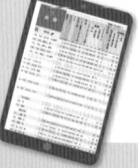

『新版 日本食品大事典』（別売）とのリンク機能付き！

※リンク機能はiOS／Android版のみになります
※別売「新版 日本食品大事典 電子版付」A5判／960頁／定価（本体9,000円＋税）

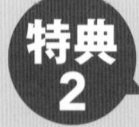 **医歯薬出版株式会社**

〒113-8612　東京都文京区本駒込1-7-10　TEL.03-5395-7610　FAX.03-5395-7611　https://www.ishiyaku.co.jp/

●弊社の全出版物の情報はホームページでご覧いただけます．

大好評！

大判でより見やすく，オールカラーでよりわかりやすく，使いやすく！

腎臓病食品交換表
第9版 治療食の基準

黒川 清 監修
中尾俊之・小沢 尚・酒井 謙 ほか編著

- A4判変形　192頁　　●定価（本体1,500円＋税）　ISBN978-4-263-70674-9

慢性腎臓病（CKD）食事療法のバイブル！
多数のイラストと写真でオールカラー化！

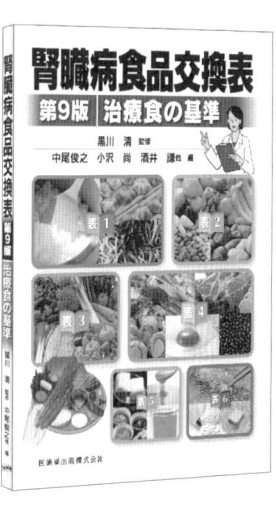

第9版 改訂のポイント

▶ 糖尿病の増加や超高齢社会の進展にともない，CKDや透析導入に至る患者さんの増加が指摘されている．病気の進行を遅らせ，さらには，透析導入を先延ばしにするためにも食事療法が必須となる．

▶ 食事療法の基本となる「たんぱく質」と「エネルギー」を，患者さんの腎機能・体格・性別・身体活動量に沿って見直した．

▶ 基本方針に従って，患者さんがそれぞれに食事療法を実践できるようにし，「モデル献立12例」を刷新した．

▶「日本食品標準成分表2015年版（七訂）」に準拠して，食品の栄養成分値を見直し，新しい食品を追加した．

CONTENTS

- ● 腎臓病とその治療食のあり方
- ● 腎臓病食品交換表のしくみ
- ● 腎臓病食品交換表の使い方
- ● 食品交換表（食品分類）
  - 表1 ご飯・パン・めん　／　表2 果実・種実・いも　／
  - 表3 野菜　／　表4 魚介・肉・卵・豆・乳とその製品　／
  - 表5 砂糖・甘味品・ジャム・ジュース・でんぷん　／
  - 表6 油脂　／　別表 別表1 きのこ・海藻・こんにゃく　／
  - 別表2 嗜好飲料　／　別表3 菓子　／　別表4 調味料　／
  - 別表5 調理加工食品　／　特殊 治療用特殊食品
- ● 食品選択と食事作り完全ガイド
- ● たんぱく質の単位別にみた食事のとり方
  - あなたの食事は何単位にしたらよいのでしょうか？
    たんぱく質60g・20単位・1,900kcalの食事／たんぱく質60g・20単位・2,100kcalの食事／たんぱく質50g・17単位・1,600kcalの食事／たんぱく質50g・17単位・1,800kcalの食事／たんぱく質40g・13単位・1,600kcalの食事／たんぱく質40g・13単位・1,900kcalの食事／たんぱく質30g・10単位・1,400kcalの食事／たんぱく質30g・10単位・1,600kcalの食事／たんぱく質20g・7単位・1,800kcalの食事
  - 長期透析療法の食事
    たんぱく質60g・20単位・1,800kcalの食事
    たんぱく質50g・17単位・1,600kcalの食事
  - 小児腎臓病の食事
    たんぱく質40g・13単位・1,500kcalの食事
- ● 食事を豊かにする工夫
  エネルギーを高める調理法／食欲不振のときの油の上手な使い方／主食に特殊食品を使ったときの表4の追加料理例／治療用特殊食品を使った一品料理／食品の食塩・カリウム・リンを減らす調理法

医歯薬出版株式会社
〒113-8612　東京都文京区本駒込1-7-10
TEL.03-5395-7610　FAX.03-5395-7611
https://www.ishiyaku.co.jp/

QRコードを読み取ると詳細がご覧いただけます

カラー版 ビジュアル治療食300 第2版

大好評『一品料理500選』の姉妹編！

電子版付 栄養成分別・病態別 栄養食事療法

宗像伸子・宮本佳代子
横山淳一　編

A4判　368頁
定価（本体6,000円＋税）
ISBN978-4-263-70662-6

- 専門医による「疾患」の解説，管理栄養士による「栄養食事療法」「治療食例」の解説により治療食を網羅．
- 「日本食品標準成分表2015年版(七訂)」や，各種ガイドラインに準拠．
- エネルギー・たんぱく質・脂質のコントロール食のほか，鉄やカルシウム，食物繊維のコントロール食，摂食嚥下障害食，術後食など，多彩な一日献立と一品料理を収録し，1冊に約300点のカラー写真を掲載．

特典❶ 食品・献立データ

- 本書の食品・献立データ600点以上を提供．別売『日本食品成分表2020 七訂』の購入者特典である「スマート栄養計算 Ver.6」へ読み込んで，献立の作成に活用することができます．
- 『日本食品成分表2020 七訂』
  A4判変型　330頁
  定価（本体1,300円＋税）

特典❷ 本書電子版

- スマホ・タブレットで本書を読める便利な電子版利用権が付いています．
- 電子版の動作環境は，iOS 8.1以上／Android 4.0以上で利用可能です．

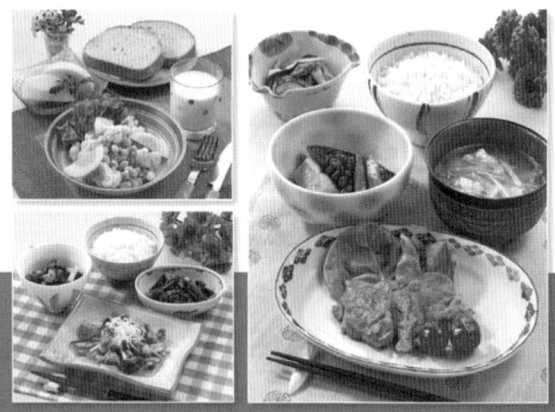

QRコードを読み取ると ▶
書籍紹介をご覧になれます

医歯薬出版株式会社　〒113-8612 東京都文京区本駒込1-7-10　TEL03-5395-7610　FAX03-5395-7611　https://www.ishiyaku.co.jp/

どんな疾患にも応用できる臨床調理の定番!

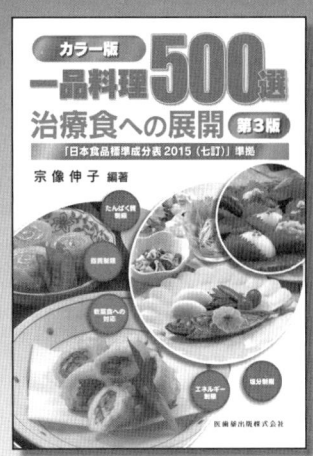

カラー版 一品料理500選
治療食への展開 第3版
日本食品標準成分表2015(七訂)準拠

宗像伸子 編著
A4判　356頁
定価(本体5,800円+税)
ISBN978-4-263-70650-3

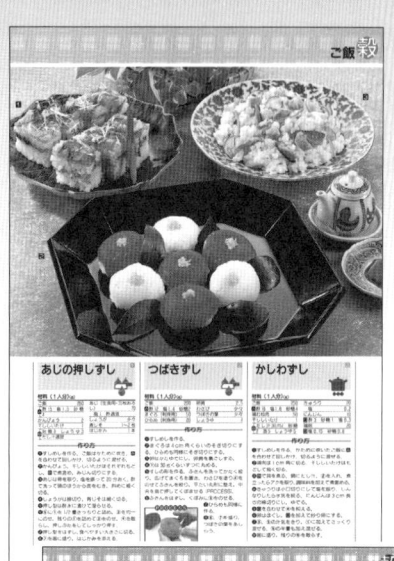

おもな特徴

- あらゆる疾患に応用できる臨床調理の大好評書が「日本食品標準成分表2015年版(七訂)」に準拠．すべての栄養計算を対応させ，新情報を盛り込んだ改訂版．
- すべての料理を美麗なカラー写真で紹介．材料別一品料理461品，組み合わせ料理60品など500品以上を掲載．ベースとなる料理を基に，エネルギー制限，たんぱく質制限，脂質制限，塩分制限，軟菜食への対応について，治療食への展開方法が具体的に記載された充実の内容．
- 料理のコツやポイントをカラー写真150枚でわかりやすく紹介．アドバイスやコラムなども満載．

おもな目次

■おいしい治療食へのチャレンジ

- 治療食の考え方と実際
  - 治療食の基本的な考え方
  - エネルギー制限食
  - たんぱく質制限食
  - 脂質制限食
  - 塩分制限食
  - 易消化食
- 栄養バランスのとれた献立
- 行事食

■材料別一品料理

肉類
魚・魚介類
豆・豆製品類
卵
野菜類
乳・乳製品類
いも類
穀類
デザート

QRコードを読み取ると書籍紹介をご覧になれます．

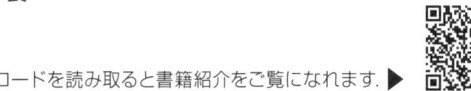

新版 日本食品大事典
ENCYCLOPEDIA OF FOODS 電子版つき

オールカラーで2000枚以上の写真をビジュアルに掲載した食のバイブル！

[編] 杉田 浩一・平 宏和・田島 眞・安井 明美
■A5判 960頁 定価(本体9,000円＋税)
■ISBN978-4-263-70716-6

- 定評ある『日本食品人事典』がオールカラーとなり全面改訂新版として刊行．新版では用語を引きやすいように，従来の食品群別の構成から，使いやすい五十音配列へ変更．
- 特典「電子版」付き．購入者限定のサービスとして，iOS/Androidに対応した電子版がダウンロードできる．

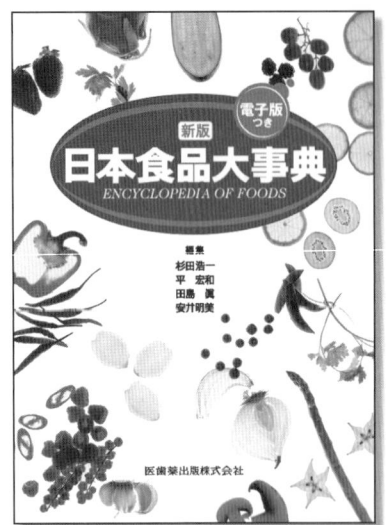

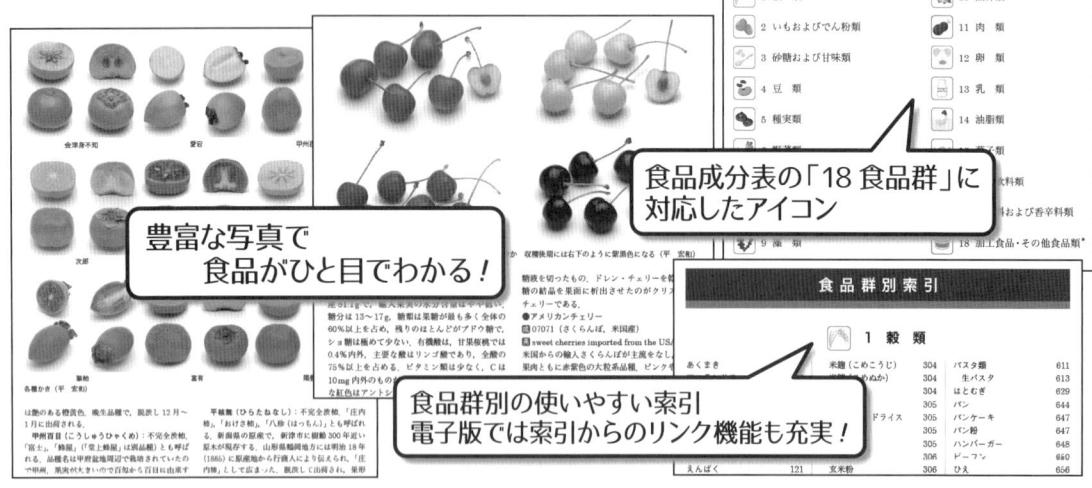

特典 電子版 で活用の幅が広がる！
※iOS/Androidに限り使用可能

- 電子版では，索引語から1000以上，参照見出しからは1500以上のリンクが付いており，食品名をタップすると食品の解説へジャンプできる．さらに全文検索も可能で大変便利．
- 別売『日本食品成分表2020 七訂』とのリンク機能付き．両書の電子版を併用すると，食品の「解説」と食品の「成分値」を相互参照できる．

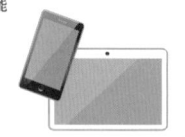

医歯薬出版株式会社 〒113-8612 東京都文京区本駒込1-7-10　TEL03-5395-7610　FAX03-5395-7611　https://www.ishiyaku.co.jp/

第5版の序

「何をどう食べ，どう暮らすのか」といった健康や食生活に関する情報は，誰にも関心の深い身近な話題として，様々なメディアから発信されている．それに応じて人々のこれらに関する知識も広く深くなっているといえるであろう．にもかかわらず一方には，"渡り鳥症候群"と揶揄されるように，マスコミで取り上げられた「体によい」とされる食品に飛びつくが，すぐに忘れて，次々と様々な食品や健康法を渡り歩くといった現状もある．「熱しやすく冷めやすい」国民性もあろうが，裏を返せばこれは，人々がいかに食事や生活を通じて，より若く健康にいきいきと過ごしたいかという，切なる願いの表れではないだろうか．

動脈硬化・高血圧・がん・糖尿病などのいわゆる生活習慣病は，患者数1,400万人にのぼり国民医療費の3割強を占め，その予防は国をあげての火急な課題になっている．しかもこれは一朝一夕にはできない．

先般の新カリキュラムの意図するところも，このような現状を踏まえて，小児期からのしっかりした「健康と食べることの基本」教育にあるのであろう．

今回，第5版の改訂にあたって，「子どもの食と栄養」を単に出生時から18歳までの健やかな成長のための栄養と食生活ではなく，生涯にわたる「健康と食べることの基本」を身につけさせる絶好の期間と捉えて編集した．同時に，例えば摂取食品が直接重篤な影響を与える食物アレルギーの記述を詳しくするなど，特別な配慮を要する子どもたちへの対応もより具体的なものとした．

「何をどう食べ，どう生きるのか」，この単純にして深遠なる問題は，万国共通の，そして永遠のテーマなのかもしれない．当然ながらこの"どう食べ"には調理や味付けだけでなく，誰とどのような雰囲気で食べるのかといった意味合い(食環境)も含まれている．

人との関わりの経験が浅く，柔らかな心の子どもたちにとって，心の糧としての食の持つ意義も大きいであろう．どこでどう歯車が狂ったらこんなことに…と，暗澹たる気持ちにさせる子どもを巡る数々の報道に接するとき，我々はもう一度謙虚に，温かい食卓のもつ力の大きさを考えるべきではないだろうか．

近い将来，保育士，栄養士，教師，医療・福祉関係職，そして親として，さらには行政の担当者として子どもに接する学生たちは，この教科のもつ意味の重大さを，子どもたちに与える影響の大きさを，しっかりと考えて学んでいただきたい．同時に，本書が読者の皆様の「健康と食べることの基本」を見直す一冊になることを願って…

2013年2月
執筆者一同

第 4 版の序

　今日ほど，食生活について多くの関心が寄せられている時代はないのではないかと思われる．その内容は，果たして正しいものばかりでないようにも見受けられる．だからこそ，正しい知識の習得の必要性が要求されるのではなかろうか．それは，子どもの食生活についても同様であろう．

　さて，厚生労働省は，国民の健康づくりの方向として「健康日本 21」を提示し，さらに母子保健に関しても「健やか親子 21」を策定した．昨今は，これらの見直しの時期にもなった．また，近年，「食育」の活動にも力を入れている．これらの策定内容を検討すると，成人においても子どもにおいても，その栄養，食生活の占める比重は決して小さいものではないことがわかる．子どもの時の食生活は，子どもの時の健康にとって不可欠なことであるには違いないが，そのあとに続く成人期，高齢期の生活と健康にも重要な意味をもつことを十分に理解してほしい．さらに，子どもの食生活は，心の健康，社会生活にも重大な影響を及ぼすことに注目したい．特に，食べることに関連する精神保健面の問題が目立って多発し，加えて，児童虐待が大きな社会問題になって久しい．われわれが，子どもの食生活の問題を考えるときには，これらのこともしっかりと留意しておく必要がある．このように，子どもの食生活は，子どもをめぐる多くの問題への対応を推進するためにも非常に重要な位置付けにあることがわかる．

　本書も第 4 版として重版することになった．今回の改版はいうまでもなく，栄養学的，保健学的，さらに社会的観点での新しい方向性を提示することにある．その最重点は，定期的に改定されていた国民の栄養摂取量の提示法が変更されたことである．これまで使われてきた「栄養所要量」は「食事摂取基準」に変わり，ここでも，今日の健康に関わる「意識」が的確に活かされているといえるのではなかろうか．この点の詳しい内容については，当然のことながら，本書にも記述されており，しっかりと学んで頂きたい．子どもであろうと，成人であろうと，食生活は心身の健康と密接な関係があることは，改めていわなくてもよいことであるが，両刃の剣としての存在であることも認識しておかねばならないことである．今回の「食事摂取基準」という考えは，健康増進，疾病予防の概念に基づいている．このことは，小児栄養の基本であり，保健活動の原点でもある．この考えは，これまで本書での基本的概念でもあったが，これからも貫いていく所存である．

2005 年 3 月
執筆者一同

追　記

　第 4 版第 6 刷（増補）において，「日本人の食事摂取基準（2010 年版）」と，それに伴う加筆・修正を行い，内容の充実を図った．

2011 年 1 月
執筆者一同

序　文

　人は，適切に食べることによって，健康が保持され，増進される．それは，小児期においても同様である．しかし，一口に小児期といっても，出生前から乳幼児，学齢期，さらに思春期といったように，その時期に応じ適切に食べることが期待される．とくに，小児期の特性は発育発達であり，それを基盤にして適切に食べることが必要とされる．さらに，小児期においては，小児自らの能力だけでは適切に食べることが必ずしも可能ではない．そこに「おとな」の力が必要となる．ということは，小児の食生活は，小児自身の能力に加えた「おとな」の働きによるところが大きく，小児の食生活は子育てのなかの大きな位置を占めていることを意味している．

　本書は，小児の食生活についての知識と技術を習得するために役立てて頂くわけであるが，単に，食生活の知識と技術だけが述べられるのではない．食生活の基盤となっている子育てとの関係，とくに生活全般のなかで，子どもにいかに適切に食べさせることができるかを習得できるように期待している．

　食生活は，生活習慣の形成の原点ともいえる．適切に食べることは，望ましい生活習慣の形成に大きくかかわっている．厚生省の検討会が，あえて先のような意見を述べているのは，不適切な食べ方があまりにも多いからである．それも21世紀に向けての提言としていることは，食生活に時代の条件が強く反映しているためである．今日の小児各期においてみられる事象が，小児にとって望ましい状態にあるとはいえないことを示しているともいえる．それを早い時期から予防しておくことが大切である．

　食生活は，小児の健康にとっては両刃の剣である．望ましい切れ味と望ましくない切れ方がみられるといってもよかろう．その望ましくない切れ方をしている刃の方を，できるだけ用いないで，もしどうしてもその刃の方になる危険性があるときには，そのよくない影響を少しでも減らすように心がける態度が，小児期の食生活に携わるもの，別の言い方をすれば，子育てに関与する「おとな」の義務ということになる．繰り返すようであるが，その意図で本書を活用して頂けることを希望したい．

　そして，「おとな」とは，親や家族であり，保育や教育に関与する人材・職種であり，さらに行政で小児に貢献しようとする人材・職種であることをつけ加えておきたい．

執筆者一同

目　　次

第 5 版の序 …………………… iii
第 4 版の序 …………………… iv
序文 …………………………… v

第 1 章　子どもの健康と食生活の意義

1-小児とは ……………………………………………………………………………… 1
　1）小児期の区分／1　2）小児の特徴／1
2-小児期の栄養と食生活の意義 ……………………………………………………… 2
　1）小児にとっての栄養／2　2）小児の食生活の現状と課題／3

第 2 章　発育発達の基礎知識

1-発育発達とは ………………………………………………………………………… 5
2-発育発達と食生活 …………………………………………………………………… 5
　1）生涯発達と食生活／6　2）生涯にわたって影響する発育因子／11
3-食生活にかかわる臓器とその発育発達 …………………………………………… 12
　1）食べることにかかわる臓器とその作用／12　2）摂食機能／14
　3）排泄機能／15
4-栄養状態の評価 ……………………………………………………………………… 16
　1）栄養状態の評価の意義／16　2）評価の方法／17　3）評価の実際／18
　4）心の面の評価／21
5-人にとっての"食"―心の発達との関連における― ……………………………… 21
　1）子どもにとっての"食"／21　2）乳児にとっての"食"／22
　3）幼児にとっての"食"／23　4）学童にとっての"食"／26
　5）思春期の子どもにとっての"食"／28

第 3 章　栄養と食事の基礎知識

1-栄養素とその機能（栄養素，代謝）………………………………………………… 31
　1）栄養の考え方／31　2）栄養素の種類と機能／31　3）消化・吸収／37
　4）栄養素の代謝／40　5）エネルギー代謝／40
2-食事摂取基準とその活用 …………………………………………………………… 41
　1）食事摂取基準とは／41　2）食事摂取基準（2015 年版）の概要／42
　3）食事摂取基準の用途と活用／46
　4）2015 年版策定の要点と乳児・小児などへの留意点／47
3-食品と栄養学的意義 ………………………………………………………………… 58
　1）食品の選択／58　2）食品の構成／60

4-献立の作成 ………………………………………………………………………… 63
　　5-成人女性の献立例 ………………………………………………………………… 65

第4章　成長段階別にみた栄養と食生活

Ⅰ．妊娠期 ………………………………………………………………………………… 69
　1-妊娠中の食生活 ……………………………………………………………………… 69
　　1) 妊娠の成り立ちと妊娠に伴う母体の変化／69
　　2) 妊娠中の食生活の重要性／69　3) 食事摂取基準と食品構成／70
　　4) 妊婦のための食生活指針／71
　2-妊娠にみられる主な症状 …………………………………………………………… 72
　　1) つわり／72　2) 貧血／72　3) 過剰体重増加／73　4) 妊娠糖尿病／74
　　5) 妊娠高血圧症候群／74
　3-妊娠中の各種支援（授乳支援ガイド） …………………………………………… 75
　　1) 授乳の支援／75　2) 母乳育児の支援／75
　4-妊娠中の献立例 ……………………………………………………………………… 76
Ⅱ．乳児期——授乳・離乳の意義と食生活—— …………………………………… 78
　1-乳児期の栄養と食生活の特性 ……………………………………………………… 78
　　1) 発育発達との関連／78　2) 消化・吸収との関連／78　3) 疾病との関連／78
　　4) 摂食行動の発達との関連／78　5) 幼児期における食生活の基礎づくり／79
　2-乳汁期栄養 …………………………………………………………………………… 79
　　1) 母乳栄養／79　2) 母乳栄養の母親の栄養と食生活／87　3) 人工栄養／88
　　4) 混合栄養／92　5) 授乳婦の食生活の気がかり／93
　3-離乳期栄養 …………………………………………………………………………… 94
　　1) 離乳の必要性と離乳食の役割／94
　　2) 離乳の進め方の指針／「授乳・離乳の支援ガイド」／95
　　3) 離乳のそれぞれの時期における具体的な進め方／95
　　4) 離乳のそれぞれの時期における食事の目安／99
　　5) 離乳のそれぞれの時期における食品の使い方／99
　　6) 離乳食調理・献立／102　7) ベビーフードについて／103
　　8) 離乳食の受け入れ方／104
　4-乳児期栄養の問題 ……………………………………………………………………105
　　1) アトピー性皮膚炎と除去食／105　2) 乳汁と離乳食のアンバランス／105
　　3) 間食供与の低年齢化／105　4) 鉄不足／105
　　5) 授乳・食事時刻の乱れ／106　6) 電解質飲料・果汁飲料の多飲／106
　　7) 咀嚼能力の基礎づくり／106　8) 広い食体験の必要性／106
　　9) ベビーフードの上手な利用／107
　5-離乳期の献立例 ………………………………………………………………………107

Ⅲ．幼児期 ……………………………………………………………………………… 111
1-幼児期の栄養と食生活の特性 …………………………………………………… 111
　　1) 身体発育と運動機能／111　　2) 精神発達／111
　　3) 消化機能と咀嚼能力／112　　4) 摂食行動／112
2-幼児期の栄養 ……………………………………………………………………… 113
　　1) 食事摂取基準／113　　2) 食品構成／114　　3) 1食の組み合わせ／114
3-間　食 ……………………………………………………………………………… 117
　　1) 幼児期における間食／117　　2) 間食の基本／117
　　3) 間食の問題点／118
4-幼児期における気になる食事行動 ……………………………………………… 120
　　1) 遊び食べ／120　　2) 食べるのに時間がかかる／122　　3) 偏食／122
　　4) むら食い／123　　5) 食事よりも甘い飲み物やお菓子を欲しがる／123
　　6) 小食／123　　7) 早食い，よくかまない／124
5-幼児期の食生活における問題と対応 …………………………………………… 124
　　1) 欠食（朝食ぬき）／124　　2) 孤食／126　　3) 親の意識と社会環境／127
6-幼児期の献立例 …………………………………………………………………… 129
Ⅳ．学童期・思春期 …………………………………………………………………… 136
1-学童期・思春期の特徴と食生活 ………………………………………………… 136
　　1) 学童期と思春期の定義／136　　2) 身体の特徴／136　　3) 精神的特徴／140
　　4) 食生活の特徴／141
2-学校給食 …………………………………………………………………………… 144
　　1) 目的と意義／144　　2) 学校給食の指導と食育（栄養教育）／145
　　3) 学校給食の実際／145　　4) 衛生管理／148
3-学童期・思春期の食生活の問題 ………………………………………………… 148
　　1) 食事のとり方／148　　2) 心と健康の関係／149　　3) 身体的問題／150
4-学童期・思春期の献立例 ………………………………………………………… 151

第5章　特別な配慮を要する子どもの食と栄養

Ⅰ．体調不良の子どもへの対応 ………………………………………………………… 161
1-病気と食生活 ……………………………………………………………………… 161
　　1) 子どもの病気の特徴／161　　2) 体調不良の子どもの発見／161
　　3) 病気のときの食事のポイント／162
　　4) 慢性疾患や障害のある子どもへの対応／162　　5) 回復時の対応／163
2-病気の原因ともなる食生活 ……………………………………………………… 163
　　1) 心理面からみた食生活／163　　2) 心の健康づくりと食生活／164
　　3) 不適切な養育／164　　4) 食事療法／165
3-主な症状と食生活 ………………………………………………………………… 165
　　1) 食欲不振／165　　2) 肥満／167　　3) やせ／169　　4) 発熱／171

5）吐き気，嘔吐／172　6）下痢／173　7）便秘／175　8）腹痛／176
　　9）口腔の異常／177　10）貧血／179

Ⅱ．アレルギーのある子どもへの対応 …………………………………………………181
1-食物アレルギーの原因と症状 ………………………………………………………181
　　1）発症頻度／181　2）食物アレルギーの分類／182
　　3）原因（アレルゲン）／182　4）症状／182
2-食物アレルギーへの対応 ……………………………………………………………183
　　1）治療／183　2）アナフィラキシーへの対応（エピペン®の使用について）／184
3-加工食品のアレルギー表示 …………………………………………………………186
　　1）食品表示法／186　2）表示の対象品目と主な変更点／186

Ⅲ．障害のある子どもへの対応 …………………………………………………………187
1-障害児の食生活の特徴 ………………………………………………………………187
　　1）障害児の特徴／187　2）摂食機能の発達と食物の役割／188
　　3）摂食機能の発達と障害／188　4）摂食機能の障害に関与する要因／190
2-障害児の食生活の実際 ………………………………………………………………191
　　1）摂食機能の発達／191　2）摂食機能の発達段階に応じた調理の基本／195
　　3）摂食機能障害に対応する調理法／196　4）障害児の栄養摂取／201
　　5）学校・地域・家庭との連携／201
3-障害のある子どもの献立例 …………………………………………………………204

第6章　児童福祉施設の栄養と食生活

1-児童福祉施設における食事 ……………………………………………………………213
2-児童福祉施設における食事の役割 ……………………………………………………213
　　1）栄養補給／213　2）食習慣のしつけ／214　3）食育（栄養教育）／214
　　4）情操教育／214
3-児童福祉施設における食事提供および栄養管理に関する施設別留意点 …215
　　1）保育所／215　2）乳児院／215　3）児童養護施設／216
　　4）障害児施設／218
4-児童福祉施設における食事の基本 ……………………………………………………219
　　1）給与栄養量および食品構成／219　2）献立／220
　　3）調理，盛りつけ，検食／220
5-児童福祉施設における食事の評価 ……………………………………………………220
6-保育所における食事提供の実際 ………………………………………………………221
　　1）保育所における食事提供の利点／221　2）入所に際しての準備／222
　　3）授乳・食事計画／222　4）授乳・食事の進め方／223
　　5）献立例／228　6）保育所の給食システム／228
7-乳児院における乳汁・食事提供の実際 ………………………………………………228
　　1）調乳／229　2）集団離乳／229　3）1～2歳児食／230

第7章　食　育

1-食育とは ……………………………………………………………………………235
　1）「食育基本法」と「食育推進基本計画」／235
　2）「食べること」は「生きること」―食を営む力―／236

2-食育の基本 …………………………………………………………………………240
　1）　食育の場と留意点／240　　2）　食育における養護と教育／240

3-食育の実際 …………………………………………………………………………242
　1）　食育の目標と内容／242　　2）　食育の計画および評価／243

4-食育のための環境 …………………………………………………………………244
　1）　関係機関・職員との連携／245　　2）　食を通した保護者への働きかけ／245

巻末資料 ………………………………………………………………………………247
　❀保育所における食育に関する指針／247
　❀食品の重量目安量／251　　❀合わせ調味料の目安／251
　❀食品の切り方（基本切り）／252　　❀食品の切り方（飾り切り）／253
　❀魚の下処理／254

索　引 …………………………………………………………………………………255

第1章
子どもの健康と食生活の意義

1−小児とは

1） 小児期の区分

　　小児とは，成人に達するまでの間をいい，年齢や心身の特徴，社会生活の状態によってそれぞれの時期に応じた呼び方がある．

　　新生児，乳児，幼児，児童・生徒という名称は，出生後の暦年齢によって区分されており，思春期は性成熟に伴う心身の変化をもとにした呼び方である．また，一般に小児期は，心身の成長に伴う現象がみられる期間をいうが，社会的な意義を含め18歳未満を指すことが多い．本書では，第2章以降は原則として小児を「子ども」と総称する．

2） 小児の特徴

　　小児期には，その心身にいろいろな特徴が認められるとともに，それに応じて小児の生活が形成されることになる．その特徴は，未熟性がみられること，発育発達が著しいこと，個人差が大きいことである．

⑴　未熟性がみられること

　未熟性は，心身両方にみられるが，いつまでも未熟なままでいるのではない．顕著な発育発達現象によって，未熟な段階から次第に成熟の段階に向かっている．この未熟なことと発育発達現象が，小児期のあらゆる事象を支配する．たとえば，病気に罹患しやすいことも，その未熟性が原因となっている．

⑵　個人差が大きいこと

　発育発達の様相などの小児としての特徴の出現状況に，個々の小児による相違が認められる．すなわち，個人差で，異常な状態ではなく，小児期には，その個人差が非常に目立つ．

　　このように，心身ともに認められる特徴がある．何といっても未熟性が大きく，容易に疾病異常につながる危険性を有していること，その反面，発育発達が目立つ時期でもある．このことから，小児期においては，それぞれの未熟性を補完し，順調な発

育発達を促すことが必要となる．これは，おとなの責任，換言すれば，家庭，社会の責任で実践される必要がある．すなわち，育児や教育が必要な時期であるという特徴がある．

2–小児期の栄養と食生活の意義

1) 小児にとっての栄養

栄養とは，体成分や体組織を構成する要素である栄養素が，適正に体内に摂取されてはじめて効果を発揮することを意味する．その結果として，疾病異常を予防し，健康の増進を図ることができる．小児期においては，この意義に加えて，発育発達を促すことも重要である．これが成人の栄養とは異なる点であり，小児にとって必要な栄養素の量は，成人に比して体重当たりに換算すると非常に多いことも特徴である．

小児期は，未熟性が強い．その未熟性を補うために，栄養素は不可欠なものであるが，適正な量が摂取されないと容易に疾病異常の発生につながる．

これらの乳幼児・小児期の特性から，食事・食生活の持つ意義は次のようになる．
(1) エネルギー・栄養素の必要量が一般成人より多いこと．
(2) 適正なエネルギーや栄養素の幅が狭く，過不足時の影響が大であること．
(3) 免疫力が次第に消失し疾病や細菌に対する抵抗力が弱まってくること．
(4) 食品選択の知識や実践力に乏しいこと．
(5) 味覚，食習慣の形成期であること．
(6) 発育発達，食行動，食事摂取基準・摂取量など，個人差が大きいこと．
(7) 自我の芽生え，摂食行動の自立が起こり，それと相まって食環境が知能面，情緒面などに大きく影響を与えること．

さらに食事をとることは，単に栄養素を体内にとり込むことだけが目的ではない．食べることを通して，心身両面の健康増進を図ることができ，順調な発育発達が促される．さらに，1日の生活が規則正しく営めるようになることも必要である．その意味からいって，小児期の食生活は生活の原点を形成しているといっても過言ではない．

心身両面からみた小児の食生活には，次のような特徴がみられる．
(1) 1日の生活リズムの基盤となること．
(2) 小児の特性からいって，小児の食生活はおとなの影響，育て方の影響が強く反映されること．それゆえ，おとなの小児についての理解，食生活全体についての理解が正しいものでなければならない．
(3) 心身の機能発達に応じた食生活が確立されること．とくに，摂食機能，消化吸収機能の発達に応じた食物，調理法が選択されること．
(4) 食生活が不適切な場合，小児の心身の健康が障害されることが多いこと．また心身の状態や環境状態，生活状態が小児の食生活に容易に影響を与えること．

2) 小児の食生活の現状と課題

　近年の食生活は，食品加工の技術の進歩，外食産業・食品産業のめざましい発展，食の簡便化など，母親の就業率の増加と相まって食生活を取り巻く環境や食生活に対する意識は大きく変わってきている．このような食生活環境の変化が21世紀を担う子どもたちの食習慣形成や情緒発達，健康面へ及ぼす影響など，懸念せざるを得ないところである．

　これらの状況を踏まえて小児の食生活の問題を列挙すると，
（1）　加工食品や市販品おやつ等から，脂質エネルギーの増加．
（2）　欠食，外食，孤食の増加．
（3）　固いものが噛めない，飲み込めないなどの摂食機能の低下．
（4）　慢性的な運動不足．

などがあげられ，栄養・運動・休養のバランスや食生活リズムの乱れなどを伴う．小児期からの肥満，高コレステロール血症，高血圧など生活習慣病予備軍といえる子どもが増加傾向にあり，その予防には乳幼児期からの食を基本とした適切な生活習慣の形成が何よりも大切である．

　そのためにも小児の食生活は，日常生活の一部分として位置づけなければならない．その場合，その生活の場が，家庭であることもあれば，家庭以外のこともある．とくに後者では，集団生活を営むことが多く，他の仲間との関係で食生活を考える必要があり，家庭生活と集団生活における連携の大切さも生じるようになる．

　小児期に限らず，食生活は両刃の剣といえる．小児の特性からみて，適正な刃の方が活用されるべきであり，悪い影響を及ぼす刃の方の使用はできるだけ防ぐことが肝要である．それは，小児を見守るおとなや社会の責任であるが，小児自身にも，その成熟の段階に応じて自ら学びとる姿勢を期待したい．

　なお成長期の各時期における食生活の現状と課題（問題点）については，個々の具体的な問題とその対応として，第4章に詳述したので参照されたい．

〈髙野　陽・大江秀夫〉

第2章
発育発達の基礎知識

1−発育発達とは

　第1章でも述べたように，子ども（小児）の最も大きな特徴は，発育発達現象がみられることである．それは，心身が未熟な段階から次第に成熟している過程にあることを示している．

　発育とは，成長ともいわれ，身体の形態面での成熟過程をいう．形態面の成熟は，身体の外観上の成熟と身体を構成する諸臓器器官の成熟のそれぞれにおいて，大きさおよび形が成熟し整っていく経過を指す．

　一方，発達は，機能面について用いられ，諸々の臓器器官がもっている働きが成熟する過程をいう．その機能は，それぞれの臓器器官特有のものであり，その一つに精神運動機能も含まれる．また，生理学的機能や生化学的機能を発揮する臓器器官，いくつかの臓器器官の働きが統合されて何らかの機能が確立されるものもある．

　発育発達とは密接な関連があり，それぞれが進むことによってお互いに促進される．臓器器官の特有の機能が発揮されるためには，その形態面の成熟が必要であり，その機能が人体において必要なときには発育が完成されていなければならない．

　発育発達の経過のなかでは，未熟なときにみられた事象が消失したり，そのときにはまったく認められなかったことが出現することもある．なお，精神運動機能は，脳を中心とする神経系の臓器器官の機能に基づくものである．この精神運動機能を，一般に発達と称することもある．

2−発育発達と食生活

　順調な発育発達を促すためには，適正な食生活が必要である．逆の見方をすれば，食生活の基本を誤ってしまえば，子どもの心身には望ましくない現象が発生することになり，発育発達の障害をもたらすだけではなく，疾病異常の発生にもつながってしまう．こうなると，小児期の各時期の成熟段階に応じた諸々の行動や生活が阻害されてしまうのみでなく，生涯にわたり健康に重大な影響を及ぼす危険性を有することになる．

1) 生涯発達と食生活

(1) 体格の成熟

身体の大きさを中心とした体格の成熟は，身体の長軸方向，横軸方向，周径の各成熟，かさ（量）の成熟に区分することができる．これらをそれぞれ，長育，幅育，周育そして量育という．これらを具体的に示す要素としては，身体の長さ（体長・身長），身体の重さ（体重）などが一般によく知られている．

(2) 出生前の発育

精子と卵子が受精した後，受精卵は子宮内に着床して，そこで発育現象がみられる．受精卵は，分化して，種々の臓器が形成される．さらに，形態も卵型からいわゆる人体として整うようになる．

受精後8週くらいまでを胎芽期といい，この時期に分化が進む．その後は胎児期といわれ，臓器の形態が出生後のそれに近づきつつあるとともに，胎児の身体が大きくなる（表2-1）．このような発育現象は，母体内で進み，母体がもつ身体の条件，母体が受ける外界の環境因子を受ける．この場合，主に胎盤を介して，その影響を受けることが多い（表2-2）．

胎盤は，胎児にとって栄養源となり，望ましい影響を及ぼすとともに，よくない因子を送り込む源となることがある．

胎児は正常の場合，38～42週の間，母体内にいる．胎児の大きさ，とくに体重のふえ方は，母体内での成熟の程度を示すものであり，この期間に最も大きくなる．

(3) 新生児期の発育

分娩によって，胎児は母体外に出る．新生児期は，母体外の生活ができるように，臓器の形態，機能に適応現象がみられる．

新生児期では，体重が一時的に出生時の体重に比して小さくなる．これを初期体重減少という．その減少の程度は，出生体重の5％ほどといわれている．体重減少の原因は，出生後には，母乳の分泌も少ないうえに，哺乳も拙劣であり，多くは哺乳できない，また，尿や胎便が排出されるなどによる．哺乳が上達し，母乳の分泌が多くなるにつれて，体重は増加しはじめる（表2-3）．

(4) 乳児期の発育

初期体重減少を経て，哺乳量の増加に伴い，顕著な発育が新生児期から引き続いてみられる．とくに，月齢が小さいほど発育は顕著であり，出生後3か月頃には，体重は出生時の約2倍，出生後12か月を迎えるときには同じく約3倍にまで増加する．一方，身長の伸び方も顕著で，出生後12か月頃には出生時の約1.5倍にまで伸びる（表2-4）．

表2-1 妊娠期間別出生時体位

	妊娠期間	男子（平均値）	女子（平均値）
体　重 (kg)	34週	2.18	2.19
	35	2.35	2.29
	36	2.53	2.46
	37	2.72	2.67
	38	2.94	2.84
	39	3.10	3.01
	40	3.20	3.09
	41	3.28	3.18
	42	3.43	3.11
身　長 (cm)	34週	44.9	45.0
	35	45.7	45.2
	36	46.5	46.2
	37	47.5	47.0
	38	48.5	47.7
	39	49.2	48.7
	40	49.8	49.2
	41	50.3	49.5
	42	51.7	50.0
胸　囲 (cm)	34週	28.1	28.6
	35	28.8	29.0
	36	30.0	29.8
	37	30.5	30.5
	38	31.6	31.3
	39	32.1	31.8
	40	32.4	32.1
	41	32.8	32.4
	42	33.2	32.6
頭　囲 (cm)	34週	31.4	31.1
	35	32.2	31.6
	36	32.6	32.0
	37	33.1	32.8
	38	33.4	33.0
	39	33.5	33.1
	40	33.8	33.2
	41	34.0	33.5
	42	35.3	33.2

資料：厚生労働省，平成22年乳幼児身体発育調査（2011.11月発表）による

表 2-2 妊娠中の喫煙本数と出生時の体重

喫煙本数／日	男子 実数（人）	男子 平均値（kg）	女子 実数（人）	女子 平均値（kg）
0 本	3,584	3.06	3,410	2.97
1～2	21	2.94	24	2.91
3～5	63	2.96	45	2.86
6～10	77	2.95	80	2.81
11～20	31	2.86	36	2.81
21 本以上	3	3.12	2	2.82

（厚生労働省，2011 による）

表 2-3 月齢別の月間身長増加量（cm）と 1 日当たり体重増加量（g）

月齢	月間身長増加量(cm) 男	月間身長増加量(cm) 女	1 日当たり体重増加量(g) 男	1 日当たり体重増加量(g) 女
出生～1 か月	3.74	3.47	39.0	33.3
1～2	3.63	3.33	37.9	32.9
2～3	3.08	2.97	29.6	27.6
3～4	2.54	2.42	22.6	22.1
4～5	2.12	2.08	17.9	17.8
5～6	1.78	1.78	14.5	14.3
6～7	1.58	1.65	12.3	12.3
7～8	1.43	1.47	10.4	10.2
8～9	1.23	1.26	9.0	9.5
9～10	1.17	1.27	8.6	8.5
10～11	1.13	1.15	7.4	7.3
11～12	1.07	1.10	7.3	7.0
12～18	0.93	0.95	6.7	6.4
18～24	0.74	0.75	5.7	6.0
24～36	0.65	0.69	5.4	5.6
36～48	0.58	0.57	5.3	5.3

（髙野陽，1977 による）　（髙野陽，1975 による）

　乳児期は，一般に体つきは皮下脂肪の発育の関係から丸みを帯びて，生理的な肥満ともいわれる．しかし，出生後 10 か月くらい頃から，次第に丸みが解消されはじめるが，やせたという印象を受けるほどではない．

(5) 幼児期の発育

　幼児期は，乳児期に比べれば，その増加の程度は減る．しかし，乳児期から引き継いだ増加量は，年少ほど大きく，年長になるにつれて小さくなる．たとえば，体重は，乳児期 1 年間に増えた量に相当する量が，年少時には 2 年間で，そして年長時には 4 年間で増えるにすぎない．

表2-4　乳幼児身体発育調査結果（体重，身長，胸囲，頭囲）（平成22年）

年・月齢	男子 体重(kg)	男子 身長(cm)	男子 胸囲(cm)	男子 頭囲(cm)	女子 体重(kg)	女子 身長(cm)	女子 胸囲(cm)	女子 頭囲(cm)
出 生 時	2.98	48.7	31.6	33.5	2.91	48.3	31.5	33.1
0年1～2か月未満	4.78	55.5	37.5	37.9	4.46	54.5	36.6	37.0
2～3	5.83	59.0	40.0	39.9	5.42	57.8	38.9	38.9
3～4	6.63	61.9	41.8	41.3	6.16	60.6	40.5	40.2
4～5	7.22	64.3	42.9	42.3	6.73	62.9	41.7	41.2
5～6	7.67	66.2	43.7	43.0	7.17	64.8	42.4	41.9
6～7	8.01	67.9	44.2	43.6	7.52	66.4	43.0	42.4
7～8	8.30	69.3	44.7	44.1	7.79	67.9	43.5	43.0
8～9	8.53	70.6	45.0	44.6	8.01	69.1	43.8	43.5
9～10	8.73	71.8	45.4	45.1	8.20	70.3	44.1	43.9
10～11	8.91	72.9	45.6	45.5	8.37	71.3	44.4	44.3
11～12	9.09	73.9	45.9	45.9	8.54	72.3	44.6	44.7
1年0～1か月未満	9.28	74.9	46.1	46.2	8.71	73.3	44.8	45.1
1～2	9.46	75.8	46.4	46.5	8.89	74.3	45.1	45.4
2～3	9.65	76.8	46.6	46.8	9.06	75.3	45.3	45.6
3～4	9.84	77.8	46.9	47.0	9.24	76.3	45.5	45.9
4～5	10.03	78.8	47.1	47.3	9.42	77.2	45.8	46.1
5～6	10.22	79.7	47.3	47.4	9.61	78.2	46.0	46.3
6～7	10.41	80.6	47.6	47.6	9.79	79.2	46.2	46.5
7～8	10.61	81.6	47.8	47.8	9.98	80.1	46.5	46.6
8～9	10.80	82.5	48.0	47.9	10.16	81.1	46.7	46.8
9～10	10.99	83.4	48.3	48.0	10.35	82.0	46.9	46.9
10～11	11.18	84.3	48.5	48.2	10.54	82.9	47.1	47.0
11～12	11.37	85.1	48.7	48.3	10.73	83.8	47.3	47.2
2年0～6か月未満	12.03	86.7	49.4	48.6	11.39	85.4	48.0	47.5
6～12	13.10	91.2	50.4	49.2	12.50	89.9	49.0	48.2
3年0～6か月未満	14.10	95.1	51.3	49.7	13.59	93.9	49.9	48.7
6～12	15.06	98.7	52.2	50.1	14.64	97.5	50.8	49.2
4年0～6か月未満	15.99	102.0	53.1	50.5	15.65	100.9	51.8	49.6
6～12	16.92	105.1	54.1	50.8	16.65	104.1	52.9	50.0
5年0～6か月未満	17.88	108.2	55.1	51.1	17.64	107.3	53.9	50.4
6～12	18.92	111.4	56.0	51.3	18.64	110.5	54.8	50.7
6年0～6か月未満	20.05	114.9	56.9	51.6	19.66	113.7	55.5	50.9

（厚生労働省，2011年11月発表より作表）

　一方，年少時には身長の年間に伸びる割合は，乳児期に比べると少なくなることはいうまでもなく，乳児期1年間で伸びた量を3年間かけて増加する．
　からだつきは，年少ほど丸みがみられるが，次第に細身に変化してくる．これも体重と身長の増加の結果によってもたらされたものである．

(6) 学齢期・思春期の発育

　児童・生徒の学齢期および思春期の発育には，大きな特徴がみられる．小学校高学年になるまでは，増加量は一定していて，大きな変化がみられない．しかし，小学校高学年になると，いわゆる思春期の発育の急進期を迎えるようになり，身長や体重が急激に増加を示すとともに，身体に明確な性差が認められる（表2-5）．

　思春期の発育の急進は，女児の方が男児より2～3年ほど早く出現する．そのために，小学校5・6年から中学校1年ぐらいの間は，体重・身長とも，男児よりも女児の方が大きく，性的な成熟とも関連して，女児の方がおとなびた印象を受けることもある．また，体つきにも男女差がはっきりし，男児はがっちりし女児は丸みを帯びる．第二次性徴が出現するのもこの時期の特徴であり，これは性ホルモンの支配による．

表2-5　学齢期の発育（平均値：平成26年度）

区分			身長（cm）	体重（kg）	座高（cm）
男子	小学校	6歳	116.5	21.3	64.8
		7	122.4	24.0	67.6
		8	128.0	27.0	70.2
		9	133.6	30.4	72.6
		10	138.9	34.0	74.9
		11	145.1	38.4	77.6
	中学校	12歳	152.5	44.0	81.3
		13	159.7	48.8	84.9
		14	165.1	53.9	88.1
	高等学校	15歳	168.3	58.9	90.4
		16	169.8	60.7	91.4
		17	170.7	62.6	92.0
女子	小学校	6歳	115.5	20.8	64.4
		7	121.5	23.4	67.2
		8	127.4	26.4	69.9
		9	133.4	29.8	72.6
		10	140.1	34.0	75.8
		11	146.8	39.0	79.3
	中学校	12歳	151.8	43.6	82.1
		13	154.8	47.2	83.8
		14	156.4	50.0	84.9
	高等学校	15歳	157.0	51.4	85.4
		16	157.6	52.4	85.7
		17	157.9	52.9	85.9

注：年齢は，平成26年4月1日現在の満年齢である．
資料：文部科学省，平成26年度　学校保健統計調査．

2) 生涯にわたって影響する発育因子

(1) 基本的な発育影響因子

　身体発育の影響因子には，どの子どもにもみられる因子とある特定の場合に作用する因子とに分けることができる．

　出生後から経過する身体発育では，一定の発育様式が認められており，それは発育（成長）ホルモンの支配を受ける．発育を支配するホルモンには，甲状腺ホルモン，下垂体ホルモンおよび性ホルモンがあり，それぞれのホルモンは小児期の身体発育の様式を基本的に決定する．

　さらに，民族や人種によっても発育状態や体格に差が認められ，生物学的因子としてあげることができる．一人の個体は，遺伝的要因によって発育が影響される．親やその近親者と発育状態が類似することが多い．

　自然条件も発育に影響する．古くから，春季には長育が旺盛になり，秋には量育が目立つ．自然界の身体に及ぼす要素に加えて，季節の条件が子どもの食欲に影響するためとも考えられる．

　発育には地域差が認められる．その原因として，地域に住む者の生物学的要因に加えて，その社会的要因も関与しているものといわれている．

(2) 食生活の影響

　後天的な影響因子として，食生活が最も大きいものといえる．なかでも，妊娠女性の食生活は胎児発育に影響を及ぼす先天的因子である．

　出生後の食生活は，小児期の特性からいって，子ども自身が自らの能力で営むことができず，子どもを育てたり，指導する人に支配されることになる．とくに子どもの食生活に関する意識，知識が重要な位置づけとなる．さらに大切なことは，家庭はいうまでもなく，集団での子どもの育て方，教育のあり方に加えて，子どもの生活のあり方についても十分に認識していることが期待される．また，子どもの心理面が食生活に大きくかかわることも知っておきたい．たとえば，食欲不振や食べることを嫌う（拒食）などの摂取量の減少や，逆に食べすぎがみられる．これは，直接，食生活そのものの問題でないこともあるが，日常の生活のなかでみられる．

　小児期の食生活に影響する社会的要因としては，経済条件，産業および流通，教育文化条件などがあげられる．これらは，栄養素の源である食物の質的，量的内容を形成する要素としてあげることができる．また，地域や家庭の食習慣も，食生活を形成する因子の一つである．

(3) 後天的因子

　子どもの身体発育は，先天的な条件や生物学的因子を基盤として，後天的因子の影響を受ける．もちろん，このなかには先項で示した食生活も含む．

後天的因子のなかでは，疾病罹患，養育状態が大きな役割を果たす．疾病のなかには，発育状態そのものが障害されるものもあるが，急性または慢性疾患に罹患したことによって，一時的または長期にわたって身体発育が停滞する場合もみられる．しかし，病状の軽快とともに急激な増加がみられる．これを catch up 現象という．

心理的影響については，食欲に対する障害を指摘しておいたが，その根源は，家族の養育態度や他の人との関係，生活のなかにみられる行動にあることが多い．その代表的な問題は，不適切な養育としてあげることができる虐待である．虐待された小児では，発育障害が認められるものが多い．

3−食生活にかかわる臓器とその発育発達

1）食べることにかかわる臓器とその作用

(1) 消化器官

栄養素は，食物を介して摂取される．その食物が人体にとりこまれてから，種々の臓器器官の作用によって栄養素を吸収し，必要でないものを排出する．この一連の機能を果たす臓器が，口腔にはじまる消化管である（図2-1，2）．また，生化学的物質（消化酵素）を分泌して消化吸収の作用を促す機能をもつ臓器がある．この両者を併せて消化器官という．

(2) 口腔・歯牙

口腔は食物が最初に体内に入る部位である．口腔は，上下顎，頬部によって形成され，前方には口唇があり，後方は咽頭・喉頭から食道へつながる．口腔と舌は食物の摂取の作用をし，舌は咀嚼，嚥下にも働く．とくに乳児の哺乳には，舌が重要な役目を果たす．

歯牙は，人の臓器のなかでは特異的なものである．まず，外見上は出生時に歯牙は

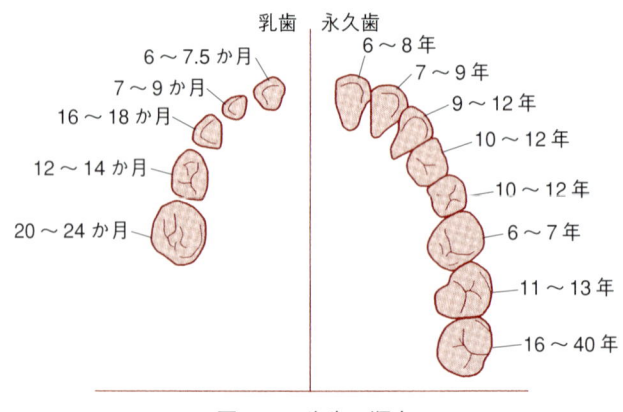

図2-1 生歯の順序

乳歯
6〜7.5か月
7〜9か月
16〜18か月
12〜14か月
20〜24か月

永久歯
6〜8年
7〜9年
9〜12年
10〜12年
10〜12年
6〜7年
11〜13年
16〜40年

図2-2 消化器系

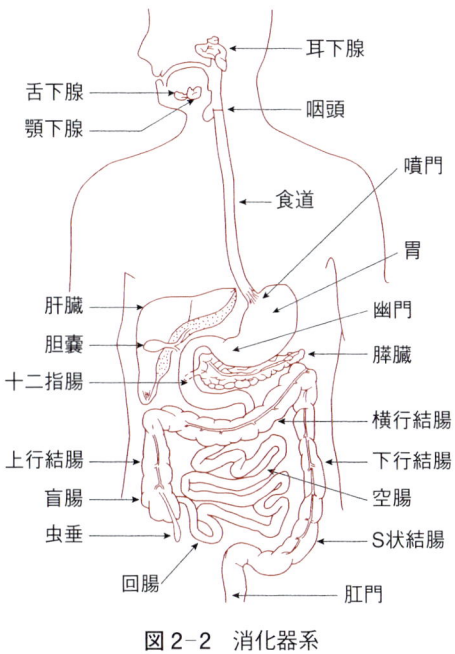

生えていない．乳児期の半ば頃に乳歯が萌出し，それが抜けて永久歯に生え変わり，成人に至る．永久歯は，一度抜けると自然に再度萌出はない．乳歯，永久歯の萌出時期と順序には，個人差は大きいが，ほぼ規則性が認められる．

　口腔内では，唾液腺（耳下腺，顎下腺，舌下腺）から分泌される唾液によって，咀嚼された食物を消化しやすいように変えていく．唾液の酵素は，プチアリンといい，主として糖質の消化に作用する．

(3) 消化管

　口腔から肛門までを消化管といい，それぞれ消化吸収および排泄機能をもつ．口腔内で唾液と混じり合った食物は，食道を経て胃に至り，さらに小腸，大腸へ送られ，それぞれの部位で分泌される消化酵素の作用によって消化・吸収される．食物は蠕動運動により消化管を送られていく．

　胃の完成された形は，牛角状を呈する．しかし，乳児期では筒状に近く，胃内での食物の停滞時間も短いが，逆流することも多い．溢乳（いつにゅう）といわれる現象がそれである．しかし，胃の形態が成長するにつれて，停滞時間も長くなり，胃内で消化が行われるようになる（**表2-6**）．

　胃では，胃液が分泌され，その主成分のペプシンはたんぱく質の消化に作用する．乳汁は，カード（凝塊）という分解物になる．

　小腸は，十二指腸，空腸，回腸とに区分され，十二指腸は胃の幽門から続き，回腸は大腸に続く．小腸には絨毛という突起が無数にあって，栄養素を吸収する．十二指腸では，膵臓から膵液，肝臓から分泌され胆囊へ，さらに胆管を経て分泌される胆汁が作用する．膵液にはアミラーゼが含まれ，糖質を消化し，胆汁は膵液のリパーゼと

表 2-6 胃容積の変化

年　齢	胃容積（ml） 収縮時	胃容積（ml） 拡張時（20ml 水圧時）
3 か月	140	170
6 か月	215	260
1　年	370	460
2　年	490	585
3　年	575	680
4　年	640	760
5　年	700	830
6　年	750	890
7　年	800	940
8　年	840	980
成　人	—	3050

（Pfaunder による）

作用して脂質を消化する働きがある．小腸は，この消化作用とともに吸収作用も有している．

　大腸は，盲腸・結腸・直腸に区分され，さらに結腸は上行・横行，および下行結腸に分けられる．直腸は腸管の最終部位で肛門につながる．大腸には，消化作用はなく，水分の吸収のみが行われる．

(4) 肝　臓

　肝臓の作用は多様である．出生後は，その未熟性が原因で，黄疸が発生する．それは，赤血球の破壊に伴うビリルビンの処理能の未熟性による．肝臓には，その他，代謝物の処理を行う作用がある．肝臓の消化器としての作用は，胆汁の作成で，肝管を介して胆嚢に入り，さらに胆管を経て十二指腸中に分泌される．胆汁は脂質の消化作用をもつ．胆汁は便中に排泄されるので，便の色が黄褐色を呈する．

(5) 膵　臓

　胃の後方（背部）に位置し，消化の作用とともにホルモンを分泌する臓器である．膵臓は膵液を十二指腸中に分泌し，脂質，たんぱく質の消化を促進する．また，糖質の代謝のためには膵臓から分泌されるホルモン（インスリン）が作用する．この作用が障害されると，糖尿病が発症する．

2) 摂食機能

(1) 吸　啜

　出生後，最初に与えられる食物は母乳である．母乳は，乳児が乳首を吸うことに

よって口腔内に入る．

　正常な状態で出生した乳児には，哺乳反射が備っており，生後間もなくでも反射運動として哺乳できる．すなわち，不随意的に吸うことができる．

　哺乳反射は，追いかけ，捕捉および吸啜の一連の運動をいい，乳首の方向に口を向け，その乳首を口唇でとらえ，乳首を吸うことによって，分泌された母乳を飲む．この反射は，乳首に限らず，口唇に触れた物であればあらゆる物においても認められる現象である．

　口腔内に入った乳首には，舌を巧みに巻きつけ，乳首，乳輪を吸啜する．吸ったものは，嚥下運動によって食道へ送られる．

(2) 咀嚼

　咀嚼は，口腔内にとり込まれた食物を細かく嚙みくだいて，嚥下しやすくするとともに，唾液と混じることによって消化作用も起こる．子どもの咀嚼は，生歯とは必ずしも関係はなく，顎の運動によって，舌，歯ぐきを用いて行われる．当然，歯牙によって，食物はさらに細かくすることができる．しかし，生歯があれば，直ちに嚙みくだくことができるとは限らず，生歯直後から硬い食物を与えることはできない．

(3) 嚥下

　口腔内に取り込まれた固形食は，咀嚼された後，また，液体の食物は，そのまま食道の方に送り込まれる．これを嚥下運動という．

　嚥下は，次の一連の動きによって起こる．① 舌によって，食物を咽頭腔に押し込む．② 次に，喉頭は上方に挙上され，喉頭の入口を閉じ，食物を食道へ通す動きである．食道では，胃まで蠕動運動が起こる．

3) 排泄機能

(1) 排泄の意味

　体内に食物として摂取された物がすべて人体に有効であるとは限らない．また，体内では，新陳代謝が起こり，その結果として不要な物質が産生される．それを体外に出す機能が排泄機能で，食生活との関連においては，糞便による排泄と尿による排泄が主なものである．

(2) 糞便

　食物が消化・吸収された後の残渣は，糞便として排泄される．糞便には，消化液，消化管の上皮細胞，細菌が含まれている．

　糞便は，摂取された食物によってその性状が異なるとともに，健康状態によっても変化する．

① 胎　便

出生後2〜3日間排泄される．胎児期に形成されたもので，羊水，子宮内膜細胞などの嚥下したものと，胎児の腸管上皮細胞，胆汁が主成分である．哺乳によって，成分が異なる．

② 出生後の糞便

乳児期では，乳汁栄養の時期と離乳食が与えられてからの便とで成分が異なることはいうまでもない．また，乳汁だけのときも，母乳栄養児と人工栄養児とでは，便の成分に差がみられる．

母乳の糞便にみられる菌では，ビフィズス菌が優勢であるが，人工乳では大腸菌が主成分であり，両者の間に多少色調に相違がみられ，母乳の方が黄色が強い．

乳汁以外の食物を摂取するようになると，その成分によって色調が変化するとともに，大腸菌叢が主流を占めるようになる．ときどき，顆粒状，粘液が混じることもあり，緑便を呈することもある．

灰白色を帯びている便は，胆汁が含まれておらず，生後すぐにみられる場合は先天性胆管閉塞症を疑う．また，秋から冬には，白色便の下痢が発生することがあり，ウイルスの感染による．

(3) 排便機能

大腸から肛門へ糞便が送られ，そこで蓄積される．その際，肛門括約筋が作用して，排便は阻止されているが，糞便が溜まった刺激が中枢に伝えられると，肛門括約筋が緩み，排便作用が起こる．排便の自立は，ほぼ1歳すぎからで，2歳では便意を感じて，それを伝えることができる．

(4) 尿とその排泄

腎臓は尿を生成し，体液のバランスを保つ作用をする．尿は水分と電解質のバランスを保つうえで重要な役割をする．乳児期の初期は，腎機能が未熟なため，浮腫が起りやすい．

腎臓で作られた尿は，尿管を通って膀胱に溜まる．その後，尿道を経て排泄される（表2-7, 8）．尿が膀胱に溜まると，その刺激が中枢に伝えられ，尿道括約筋が作用して排尿される．括約筋は随意性をもち，排尿を随意的に調節できる．それには，2歳を過ぎるまでの時間を必要とする．

4-栄養状態の評価

1) 栄養状態の評価の意義

個人または集団において，子どもの栄養状態の評価を行うことは非常に大切である．

表 2-7　子どもの尿量・尿比重・排尿回数

年齢	尿量 (ml)	尿比重	排尿回数 (回)
1～2日	0～ 60		
新生児	100～ 300	1.005	18～25
乳　児	300～ 500	～1.010	15～20
2　年	600～ 700	～1.012	10
5　年	600～1000	～1.012	7
10　年	800～1200	～1.016	5～ 7

（小林による）

表 2-8　尿成分正常値

窒素		0.0599 g/kg/day
クレアチン	0～6か月	16.4±2.8 mg/kg/day
	6～12か月	12.8±4.4　〃
	2～3年	9.8±1.3　〃
	4～5年	7.0±1.9　〃
	6～7年	6.8±1.0　〃
クレアチニン	0～6か月	15.3±4.0 mg/kg/day
	6～12か月	15.9±4.3　〃
	2～3年	17.0±3.0　〃
	4～5年	15.3±7.9　〃
	6～7年	20.2±0.9　〃

（高津による）

　摂取された栄養素の効果がいかなる状態にあるかを評価し，健康の保持増進を適切に実践することが目的の中心となる．その結果によって，食生活のあり方を検討する．必要に応じて，食生活の改善が行われなければならないし，地域や国として食糧対策，食生活の方策を決定する．

　評価は，客観的方法によって，客観的結果に基づき得られた，客観的基準に従って行われる必要がある．

2) 評価の方法

　先にも述べたが，評価をする側の主観により大きく左右されてはならず，誰もが客観的に判断し得るものでなければならない．とくに，小児期においては，子どもの心身の状態を十分に配慮した方法が必要である．その方法の代表としては，以下の4つがある．

　① 身体計測による方法．
　② 生化学的方法（検査）．
　③ 臨床的調査（診察）．

④ 食事調査.

これらにより病的状態も判断できる．子どもが対象であることを考慮するならば，容易に実施できて，心身の負担が最小限ですむこと，併せて，子ども本人とともに養育を担当している「おとな」からも，子どもについての情報が得られることが必要である．

3) 評価の実際

(1) 身体計測による評価

身体計測は，日常の保健医療活動としても実施されている．また，家庭においても，育児のなかで行われることが多い．評価は，身体発育の評価と同じであり，計測値そのものの評価と計測値から導き出した比率などを活用して評価する．また，一定期間の間隔をあけて計測し，その間の変化を評価する（表2-9）．

① **体重**：小児期では，最も敏感に栄養状態を示すとともに，健康状態を知ることもできる．栄養状態，健康状態によって，容易に増減がみられる．小児期全期にわたって活用できる．

② **身長**：遺伝的要因が強く，比較的長期にわたる栄養状態の影響がみられる．計測には身長計が必要であるが，家庭にある巻尺などのものさしも利用できる．

表2-9 幼児期の周育・皮下脂肪厚

年:月齢	性	周育(cm) 上腕囲	大腿囲	腹囲	皮下脂肪厚(cm) 上腕	背部	腹部
3:0〜3:5	男	16.1±1.2	29.7±2.2	48.4±3.0	11.1±3.0	7.0±2.5	6.7±3.1
	女	16.0±1.2	30.3±2.5	47.4±2.8	12.0±3.3	7.5±2.8	7.2±2.9
3:6〜3:11	男	16.4±1.4	30.2±2.4	48.8±3.1	11.1±3.1	6.8±2.5	6.4±3.1
	女	16.1±1.1	31.1±2.5	48.1±2.6	11.8±2.7	7.6±2.7	7.3±2.8
4:0〜4:5	男	16.3±1.2	30.6±2.3	48.7±3.0	11.0±3.1	6.7±2.5	6.0±2.6
	女	16.3±1.1	31.6±2.7	48.6±3.0	12.3±2.9	7.7±2.9	7.2±3.1
4:6〜4:11	男	16.5±1.2	31.0±2.5	49.2±3.0	10.7±3.0	6.4±2.3	6.3±3.0
	女	16.6±1.4	32.4±2.8	49.1±3.7	11.8±3.2	7.4±3.2	7.2±3.9
5:0〜5:5	男	16.6±1.3	31.4±2.6	49.7±3.3	10.1±2.9	6.1±2.2	6.0±2.9
	女	16.7±1.3	32.9±2.8	49.8±3.3	11.6±3.1	7.1±2.6	7.3±3.5
5:6〜5:11	男	16.7±1.3	32.0±2.5	50.5±3.1	9.7±2.7	6.1±2.2	6.0±2.8
	女	16.9±1.5	33.5±2.9	50.4±4.0	11.2±3.3	7.2±2.8	7.5±3.9
6:0〜6:5	男	17.0±1.4	32.7±2.9	50.8±3.9	9.7±3.1	6.0±2.4	6.1±3.7
	女	17.2±1.4	34.2±2.9	50.7±3.7	11.3±3.4	7.3±3.4	7.9±4.3
6:6〜6:11	男	17.0±1.4	33.3±2.4	51.5±2.5	9.8±3.1	6.0±2.5	6.2±3.1
	女	17.3±1.7	34.5±2.9	51.9±4.1	10.9±3.5	7.4±4.0	7.6±3.7

（幼児肥満研究班による）

③ **胸囲**：乳幼児期では計測に困難な場合もあるが，年長児では栄養状態の評価だけではなく，胸郭を形成する筋肉の成長も知ることができる．

④ **皮下脂肪厚**：栄養評価の指標としては有効であるが，特殊の器材を必要とする．とくに肥満との関連で大切な計測値である．乳児期が幼児期よりも計測値が大きく，思春期に再び増加傾向が顕著になる．

⑤ **肥満度**：肥満ややせは，必ずしも適正な栄養状態にあるとはいえない．肥痩の判定は，栄養状態のみならず，健康状態の評価にもつながり，生活全般の対策への指標となる．その判定方法としては，下記のように身長と体重の計測値を組み合わせて，比率を求めることが多い．

- カウプ指数 ＝ 体重（kg）／身長（m）^{2}

  なお，カウプ指数は，$\{$体重（g）／身長（cm）$^2\} \times 10$ とすることもある．

  BMI（body mass index）＝ 体重（kg）／身長（m）^{2}

- ローレル指数 ＝ 体重（g）／身長（cm）$^3 \times 10^4$
- 年齢別身長別体重との割合（％）

なお，体重，身長，胸囲については，乳幼児期の評価の基準は，厚生労働省乳幼児身体発育値が，学童期以降は学校保健統計より作成された値が活用されることが多い．肥痩度は，幼児期以降はグラフによる評価基準が作成されている（図2-3）．

乳幼児の体型バランスの測定には，カウプ指数がよく使われ，15〜19を正常値，15以下はやせすぎ，22以上は肥りすぎとして，栄養状態の判定基準とする．ただしこれらの指数は，あくまでも目安として用いる．

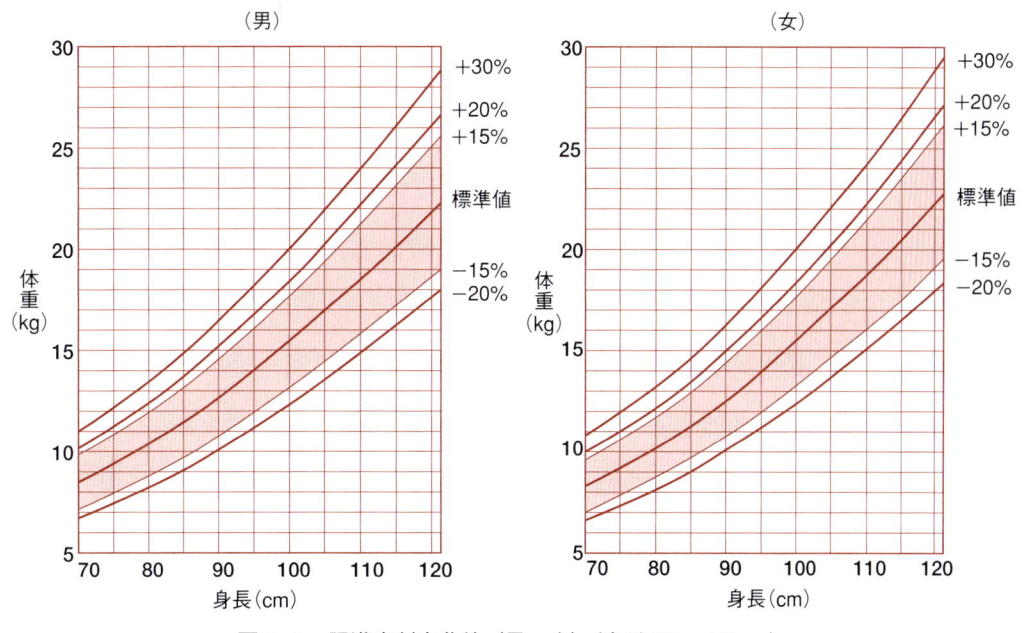

図2-3 肥満度判定曲線（男・女）（身長70〜118cm）

表2-10 発育栄養状態評価の方法

I 身体計測法
　A. 重さ，長さ，広さ，幅，径，周，皮下組織に関する人類学的計測
　B. 発育指数による方法，比体重，比胸囲，比坐高，Kaup-Davenport体格指数，Rohrer身長充実指数，Von Pirquetの栄養指数などの身体構成バランスの測定
　C. 筋肉骨格系の成熟，長軸・横軸方向の発育，化骨中心の出現，筋肉の緊張発達
　D. その他，皮膚の血色など

II 生化学的方法
　A. 代謝出納実験法
　　1) 摂取食事中の栄養素と当該栄養素またはその代謝産物の尿・糞・汗への排泄の差の測定，たんぱく(N)・炭水化物・脂肪による熱産生，総エネルギー価の出納，電解質(Ca, P, Mg, K, Na, Cl, S)の出納
　　2) 各栄養素間のバランス，Ca/P，N/P，N/K，N/S，P/K，たんぱく質摂取率/総エネルギー
　B. 尿中排泄窒素
　　1) 総窒素，尿素-N，クレアチニン-N，クレアチン-N，尿酸-N，アンモニア-N，残余-N間のバランス
　　2) 総NとクレアチニンーN，クレアチン係数SまたはC排泄とのバランス
　C. 基礎代謝，酸素消費，エネルギー産生
　D. 生体液中構成成分の測定
　　　総脂肪，脂肪分画成分
　　　総たんぱく，たんぱく分画成分，電解質
　　　総水分量，細胞内外水分量
　　　アミノ酸，ビタミン，ホルモンなど
　E. 血液構成
　　　ヘモグロビン，赤血球数，白血球数など

(松見による)

(2) 生化学的検査による評価

身体の機能面から評価する方法で，血液成分，尿成分を指標として活用する（**表2-10**）．

(3) 臨床的評価

診察や理学的検査によるものである．診察としては，視診，触診など，医師が行う項目が多い．皮膚，口唇，口腔内および眼瞼粘膜は視診することができる．色調，緊張度，乾潤の程度が指標となり，貧血の有無をはじめ，脱水の有無，栄養失調の有無の参考にすることができる．

理学的検査としては，X線検査，骨密度の検査が用いられる．前者では，手根骨を撮影して発育状態を知る．

4）心の面の評価

心の評価には食生活がもたらす満足感，充実感を評価する指標が必要である．しかし，これらは本人における主観が強い．子どもの場合，本人の示した態度から推測することになろう．とはいえ，楽しく食べることができ，満足感が得られるならば，健康は増進され，情緒が安定している．さらに，その子には，順調な身体発育が認められるはずである．すなわち，数値による評価という面では，身体計測による発育状態の評価，臨床的検査による評価が有効と考えられる．逆にいえば，これらのデータが何らかの異常を示した場合，心の問題も含めた注意深い観察を要する．

（髙野　陽）

5−人にとっての"食"─心の発達との関連における─

1）子どもにとっての"食"

子どもにとって"食"というものがどのような意味をもっているかについては，従来から，主として栄養学の立場から自然科学的視点に立った研究が多く行われてきた．しかし，ここでは従来からのそうした視点とは切り口を変え，心の発達との関連で子どもの"食"の意味を考えることにする．そして"食"というものが，いかに大きな影響力を小児の心の発達なり人格の形成にもつか解析し，明らかにしたい．

少し大げさな表現かもしれないが，"食"は子どもの"人間"としての成長なり，生涯の発達の基礎をつくるものとして捉えることが可能である．食物にしても，食行動にしても，子どもにとってそれは単なる物質でも運動行動でもなく"人間"として生きるエネルギーなり糧となるものであり，"人間"としての行動を学習させてくれる存在である．その働きの主なものをまとめて列挙すれば次のとおりになる．

(1) 心身の健康の維持強化．
(2) 心身機能の発達の促進．
(3) 文化の伝承．
(4) 情報・感性の育成．
(5) 家族同一性（family identity）の強化．
(6) 仲間関係の強化．

このように，その働きは多岐にわたる非常に大きなものである．そこで次に乳児期から思春期までの小児の心身の発達を追って，そうした"食"の働きについてみてゆくことにする．

2) 乳児にとっての"食"

　　乳児期における"食"は，母乳に始まり離乳食から幼児食までの12か月という短い期間であるが，その内容においても食べ方においても，その間非常に大きな変容がみられる．

　　本書の他の章にも記されているように，新生児の段階においては，原始的な吸啜反射による乳汁の吸飲が空腹の解消という生理的な欲求によって行われるが，その行動はあくまでも本能的なものであり，他の哺乳動物とまったく同じものである．要するに，一次的欲求に基づく本能的行動が新生児期の食行動のすべてといえる．

(1) 二次的欲求の誕生

　　しかし，乳児のめざましい成長に伴い，その食行動は一次的欲求のみでなく，やがて授乳をしてくれる人間への接触欲求という二次的欲求を誕生させ，単純な本能的欲求のみでないものに変容を遂げてゆき，別の意味ももつようになる．この時期に，いわゆる母子相互作用が授乳中の母親との eye to eye contact という形で行われる．その相互的関係の発達は，やがて乳を与えてくれる人間への愛着を生み，愛情へと発展してゆくことになる．この場合，しばしば人工栄養の乳児では，そうした授乳者との間の愛着なり，愛情の発達に違いがみられるのではないかと問題となるが，要はその授乳時の姿勢と思い入れによるもので，eye to eye contact の可能な形での授乳が愛情をもって行われれば，両者の愛情関係の成立は十分可能なはずである．

　　また，乳児の養育者への信頼の最初の芽生えも，欲するときにタイミングよくその欲求を満たしてくれる人間の存在を特定化することから生じることが考えられる．この時期，空腹が満たされないときに多くの乳児が示す怒りのごとき行動は，自己主張の最初の表現の一つと考えられる．それは，求める者と与える者という二者関係の存在を理屈ぬきで身体で知ったことの証しでもあり，そのものの意義は発達の見地からみても非常に大きなものがあるといえる．このように食事を与えてくれる者と与えられる者との二者関係は，乳児期においてますます強化され，高次なものへと変化してゆくわけである．

(2) "食"の社会化

　　乳児期の段階では，乳汁から離乳食，幼児食の摂食と，食事の内容において大きな変化がみられるが，食事のリズムも成長とともに変化し，幼児に近いものになり，やがてわが国の通常の食文化である1日3食という生活に移行してゆく．これが乳児における"食"の社会化の第一歩である．このことは単に食事のリズムを身につけるということだけでなく，乳児にとってそれは人間社会への適応の第一歩でもあるわけで，この意味はすこぶる大きなものがあるといえる．

　　また，そのためには自己の欲求を抑え，欲求不満耐性（frustration tolerance）を身につけることも必要になってくるわけで，幼稚な形ではあるが，自己抑制力という

社会適応能力の基本となるものを食生活を通じて学んでゆくわけである．

(3) 味の分化とその影響

乳児の場合，新生児期から味覚は発達しているとされているが，その味覚も，発達の経過の中で，嗅覚，視覚，触覚などの発達と大脳器官の成長などと相まって分化が行われ，食物に対する反応も多岐にわたるようになる．

こうした味覚の発達も，単なる感覚器官の発達をもたらすだけでなく，乳児の"人間"としての成長に大きく寄与するものである．好きな食物を親しい人間と食するときに示す乳児の喜びの表情は，情緒の発達のめざましさを示すものであるし，好みに合わないものを食べさせられるときに示す嫌悪の表情も同じように情緒の発達をはっきり示すと同時に，幼い形ではあるが，自己の意思の発達を示すものといえる．この時期，このような乳児の"食"に養育者が適切な対応をなすことは，乳児の"人間"としての成長にとって極めて重要な意味をもつものである．

(4) 乳児の気質と個人差

乳児期の子どもにあっても，その行動には個体差なり個人差がみられ，乳児の気質というようなことも言われている．食行動においてもそうした個人差がみられ，食事中の表情や行動にはそれぞれに違いがみられる．おとなしく落ち着いて集中して食べる乳児がいる一方では，落ち着きなく動き回ったり，他のものに注意がゆき集中できない状態でしか食事ができない乳児がおり，時には養育者をおおいに悩ますことにもなる．こうした行動にみられる個人差を，単純に生来的な気質のみとの関連で説明することにも無理があり，養育者の食べさせ方や食物の内容の違いによるものも当然あるはずである．

要するに，その個人差は，生来的な気質と食物を含めた養育環境との相互的な関係の中で生じたものとして，力動的に捉えるのが妥当と考えられる．

3) 幼児にとっての"食"

幼児期は乳児期と異なり，年数からいっても5倍の長さであり，その時期にみられる発達はバラエティに富み，ドラマティックでもある．そしてその食生活も，もっぱら養育者に依存していた乳児期と比べ，自立が進み，後半になれば基本的な自立が可能となる．また，食事の内容も多くの種類のものを摂取するようになり，食事の場も，家庭外の場でのものが多くなる．そしてこの時期，ただ食べる食事から，相手を意識し場を意識しての食事になり，そのために必要な食事マナーも身についてくる．

要するに，この時期において子どもはいよいよ自立能力を身につけ，人間文化の中での食事を行うように成長してゆくわけである．

(1) 食事の自立がもたらすもの

　前述のごとく，幼児期の中頃から基本的生活習慣の自立の一環として，人の手を借りずに自分で食事がとれるようになるが，このことは単に食事の摂取が自分で可能になるというだけでなく，心の発達の面にも大きな影響を及ぼすものである．自分の力で食べられるということは，子どもの自己有能感（self efficiency）を育てることにもなるし，自分の意思を働かせて食べることは，自主性に基づく行動がとられるようになったことを示すわけであり，そこには選択の意思や好奇心などをはじめとして，知的能力のめざましい発達がみられる．

　こうした心の働きは，子どもの認知能力や自我の発達に大きく寄与するものである．したがって，この時期における周囲の過保護な扱いは，単に自立を遅らせるだけでなく，子どもの心の発達にも大きな障害となることが考えられる．

(2) 食事マナーの意味するもの

　食事のしつけについては，最近ではそのものがややもすれば軽視され，楽しく食べさせることのみが強調されるきらいがある．しかし，幼児期にあっては，当然楽しく食べさせることが大切ではあるが，食事が文化の中に取り入れられている人間社会の生活の中では，たとえ幼い子どもであってもその能力に応じた社会性を身につけることが必要である．それは皆と楽しく食べるためにも大切な条件である．もちろんその場合，必要以上にマナーが強調されるようなことは，楽しい食事の雰囲気をこわすだけでなく，子どもの食欲をそぐことにもなり，好ましくないのは当然である．また，食事マナーと重なる部分もある各家庭の食事文化であるが，そのものは家族アイデンティティ（family identity）の強化につながるものであり，その存在意義は極めて大といえる．

　また，この時期，食事のしつけが欠落しているための事故が多いことを知るのも大切である．食事中に歩き回ってつまずき，口にしていたフォークで口中を傷つけたり，熱い汁や湯を入れた容器をひっくり返したりの事故は，その種の事故の代表的なものである．

(3) 食物についての知識の増加がもたらすもの

　幼児ともなれば，乳児と異なり，認知能力や嗜好能力がめざましく発達し，世の中には多くの種類の食物があり，それぞれの味をもっていることを知るようになる．

　もちろん，食物の味については，新生児期からすでに知ることが可能といわれているが，幼児期の小児では，おいしいものをはっきり特定化することが可能になるし，そのものを提供してくれた人間の存在についても特定化でき，提供してくれた人間への愛着や愛情へと発展する．このことは，親子関係の発達にも当然関連してくるし，"自分の家庭"の存在を，味覚という感覚を通じて強く印象づけることにもなるのである．

また，食物により，そのものがどのような場所でどのようにしてとれるか，というようなことにも学齢前の頃の幼児では興味をもち，知るようになるが，そうしたことは，動物界や生物界への子どもの関心や好奇心を育てるきっかけともなるものである．食物という存在が，子どもにとっては極めて身近なものであるだけに，この種の知識欲や好奇心もごく自然に彼らの心の中に育ってくるわけである．

　つまり，幼児にとって食事の場は貴重な自然教育の場ともなるものである．

(4) 家族団らんの食事の意味するもの

　親子が食卓を囲んでの団らんの場は，家庭にとって非常に大きな意味をもつものである．家庭の一員である幼児にとっても，当然その意味は大きいわけである．

　たとえば，幼児にとって家族団らんの場の中で聞く家族成員間の会話や発表は，幼児の言語発達を促すために大きな力となるものである．食事をとりながらの交流は，そこに独特の開放感が生まれ，家庭の人々の活発な会話を生み出すため，会話の輪の中に入ることが可能な幼児では，幼いことば遣いを気にせずに積極的に発表し，相手の話に共感することも容易にできるわけである．そうした年長児や親たちの会話から，幼児が学ぶ知識も非常に多くのものがあるはずである．

　また，おとなの会話の中に割って入ってやたらに質問し，おとなを困らせることが多いのもこの時期の幼児であるが，その中からも，彼らは多くの知識を身につけてゆくわけである．もちろん，こうした交流が家庭間の絆を強化することになることは今さら述べるまでもないが，家族との食事は常に彼らの愛情の懸け橋的役割を果たすことになるのである．

(5) 間食がもたらすもの

　おやつといわれる間食は，幼児にとって三度の食事とはまた違った意味をもつものである．最近では，以前のように十時と三時というように，時間を決めて規則的に菓子や飲み物などを与える習慣が家庭ではだんだん失われてきているが，幼児にとって間食は，ただ空腹を満たすだけのものではなく，そこには遊び的要素が加わり，おとなの介入が少ない子ども達の世界で行われるところにその意味があるのである．おやつの時間では，三度の食事の際に比べ，マナーよりも楽しさが何よりも優先され，彼らはのびのびとおやつを食し，互いに語らい合うわけである．まさにそれは，子どもの天下なのである．

　こうした雰囲気は，幼児の心に安らぎを与え，情緒の安定をもたらすことにもなるのである．もちろん，時には菓子の分配をめぐっての争いなどが生じたりするが，それもまた幼児にとっては数や量の観念の学習の貴重な機会ともなるのである．

⑹　集団の場での食事の意味するもの

　幼稚園や保育所に通う幼児が，クラスの友だちと一緒に集団の中で食べる食事は，家庭の人々とともにする家庭での食事とはやや違ったものである．大勢の仲間との食事は，一方で親和的な関係を強化する力をもつと同時に，競争心を育てるものであり，自立心の発達にも大きく貢献するものである．

　事実，一般家庭の子どもに比べ，乳児期から集団での食事生活を経験している幼児の場合，食事の自立が早いということは以前からいわれている．もちろん，中にはこうした集団での食事生活に適応できず強い抵抗感を示す幼児もいるが，その子が集団生活に適応しているかどうかの一つの指標となるのが集団での食事である．適応状態のよい子どもの場合は，食事場面でも常に積極的であり，楽しく食し，仲間との会話がはずんでいるが，適応の悪い子どもの場合は，食事場面における行動も消極的で楽しさに欠け，孤立しがちである．

　したがって，こうした状態で食事が楽しくできない子どもの場合は，やはり集団生活全体での適応を図ることが先決であり，食事生活だけ改善させようとしたりしたら，それは本人に圧力だけをかけることになるわけで，その不適応を助長するだけに終わってしまうであろう．

4）学童にとっての"食"

　学童ともなれば，"食"に対する認識なり姿勢は，幼児のそれとは非常に異なったものになってくる．好き嫌い，快・不快というような次元だけでなく，"食"のもつ意味や重要性などについての認識も深まり，食物の摂取への姿勢も，その重要性や必要性を認識したものに変わってくる．また，この時期，食事の手伝いのような形で，自分自身が食事の準備や後片づけに参加するようになるし，買い食いのような外食もこの時期にははじまり，その食生活は幼児期よりさらに変化に富んだ幅の広いものになってゆく．

⑴　"食"の意味の理解がもたらすもの

　学童期では，前述したように食事を単においしい，まずいという次元でのみ捉えるだけでない．自分の成長や健康にそのものがどのように関わっているかということについて学校や家庭で学ぶ機会が増えるに伴い，食事や食物への知識や情報は急速に増加する．自分が食する食物の生産や流通の過程などについても理解するようになり，いよいよ"食"というものが文化の産物であることを本格的に知るようになる．

　こうした食事や食物への認識の深まりは，科学的好奇心を刺激するとともに，味というものの背後に存在するさまざまなものへの探究心を育てることにもなり，彼らの"食"というものに対する関心や興味の幅は急速に拡げられてゆくことになる．

　また，食というものを通じ，自然の恵みの大切さを知ったり，生産者の苦労などを理解することも学童期後期ともなれば可能となる．このようにして学童期の子ども

は，日頃何気なく口にしていた食物が，多くの人の労力と多くの機関なり組織の力によってもたらされるものであることを知るが，このことは自分と自然や社会とのかかわりがどのようなものであるかを知ることでもあり，彼らの"人間"としての成長に大きな役割を果たすことにもなるのである．

(2) 役割分担と役割学習の場としての食事

学童期には家庭により違いはあるが，多くの場合，家庭での食事の手伝いが課せられるようになるし，学校では食事当番という形で給食の役割を果たすようになる．このような家庭や学校での食事への参加は，集団生活における役割分担の何たるかを知ると同時に，その責任の何たるかを知ることにもなり，社会人としての子どもの成長に貴重な働きをなす経験である．このように，食事の手伝いは彼らの社会性の発達や社会学習にも大きな役割を果たすものなのである．

(3) 異なった環境の中での食体験から得るもの

学童期では，家族との外出の際の食事や友だちとのキャンプ生活での食事など，幼児期とは違い，家庭外での食事の機会がさらに多くなる．時には野外での炊飯を自分で行うような経験をキャンプなどですることがあるが，こうした経験も彼らの精神発達や人間形成に大きな貢献をなすものである．仲間との自然の中での楽しい食事は，食欲を旺盛にさせ，仲間との共同作業は仲間との絆を強化させるものである．

また，レストランのような場での食事は，本人に"一人前の人間"になったという満足感を与えることにもなり，人間的成長をもたらすきっかけとなるものである．

(4) 買い食いの功罪

買い食いについては，従来からややもすれば放任と結びつけて，その弊害ばかりが強調されてきたきらいがあるが，年長の学童の場合など，そのさせ方によっては彼らの人間的成長を促すよい学習の機会ともなるものである．自分の好きなものを自分の金で買うという経験自体非常に楽しいものであるうえに，その買ったものを仲間と一緒に楽しく食べるとなれば，その喜びが大きいのは当然といえる．

そうした経験は自立心を育てることにもなるし，金銭の効果的な使い方を学ばせることにもなり，さらに仲間との絆を強めることにもなるといった具合に，そこから彼らが得るものは大きなものがあるはずである．問題はその際の指導法である．たとえば，祭りや縁日などでの買い食いも，本人達にとっては非常に楽しいものではあるが，ときには衛生面などの問題もあり，おとなの指導が必要であろうし，夏季の冷たい飲料などの場合も同じである．

このように，あくまでも子どもの教育面や衛生面への配慮が前提となるが，ときどき許されるものであるからこそ，買い食いは子どもに大きな喜びをもたらすのである．

(5) 乱れた食生活がもたらすもの

　最近しばしば学童の孤食や朝食の欠食が問題となるが，このような問題は非常に深刻である．孤食にしても欠食にしても，それは家庭生活の歪みや乱れを意味するものであり，家族崩壊の現象をそのまま表したものともいえる．和やかな雰囲気の中での食事ほど，子どもの心身の健康にとって望ましいものはないし，繰り返し述べるように，その中で彼らが得るものも非常に大きなものがあるわけである．

　最近では，個別化ということが現代社会の特徴の一つといわれるが，社会生活を円滑に営むうえで，その成員間の精神的な絆の強さということはぜひとも必要なものである．そして，その絆を強めるのに大きな働きをなすのが，繰り返し述べるように"食"であり，家族の場合でもその絆を強めるのに最もよい媒体となるのが食事なのである．思春期の摂食障害のもとは，やはりこうした学童期の食生活の乱れにもあると考えられ，その弊害は彼らの将来にも及ぶものが考えられる．

5) 思春期の子どもにとっての"食"

　思春期は精神的にも肉体的にも不安定な大きな変動期にあり，その心身の管理には本人自身が悩み，時にはそれが種々の問題行動を生じさせることにもなる時期である．このような時期にあっては，そうした心身の状態が食生活にも悪影響となって表れることが多くあり，この時期に多くみられる摂食障害などはその典型であろう．

　また，学童期にもみられた孤食や欠食などのケースが，いよいよ増加してくるのがこの時期である．

(1) 孤食がもたらすもの

　この年齢の段階で多くみられる孤食の場合，両親の共働きや塾や予備校のごとき放課後の学習活動時間の増加など，いろいろな要因がその増加の背景にある．

　最近では，放課後夜間まで塾に通ったり，遊んでいて帰宅が遅れ，家族と夕食をともにしない生徒が多くみられるようになっている．その中でも，自らの意思で家族と夕食をとらないこうした生徒の場合は，家族との食事より仲間との外食を望み，そのものを楽しいとするものであるから，塾などで遅くなり家族と食事を共にしない生徒の場合とはやや違った存在として捉えなければならない．

　彼らには孤食に対する抵抗感のごとき感情はまったくなく，自分なりの生活のリズムなり，形態を自分でつくり上げているわけであるから，そのものに問題意識をもたせることは非常に困難である．しかし，家族団らんの場に背を向け，一人で夜遅く食卓に向う彼らの姿は，現代の家族をそのまま象徴しているともいえよう．いずれにしてもこうした孤食は，彼らの人間性をもゆがめてゆくことになることが懸念される．

(2) 外食がもたらすもの

　外食の場合も買い食いと同様に，中高生ともなれば，自分の金で自分の好きなもの

を干渉なしに仲間と食べることに魅力を強く感じるのは当然であり，そのものは見方によっては本人達の成長の姿ともいえる．とくに最近のように外食産業のさかんになった状態の中では，このような現象がみられるのは当然ともいえる．

しかし，この場合もそのものをただ成長した姿として捉えることだけでよいかといえば，そこにはやはり大きな疑問が残る．時にはこうした外食の機会をもつことはそれなりに意味のあることであるが，未成年である未熟な彼らが，そうした生活の中に埋没してしまうことは，それこそ家族の絆の弱体化につながり，貴重な憩いの機会を喪失することにもなり，まだ成長期にある彼らにそのものを無条件でよしとは言えないはずである．そのことは，やがて次に記す摂食障害などを生むきっかけともなり，その温床となることも考えられる．

(3) 摂食障害にみられる歪んだ生活

今日，摂食障害が多発しているといわれ，その低年齢化も問題となっている．その大半は女子であり，やせ願望の存在が常にいわれている．この場合，思春期の時期の女子がスタイルのよさを求めるのは当然であるが，やせ志向の女子の多くが，実際には標準的な体型や体重の持ち主であることを思えば，やはりそうした傾向は問題といえる．

とくに，摂食障害の状態に陥っているケースにおいては，その家庭環境の歪みが重要な発症原因の一つにあげられているし，集団生活における不適応などの問題もその発症を促す原因として考えられている．もちろん，その背後には前述したような必要以上にスリムな体型に美を求める現代の人々の歪んだ美的意識なり，感情があることは多くの人の指摘するとおりである．

しかし，こうした歪んだ精神構造なり意識構造は，やはり時代なり社会の乱れなり歪みがもたらしたものであることは疑う余地のないもので，それを救うのは健康的な家庭生活であり，強い家族の絆であり，健全な学校生活であり，社会環境であることは言うまでもないことである．

以上，乳幼児から思春期にかけての子どもの心の発達を"食"との関連について述べてきたわけであるが，"食"の影響力の強さは，考えれば考えるほど広範囲に及ぶし，その力は強大なものがあることがわかる．そして，"食"というものが，彼らに生命のエネルギーを与え，"人間"として成長してゆく心の原動力を育てるものであり，健全な本人の心身だけでなく，健全な家庭や社会を築くためにも不可欠な存在であることは繰り返し述べたごとくである．そうした"食"のもつ大きな意味なり意義を，社会の人々が正しく認識し，"食"と子どもの発育発達との関係の重要さを知り，正しい対応がぜひ必要であろう．

（髙橋種昭）

第3章
栄養と食事の基礎知識

1-栄養素とその機能(栄養素,代謝)

1) 栄養の考え方

「命は食に在り」,生きるものすべてが命あるものをいただいていることにも分かるように,食物が人間の発育・発達,健康や長寿に重要であるということは,誰しもが認めるところである.

(1) 栄養と健康

栄養とは,生体が物質(食品の成分すなわち栄養成分)を体外からとり入れて利用し,発育・発達して生命を維持し,健全な生活活動を営む(子孫繁栄までを含めた)生活現象のことをいう.われわれが健康の保持・増進を図るためには,正しい栄養学の知識に基づくバランスのとれた食物の選択,摂取を心がけなければならない.

(2) 栄養と栄養素

栄養とは,上記のとおり食品や食物に含まれる栄養成分を摂取し,消化・吸収・代謝・排泄する一連の生活現象をいい,とり入れる物質を栄養素という.食品や食物に含まれる成分を栄養成分といい,体内で有効な働きをするものを栄養素という.

規定した方法で測定した体内で利用される食品の成分は,栄養成分として食品成分表などに記載されている.これらを物理化学的,科学的な方法でさらに分離・精製したものが栄養素であり,精製・純化したものが日本では薬の扱いとなっている.

2) 栄養素の種類と機能

(1) 栄養素の種類

食品は植物性食品や動物性食品など多種多様で,「日本食品標準成分表2015年版(七訂)」に記載されているだけでも2,191食品がある.その成分を物理的あるいは科学的な性状から分類すると,炭水化物(糖質),脂質,たんぱく質,ミネラル(無機質),ビタミンおよび水分に分けられる.前3成分を活動の基本となるエネルギー源となることから「熱量素」あるいは「3大栄養素」といい,水分を除く5成分を5大栄養素という(図3-1, 2,表3-1).

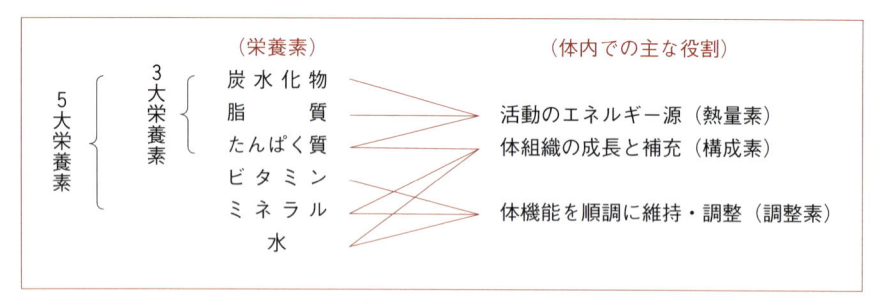

図3-1　栄養素の種類とその主な働き

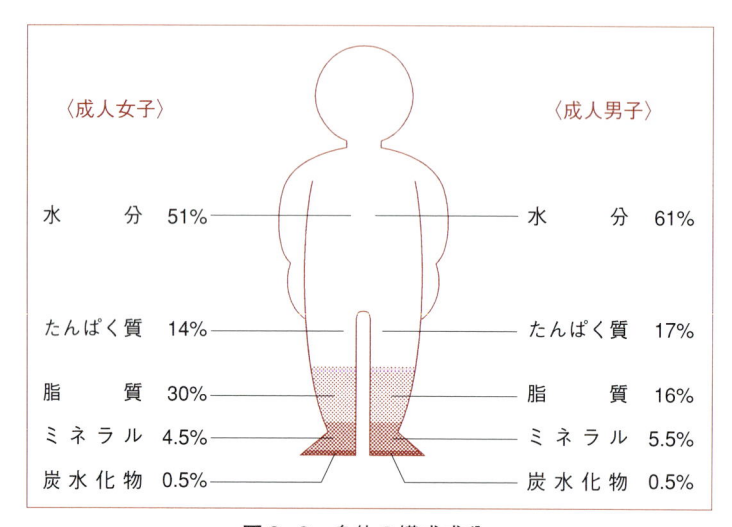

図3-2　身体の構成成分

(2) 炭水化物・糖質 (carbohydrate)

炭水化物は，炭素，水素，酸素の3元素から構成されており，一般に$C_m(H_2O)_n$の式で表される．糖質とは利用可能な炭水化物として，炭水化物から食物繊維を除いたものとしている．なお今回の「日本食品標準成分表2015年版（七訂）」では一部食品について，でん粉，単糖類，二糖類等を直接分析または推計し，「利用可能炭水化物（単糖当量）」が炭水化物の補足情報として新たに収載された．

主な働きは，エネルギー源として最も重要で，1日に摂取するエネルギーの50%以上を穀類，いも類，果実，砂糖などの糖質性食品から摂取している．

一方，食物繊維は，「人の消化酵素ではエネルギー源にならない食物成分」と定義され，植物性食品だけでなく動物性食品由来の物質も食物繊維に含まれる（表3-2）．

① 炭水化物・糖質の種類と特徴

a．単糖類

炭水化物の基本単位で，加水分解でこれ以上分解できない糖類．炭素数により三炭糖，五炭糖，六炭糖に分類される．栄養上は五炭糖，六炭糖が重要である．

五炭糖には，D-リボース，D-デオキシリボースがあり，いずれも自然界に遊離の形で存在することはほとんどなく，酵素や補酵素の成分として重要である．

表3-1 5大栄養素の機能

栄養素	主な機能
炭水化物	主要なエネルギー供給源（4 kcal/1 g） 難消化性の多糖類（食物繊維）は整腸作用，生理機能調整などの生理的効果
脂質	効率的なエネルギー源（9 kcal/1 g） 必須脂肪酸は健康上不可欠 脂溶性ビタミンの利用効率を増す
たんぱく質	体組織の構成成分 酵素，ホルモンの材料として代謝の調節 体液調節，酸素・栄養素の運搬物質，筋収縮などの生体機能にも関与 糖質，脂質と同様にエネルギー源（4 kcal/1 g） 必須アミノ酸は成長，発育，健康維持に不可欠
ミネラル	骨や歯など硬組織の主要構成成分，軟組織の成分として役立つ 血液・体液の成分としてpHの調整 細胞膜の浸透圧を正常に保つ ある種の酵素・ホルモンの成分
ビタミン	補酵素などとして体内代謝の調節 多くは体内合成できず，欠乏すると特有の欠乏症状を現す 脂溶性ビタミンの過剰は過剰症状を現す

表3-2 食物繊維の分類と主な成分

形態	起源	主な成分
動・植物組織中の食物繊維	植物組織	セルロース，キチン，ヘミセルロース，ペクチン質，リグニン，ペクチン
	動物組織	キチン，ヒアルロン酸，コンドロイチン硫酸等
	果実類	ペクチン
	いも類	コンニャクマンナン
	藻類	寒天，アルギン酸，カラギーナン
単離食物繊維およびその誘導体	種子類	グアガム，ローカストビーンガム，タマリンドガム
	樹液 細菌類	アラビアガム，カラヤガム，トラガントガム キサンタンガン
	多糖類誘導体	カルボキシメチルセルロース，ポリデキストロース
	木材	セルロース

資料：桐山修八，非栄養素と生体機能，p.9（1987）光生館による

六炭糖には，ブドウ糖，果糖やガラクトースがある．

b. **少糖類（オリゴ糖）**

単糖類が2個結合したものを二糖類，3個結合したものを三糖類といい，単糖類が2個から10個くらい結合した化合物を総称して少糖類（オリゴ糖）という．

二糖類として，ショ糖，乳糖や麦芽糖がある．その他のオリゴ糖として，ブドウ

糖，果糖およびガラクトースなどの単糖が複数結合した化合物があり，自然界には，大豆，ごぼう，たまねぎ，人乳などに少量含まれており，大豆オリゴ糖，フラクトオリゴ糖，イソマルトオリゴ糖，ガラクトオリゴ糖などがある．

c．多糖類

単糖類が多数結合したものを多糖類といい，単一糖類が結合した単純多糖類と，2種以上の糖やその他の物質が結合した複合多糖類があり，さらに消化性多糖類と難消化性多糖類がある．消化性多糖類として，でんぷん，デキストリン，グリコーゲンなどがある．難消化性多糖類としては，セルロース，ヘミセルロース，グルコマンナン，ガラクタン，アルギン酸，ペクチンなどがある．

② 炭水化物（糖質）の機能

炭水化物（糖質）の主な役割は，体内で酸化分解されてエネルギー源になる．1g 4 kcalである．一方，食物繊維については，人の消化酵素では消化されないのでエネルギー源にならないといわれていたが，新しい知見では，水溶性食物繊維の一部はエネルギー源となるという説がある．

(3) 脂　質（lipid）

脂質は，脂肪酸または関連化合物を構成成分とするエステルの総称である．水に溶けず有機溶剤（エーテル，クロロホルム，ベンゼンなど）に溶ける．

脂質の中で栄養上重要なものは脂肪，リン脂質，糖脂質およびステロール類である．食品中の脂質の大部分は脂肪であるが，動植物からとった脂肪を主成分とする脂質を一般に油脂とも呼んでいる．脂質は，炭水化物（糖質），たんぱく質と比べて効率のよいエネルギー源であり，またリン脂質，糖脂質，ステロールは生体膜の構成成分として重要な機能を持っている．脂質は構造から（**図3-3**）のように大別される．

① 脂質の種類と特徴

(1) 脂肪酸には，飽和脂肪酸と不飽和脂肪酸がある．二重結合を含んでいないものを飽和脂肪酸，二重結合を含んでいるものを不飽和脂肪酸といい，不飽和脂肪酸のうち二重結合を2個以上もつものを多価不飽和脂肪酸といっている．多価不飽和脂肪酸のうち，リノール酸，γ-リノレン酸およびアラキドン酸は成長や健康を保つ上に必要な脂肪酸で，しかも生体が合成できないことから必須脂肪酸といっている．

多価不飽和脂肪酸には，調理用植物油に多いリノール酸が属するn-6系脂肪酸と，リノレン酸および魚類に多いエイコサペンタエン酸（EPA），ドコサヘキサエン酸

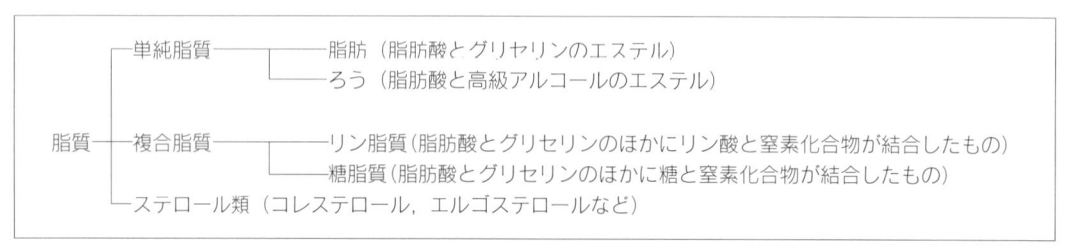

```
         ┌ 単純脂質 ─┬─ 脂肪（脂肪酸とグリセリンのエステル）
         │          └─ ろう（脂肪酸と高級アルコールのエステル）
脂質 ─┼ 複合脂質 ─┬─ リン脂質（脂肪酸とグリセリンのほかにリン酸と窒素化合物が結合したもの）
         │          └─ 糖脂質（脂肪酸とグリセリンのほかに糖と窒素化合物が結合したもの）
         └ ステロール類（コレステロール，エルゴステロールなど）
```

図3-3　脂質の構造からみた分類

(DHA) が属する n-3 系の脂肪酸とがある．これらは，それぞれ生体における機能が異なる．n-3 系，n-6 系脂肪酸ともに食事摂取基準では，小児は目安量が示されている．過度な摂取はさけることが望ましい．

EPA を多く含む食品は，いわし，まぐろ（トロ），さば，にしん，ぶり，さんまなど．DHA は，まぐろ（トロ），ぶり，さば，はも，さんま，うなぎ，さわら，いわしなどに多く含まれる．

(2) 複合脂質（リン脂質，糖脂質）
(3) ステロール類：代表的なものとしてコレステロールがある．

② **脂質の機能**
(1) エネルギー源として，1 g 当たり 9 kcal を供給する．
(2) 貯蔵脂肪．
(3) 必須脂肪酸の給源．
(4) 脂溶性ビタミンの給源．

(4) **たんぱく質**(protein)

たんぱく質は，英語名で"protein"である．ギリシャ語の"proteion"に由来し，もっとも重要なものという意味である．たんぱく質は，体の構成成分として，酵素，ホルモン，免疫体の生成材料として重要な役割を担うばかりでなく，体液調節，酸素等の物質運搬，筋収縮など様々な生体機能に関する，生体に欠くことのできない重要な物質である．なお，摂取熱量が不足し，体内でグルコースの供給不足になるとエネルギー源としても利用される．

① **たんぱく質の構造と種類**

たんぱく質は，炭素，水素，酸素，窒素，イオウの元素からなっている．そのほかに少量のリン，銅，鉄などを含むものがある．

たんぱく質を構成しているアミノ酸は 20 数種類である．

たんぱく質の種類としては，アルブミン，グロブリン，グルテリンなどの単純たんぱく質と核たんぱく質，色素たんぱく質，リポたんぱく質などの複合たんぱく質がある．

② **たんぱく質の機能**
(1) 体の構成成分．
(2) 酵素，ホルモン，免疫体の生成材料．
(3) 体液の調節，酸素・栄養素の運搬．
(4) エネルギー源として，1 g 当たり 4 kcal を供給する．

③ **必須アミノ酸**

必須アミノ酸は，体内で合成されないか，必要な量だけしか合成されないので必須アミノ酸または不可欠アミノ酸と呼んで，食べ物によって補給しなければならない．

必須アミノ酸は，バリン，ロイシン，イソロイシン，スレオニン（トレオニン），リジン（リシン），メチオニン，フェニルアラニン，トリプトファン，ヒスチジン（1985 年 FAO ／ WHO ／ UNU の合同専門委員会には幼児だけでなく成人にも必須）

の9種類，さらにアルギニンを加えて10種類のアミノ酸が必須との報告がある．

(5) ミネラル (mineral)（無機質）

ミネラルまたは無機質は，体内で次のような働きをしている（**表3-3**）．

(1) 骨・歯など硬組織の構成成分：カルシウム（Ca），リン（P），マグネシウム（Mg），フッ素（F）．
(2) 血球・筋肉・細胞など軟組織の生成およびその構成成分：カルシウム（Ca），リン（P），イオウ（S），カリウム（K），マンガン（Mn），鉄（Fe），銅（Cu）．
(3) 浸透圧の調節，pH の調節，組織への興奮性の調節：カリウム（K），ナトリウ

表3-3　ミネラルの種類と作用

	体内含量(%)	主な働き	欠乏による症状等	多く含む食品
カルシウム(Ca)	1.9	骨や歯の成分，血液の凝固，筋肉の収縮	骨や歯が弱くなり，成長が悪くなる	牛乳・乳製品，藻類，小魚，緑黄色野菜
リン(P)	1.0	骨や歯の成分	骨や歯が弱くなり，疲れやすい（欠乏することは少なく，過剰摂取の現況）	穀類，豆類，動物性食品全般
カリウム(K)	0.23	体液のpH，浸透圧保持，心筋の活動	疲れやすい	野菜，果物，肉
イオウ(S)	0.16	アミノ酸の成分，解毒作用	成長不良	たんぱく質食品
ナトリウム(Na)	0.08	pH，浸透圧の保持，神経・筋肉の興奮	疲れやすい，食欲の低下（過剰により血圧の上昇）	味噌，しょうゆ，漬け物，佃煮
塩素(Cl)	0.08			
マグネシウム(Mg)	0.03	骨の成分，酵素作用，神経作用，クロロフィルの成分	カルシウム代謝・骨形成の障害，虚血性心疾患	穀類，葉菜類
ヨウ素(I)	0.014	甲状腺ホルモンの成分	甲状腺肥大，成長不良	藻類，海産魚
フッ素(F)	0.009	骨や歯の硬さの保持	虫歯（過剰により斑状歯）	緑茶，煮干し
鉄(Fe)	0.006	ヘモグロビンの成分	貧血，疲れやすい	レバー，葉菜類，藻類
銅(Cu)	—	造血作用，酵素作用	貧血	レバー，葉菜類
コバルト(Co)	—	造血作用，ビタミンB_{12}の成分	悪性貧血	レバー，葉菜類，魚介類
マンガン(Mn)	—	酵素作用，骨の形成	成長不良	藻類，穀類，豆類
亜鉛(Zn)	—	インスリンの成分，酵素作用	発育不全，味覚異常	牡蠣，藻類
クロム(Cr)	—	糖質の代謝（耐糖能）	糖尿病，成長不良	酵母，胚芽
セレン(Se)	—	酵素作用，ビタミンEの作用補助	心臓病	魚類，大豆，昆布
モリブデン(Mo)	—	酵素作用	成長不良	カリフラワー，豆類

資料：細谷憲政，人間栄養学，p.43（1993），調理栄養教育公社による

ム（Na），塩素（Cl），カルシウム（Ca），マグネシウム（Mg）．
(4) 筋肉の収縮，血液凝固に関与：カルシウム（Ca），ナトリウム（Na）．
(5) 酵素，補酵素，ホルモン，ヘムたんぱくの構成成分：鉄（Fe），銅（Cu），カルシウム（Ca），マグネシウム（Mg），マンガン（Mn），コバルト（Co），ヨウ素（I），モリブデン（Mo），イオウ（S），亜鉛（Zn），クロム（Cr），セレン（Se）．
(6) 胃液の酸度：塩素（Cl）．
(7) 触媒作用：鉄（Fe），銅（Cu），イオウ（S）．

(6) ビタミン（vitamin）

ビタミンは，炭水化物（糖質），脂質，たんぱく質，ミネラル以外に必要とされる微量の栄養素である．脂溶性と水溶性に大別され（図3-4），脂溶性ビタミンは食物中の脂質と一緒に腸から吸収され，主として肝臓に貯蔵される．水溶性ビタミンは体内にほとんど貯蔵されないので，常に食物から摂取する必要がある．ビタミンの主な働きとビタミン含量の多い食品を次頁に示す（表3-4）．

また，欠乏症を**表3-5**に，脂溶性ビタミン過剰症を**表3-6**に示す．

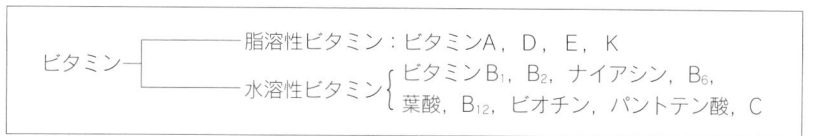

```
ビタミン ┬─ 脂溶性ビタミン：ビタミンA，D，E，K
        └─ 水溶性ビタミン { ビタミンB₁，B₂，ナイアシン，B₆，
                          葉酸，B₁₂，ビオチン，パントテン酸，C
```

図3-4 ビタミンの分類

(7) 水 分（water）

水は，成人では体重の50〜60%，乳幼児では70%含まれている．

われわれの1日の水分の摂取は，飲料水から800〜1,000ml，食物中の水分として900〜1,000ml，代謝水として生成される300mlをあわせると約2,000〜2,500mlとなり，排泄量も糞尿や不感蒸泄をあわせて約2,000〜2,500mlで，均衡が保たれている．

水の機能
(1) 各種物質を溶解し，体内における種々の反応の基礎となる．
(2) 血液の約80%を占め，栄養素の運搬や不要産物の体外搬出を行う．
(3) 尿として，腎臓から老廃物を排出する．
(4) 電解質のバランスを維持し，浸透圧の平衡を保ち，細胞の形態を保持する．
(5) 発汗作用により体温を調節する．

3）消化・吸収

摂取した食べ物の中に含まれる栄養成分は，そのまま吸収できないものが多くあり，吸収されやすい分子にまで分解する必要がある．炭水化物（糖質），脂質，たんぱく質はそのまま吸収されないので，糖質は単糖類，脂質は脂肪酸やグリセリン，た

表3-4 ビタミンの働き

	種類	主な働き	多く含む食品
水溶性	ビタミンB_1	エネルギー代謝や糖質代謝に関与する補酵素	豚肉など
	ビタミンB_2	エネルギー代謝，アミノ酸代謝，脂質代謝などの酸化還元反応に関与する補酵素	豚レバー，牛レバー，脱脂粉乳
	ビタミンB_6	アミノ酸代謝に関与する補酵素	かつお，まぐろ（赤身），レバー
	ビタミンB_{12}	抗悪性貧血因子，たんぱく質や核酸の合成に関与する補酵素	牛レバー，肉，魚，貝，卵
	ナイアシン	糖質代謝や脂質代謝の酸化還元反応に関与する補酵素	かつお，まぐろ（赤身），レバー
	パントテン酸	糖質代謝や脂質代謝に関与する補酵素	レバー，肉類，卵
	ビオチン	脂質の合成，糖質代謝やアミノ酸代謝に関与する補酵素	レバー
	葉酸	補酵素としてプリン核を合成	レバー，肉，小麦，大豆
	ビタミンC	アミノ酸代謝やたんぱく質代謝に関与する補酵素．毛細血管，骨，歯，結合組織の作用を正常に保つ	芽キャベツ，レモン，イチゴ，ツルムラサキ
脂溶性	ビタミンA	視覚作用，皮膚や粘膜の正常化	レバー，卵黄，うなぎ蒲焼き，人参，ほうれん草
	ビタミンD	カルシウムの腸管からの吸収促進，腎尿細管での再吸収促進，骨形成の促進，さらに骨からの動員	鮭，かれい，うなぎ蒲焼き，さんま，さば
	ビタミンE	抗酸化作用，生殖の正常化，膜の安定化	米胚芽，大豆，ごまなどの天然の油
	ビタミンK	血液凝固因子の合成	ほうれん草，キャベツ，納豆

資料：日本医師会編，食事指導のABC, p.37（1991），日本醫事新報社による．一部加筆

表3-5 ビタミン欠乏症と欠乏症状

	種類	欠乏症と欠乏症状
水溶性	ビタミンB_1	脚気，多発性神経炎，食欲不振，神経障害
	ビタミンB_2	成長障害，口内炎，口唇炎，口角炎，皮膚炎，シビガッチャキ症
	ビタミンB_6	成長障害，舌炎，皮膚炎，神経炎，てんかん様発作，発疹，貧血
	ビタミンB_{12}	悪性貧血
	ナイアシン	ペラグラ（皮膚炎）
	パントテン酸	成長障害，体重減少，悪心，めまい，痙攣
	ビオチン	皮膚炎
	葉酸	巨赤芽球性貧血
	ビタミンC	壊血病，出血，色素沈着
脂溶性	ビタミンA	夜盲症，皮膚乾燥，乾性眼炎，成長低下
	ビタミンD	小児のくる病，成人の骨軟化症
	ビタミンE	不妊（動物実験），赤血球の溶血
	ビタミンK	血液凝固時間の延長，出血

資料：日本医師会編，食事指導のABC, p.37（1991），日本醫事新報社による

表 3-6 脂溶性ビタミンの過剰症と過剰症状

種　類	過剰症と過剰症状
ビタミンA	急性では脳圧亢進による頭痛，嘔吐，慢性では食欲不振，低体重，脱毛，口角亀裂，肝肥大，カロテンによる柑皮症
ビタミンD	全身倦怠，嘔吐，多飲多尿，食欲不振，腎臓のカルシウム沈着
ビタミンE	起こらない
ビタミンK	新生児で溶血性貧血や嘔吐

資料：日本医師会編，食事指導のABC，p.38 (1991)，日本醫事新報社による

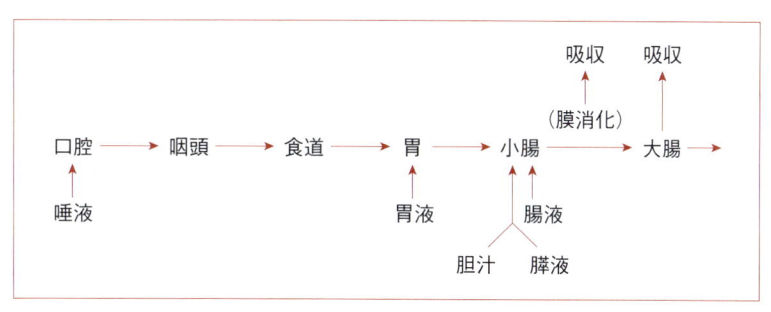

図 3-5　消化器系と消化液

んぱく質はアミノ酸やペプチドにまで分解し，吸収される．無機質は水に溶けて，ビタミンは水溶性は水に溶けて，脂溶性は脂質に溶けて吸収される．食物として摂取した栄養成分が消化管内で吸収される形に変化されていく過程を消化という．しかし，最近の知見では，消化の最終段階と吸収の最初の段階と厳密に分離できないと実験的事実が示されるようになり，消化と吸収は一連の現象と説明されるようになった．

(1) 消　化

① 消化器官，消化液，消化管の運動

消化器官は，口腔，胃，小腸および大腸からなる．消化管には腺細胞があり，消化液が分泌される．また，膵臓，肝臓からも消化液が分泌される．

消化液には，唾液，胃液，膵液，腸液および胆汁があり，消化酵素を含むもの（唾液，胃液，膵液）と，含まないもの（胆汁，腸液）がある．消化管の運動として，口腔で咀嚼，胃では蠕動運動，小腸では蠕動運動と分節運動が行われている．

② 消化過程

口腔，胃，小腸内消化における消化液，消化酵素での栄養素の分解過程は図 3-5 のとおりである．なお，最終的には，各栄養素が低分子にまで分解されて，小腸の絨毛にある微絨毛から取り込まれている．これを膜消化という．

(2) 吸　収

消化された栄養素が小腸粘膜の上皮細胞から体内に取り込まれる機構を吸収という．
胃では，水，アルコールなどが吸収され，小腸では栄養素の大部分が吸収される．

吸収には，毛細血管から吸収され門脈を経て肝臓に運ばれる経路と，乳び管に吸収されリンパ管，胸管を経て血液循環系に入る経路がある．

① 吸収の機構

吸収機構には，拡散と能動輸送がある．拡散の吸収にはエネルギーを必要としないが，能動輸送における吸収機構にはエネルギーを必要とする．

② 小腸における栄養素の吸収

小腸の上部でさかんに行われるが，栄養素の種類により吸収部位は異なる．糖質は単糖類に，たんぱく質はアミノ酸に分解され小腸の全域で吸収される．脂肪は，脂肪酸やグリセリンとなって空腸（十二指腸に続く小腸の前半部）で最も多く吸収される．

③ 大腸における栄養素の吸収

小腸で未吸収だったものが腸内細菌により分解されて，ビタミンなどが一部吸収される．吸収されなかったものが糞便となって排泄される．

4) 栄養素の代謝

代謝とは，体内で栄養素が身体成分に合成されたり，エネルギー源となったりして変化していく過程をいう．

(1) 糖　質（炭水化物から食物繊維を除いたもの）

糖質は，ブドウ糖，ガラクトース，果糖などの単糖類の形で吸収され，肝臓ではガラクトースと果糖はブドウ糖に変化し，ブドウ糖は肝臓や筋肉中にグリコーゲンとして合成し貯蔵される．このグリコーゲンは，エネルギーが必要なときや，血液の血糖値が低くなったときにブドウ糖に分解して利用される．

筋肉グリコーゲンが分解してエネルギーを生成している過程には二つあり，一つはグリコーゲンがピルビン酸に分解する解糖経路と，もう一つはピルビン酸がTCAサイクル（クレブスサイクルともいう）を経て酸化される過程に分けられる（図3-6）．

(2) 脂　質

脂質は，脂肪酸やグリセリンとして吸収され，脂肪組織や筋肉その他の組織にエネルギーの貯蔵形態として蓄積されるほか，細胞の構成成分として重要な働きをする．

(3) たんぱく質

たんぱく質は，アミノ酸に分解し吸収され，各臓器，各組織でその臓器や組織固有のたんぱく質に再合成される．合成されなかったアミノ酸は分解し，非窒素部分はエネルギーになったり，糖質，脂質の生成に利用されている．

5) エネルギー代謝

飲食物から種々の栄養素を摂取し，消化・吸収し適切に代謝することによって，生命を維持し，また発育や日常生活を営んでいる．この生体内の代謝をエネルギーの生

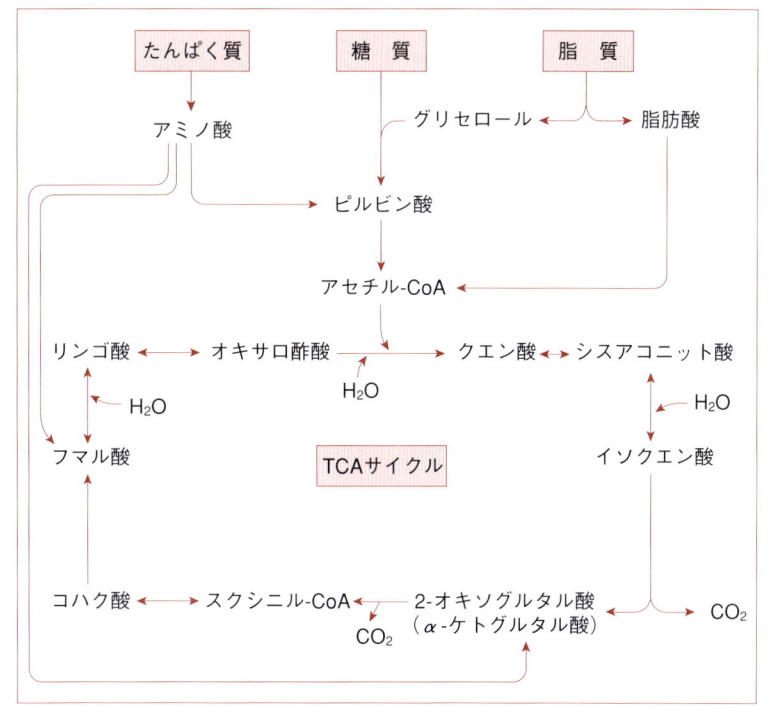

図3-6 TCA サイクル

産と消費の過程から観察しようとするのが，エネルギー代謝である．

エネルギーの単位は，一般に kcal（キロカロリー）が用いられ，1 kcal とは 1 kg の水の温度を 14.5 ℃から 15.5 ℃に 1 ℃上げるのに要する熱量である．

(1) 人体の代謝量測定

生体の代謝量の測定方法としては，直接法（人体の発生する熱量を直接とらえて測定する方法）と間接法（呼吸ガス代謝から間接的に測定する方法）がある．最近は簡易式の熱量計が開発され，安静時のエネルギー代謝が測定されている．

(2) 呼吸商

生体は，空気中の酸素を取り入れ，糖質，脂質，たんぱく質を酸化してエネルギーを得ているが，その際二酸化炭素が発生する．一定時間に消費した酸素量（O_2）と二酸化炭素量（CO_2）との容積の比率を呼吸商 RQ（respiratory quotient）といい，RQ = CO_2/O_2 で計算される．RQ は，糖質 1.0，脂質 0.71，たんぱく質 0.80 となる．

2-食事摂取基準とその活用

1）食事摂取基準とは

われわれが日常，食事からとるエネルギー，炭水化物（糖質），脂質，たんぱく質，

ビタミン，無機質（ミネラル）などの栄養素等は，多すぎても少なすぎても問題が生じる．過不足のない範囲内で摂取するよう努めなければならない．そこで具体的にどのような栄養素をどのくらいとるかが問題となる．

食事摂取基準とは，エネルギーおよび各栄養素の摂取量の基準を示すものであり，心身を健全に発育・発達させ，健康の保持・増進と疾病予防のために国民がどのような栄養素を毎日どれだけ摂取すればよいか，性別，年齢階級別，身体活動レベル別，妊産婦・授乳婦別に厚生労働省から策定されたものである．

(1) 栄養所要量から食事摂取基準への沿革

わが国で栄養所要量がはじめて策定されたのは，昭和15（1940）年に食糧報告連盟から発表された日本国民食栄養基準（性別，年齢別，労作別の熱量，たんぱく質所要量基準），妊産婦・授乳婦栄養基準および労作別職業別の表である．

その後，戦後は科学技術庁が所管していたが，昭和44年策定（初回）から厚生省の所管となり，おおむね5年ごとに社会状況の変化を反映しながら改定され，第6次改定（平成12年度～16年度使用）においてはじめて食事摂取基準の概念が示された．さらに2005年には名称が「日本人の食事摂取基準（2005年版）」と改称され，2010年版に続き，今回「日本人の食事摂取基準（2015年版）」が，2014年に厚生労働省より策定された．

(2) 策定方針の変遷

従来の栄養所要量は，栄養素の欠乏を主眼としてきたが，食を取り巻く環境の変化から疾病構造も変化した．そこで生活習慣病の予防のため，欠乏症の予防とともに過剰摂取による健康障害予防の観点から策定された．また，食事摂取基準2010年版では，数値の策定にとどまらず，栄養関連業務に活用することを視野に，その基礎理論も解説に加えられた．さらに今回の2015年版では，生活習慣病などの発症予防とともに，重症化予防も視野に入れた策定がされている．

2) 食事摂取基準（2015年版）の概要

(1) 策定方針

① 前述のように，今回（2015年版）の策定目的として，生活習慣病の発症予防とともに重症化予防を加えたことが，まず大きな特色といえる．これは，国民医療費の3割強を占めるとされる，高血圧，脂質異常症，糖尿病，慢性腎臓病（CKD）などの生活習慣病と，その結果として生じる脳卒中，心不全，腎不全などの発症と重症化に，食生活が深く関わっていることを勘案して策定されたものである．

② 上記を受けてその対象も，従来の「健康な個人並びに集団」に加え，「高血圧，脂質異常，高血糖，腎機能低下に関して保健指導レベルにある者」までを含めたものとした．

③科学的根拠に基づく策定を行うことを基本とし，現時点で根拠は十分ではないが，重要な課題については，研究課題の整理も行うこととした．

使用期間：2015年版の使用期間は，2015年4月（平成27年度）から2020年3月（平成31年度）までの5年間である．

(2) 策定された栄養素等の種類と指標

① 指標

エネルギーの指標：エネルギーの摂取量と消費量のバランス（エネルギー収支バランス）の維持を示す指標として，「体格（BMI：body mass index）」が採用された．具体的な数値としては2010年版までエネルギーの指標としていた「推定エネルギー必要量」が，＜参考表＞として示されている（48頁）．

BMI= 体重(kg)÷(身長(m))^2

栄養素の指標：摂取不足の有無や程度を判断するための指標として，「推定平均必要量」と，それを補助する目的で「推奨量」の2つの値を設定した．指標を設定することができない栄養素については「目安量」を設定した．また，過剰摂取による健康障害を未然に防ぐことを目的に「耐容上限量」を設定した．さらに，生活習慣病の予防を目的とする栄養素については「目標量」と呼ぶことにした（図3-7）．

ただし小児（1～17歳）の場合は，成長に利用される量，成長に伴って体内に蓄積される量を加味する必要があるため，成長因子として，FAO/WHO/UNUなどが採用している値を，日本人の年齢区分に合うように改変して用いている（表3-7）．

表3-7 推定平均必要量または目安量の推定に用いた成長因子

年齢	成長因子
6～11か月	0.30
1～2歳	0.30
3～14歳	0.15
15～17歳（男児）	0.15
15～17歳（女児）	0
18歳以上	0

日本人の食事摂取基準2015年版より

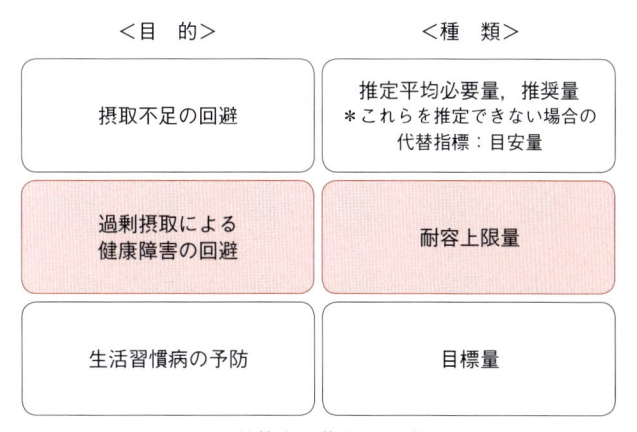

＜目的＞　　　　　＜種類＞

目的	種類
摂取不足の回避	推定平均必要量，推奨量 ＊これらを推定できない場合の代替指標：目安量
過剰摂取による健康障害の回避	耐容上限量
生活習慣病の予防	目標量

図3-7　栄養素の指標の目的と種類
日本人の食事摂取基準2015年版より

② 栄養素の種類

2015年版では，表3-8に示すように，34種類の栄養素と，たんぱく質などの総エネルギーに占める割合を，エネルギー産生栄養素バランスとして策定の対象とした．

表3-8 基準を策定した栄養素と設定した指標（1歳以上）[*1]

栄養素			推定平均必要量（EAR）	推奨量（RDA）	目安量（AI）	耐容上限量（UL）	目標量（DG）
たんぱく質			○	○	—	—	○[*2]
脂質		脂質	—	—	—	—	○[*2]
		飽和脂肪酸	—	—	—	—	○
		n-6系脂肪酸	—	—	○	—	—
		n-3系脂肪酸	—	—	○	—	—
炭水化物		炭水化物	—	—	—	—	○[*2]
		食物繊維	—	—	—	—	○
エネルギー産生栄養素バランス[*2]			—	—	—	—	○
ビタミン	脂溶性	ビタミンA	○	○	—	○	—
		ビタミンD	—	—	○	○	—
		ビタミンE	—	—	○	○	—
		ビタミンK	—	—	○	—	—
	水溶性	ビタミンB$_1$	○	○	—	—	—
		ビタミンB$_2$	○	○	—	—	—
		ナイアシン	○	○	—	○	—
		ビタミンB$_6$	○	○	—	○	—
		ビタミンB$_{12}$	○	○	—	—	—
		葉酸	○	○	—	○[*3]	—
		パントテン酸	—	—	○	—	—
		ビオチン	—	—	○	—	—
		ビタミンC	○	○	—	—	—
ミネラル	多量	ナトリウム	○	—	—	—	○
		カリウム	—	—	○	—	○
		カルシウム	○	○	—	○	—
		マグネシウム	○	○	—	○[*3]	—
		リン	—	—	○	○	—
	微量	鉄	○	○	—	○	—
		亜鉛	○	○	—	○	—
		銅	○	○	—	○	—
		マンガン	—	—	○	○	—
		ヨウ素	○	○	—	○	—
		セレン	○	○	—	○	—
		クロム	—	—	○	—	—
		モリブデン	○	○	—	○	—

[*1] 一部の年齢階級についてだけ設定した場合も含む．
[*2] たんぱく質，脂質，炭水化物（アルコール含む）が，総エネルギー摂取量に占めるべき割合（％エネルギー）．
[*3] 通常の食品以外からの摂取について定めた．

日本人の食事摂取基準2015年版より

(3) 年齢区分

表 3-9 に示したとおりの区分である．乳児については，前回と同様に，「出生後 6 か月未満（0～5 か月）」と「6 か月以上 1 歳未満（6～11 か月）」の 2 つに区分したが，特に成長に合わせて，より詳細な年齢区分設定が必要と考えられたエネルギーとたんぱく質については，「出生後 6 か月未満（0～5 か月）」，「6 か月以上 9 か月未満（6～8 か月）」，「9 か月以上 1 歳未満（9～11 か月）」の 3 つの区分とした．

1～17 歳を小児，18 歳以上を成人とした．高齢者を成人から分けて考える必要がある場合は，70 歳以上を高齢者とした．

表 3-9 年齢区分

年　齢	
0～5（月）*	12～14（歳）
6～11（月）*	15～17（歳）
1～2（歳）	18～29（歳）
3～5（歳）	30～49（歳）
6～7（歳）	50～69（歳）
8～9（歳）	70 以上（歳）
10～11（歳）	

＊エネルギーおよびたんぱく質については，「0～5 か月」，「6～8 か月」，「9～11 か月」の 3 つの区分で表した．

日本人の食事摂取基準 2015 年版より

(4) 参照体位

従来は基準体位と表現していたが，望ましい体位ということではなく，日本人の平均的な体位であることから，その表現を参照体位と改めた（表 3-10）．また，性・年齢階級別にみた，身長・体重の分布を参考に示す（表 3-11）．

表 3-10 参照体位（参照身長，参照体重）[1]

性別	男性		女性[2]	
年齢等	参照身長（cm）	参照体重（kg）	参照身長（cm）	参照体重（kg）
0～5（月）	61.5	6.3	60.1	5.9
6～11（月）	71.6	8.8	70.2	8.1
6～8（月）	69.8	8.4	68.3	7.8
9～11（月）	73.2	9.1	71.9	8.4
1～2（歳）	85.8	11.5	84.6	11.0
3～5（歳）	103.6	16.5	103.2	16.1
6～7（歳）	119.5	22.2	118.3	21.9
8～9（歳）	130.4	28.0	130.4	27.4
10～11（歳）	142.0	35.6	144.0	36.3
12～14（歳）	160.5	49.0	155.1	47.5
15～17（歳）	170.1	59.7	157.7	51.9
18～29（歳）	170.3	63.2	158.0	50.0
30～49（歳）	170.7	68.5	158.0	53.1

[1] 0～17 歳は，日本小児内分泌学会・日本成長学会合同標準値委員会による小児の体格評価に用いる身長，体重の標準値を基に，年齢区分に応じて，当該月齢並びに年齢階級の中央時点における中央値を引用した．ただし，公表数値が年齢区分と合致しない場合は，同様の方法で算出した値を用いた．18 歳以上は，平成 22 年，23 年国民健康・栄養調査における当該の性及び年齢階級における身長・体重の中央値を用いた．
[2] 妊婦，授乳婦を除く．

日本人の食事摂取基準 2015 年版より

表3-11 身長・体重の分布（25, 50, 75パーセンタイル）（性，年齢階級別）[*1]

年齢		パーセンタイル					
		25		50		75	
		身長(cm)	体重(kg)	身長(cm)	体重(kg)	身長(cm)	体重(kg)
男性	18〜29（歳）	167.0	57.0	170.3	63.2	175.0	70.8
	30〜49（歳）	167.0	62.0	170.7	68.5	175.0	76.2
	50〜69（歳）	162.7	60.0	166.6	65.3	170.5	72.2
	70以上（歳）	157.2	53.9	160.8	60.0	165.2	66.2
女性[*2]	18〜29（歳）	154.4	46.1	158.0	50.0	161.5	55.0
	30〜49（歳）	154.5	48.0	158.0	53.1	161.3	59.3
	50〜69（歳）	150.0	48.0	153.5	53.0	157.0	58.6
	70以上（歳）	143.3	43.8	148.0	49.5	152.0	55.1

*1 平成22年, 23年国民健康・栄養調査における当該の性および年齢階級における身長・体重の分布.
*2 妊婦・授乳婦を除く.

日本人の食事摂取基準2015年版より作表

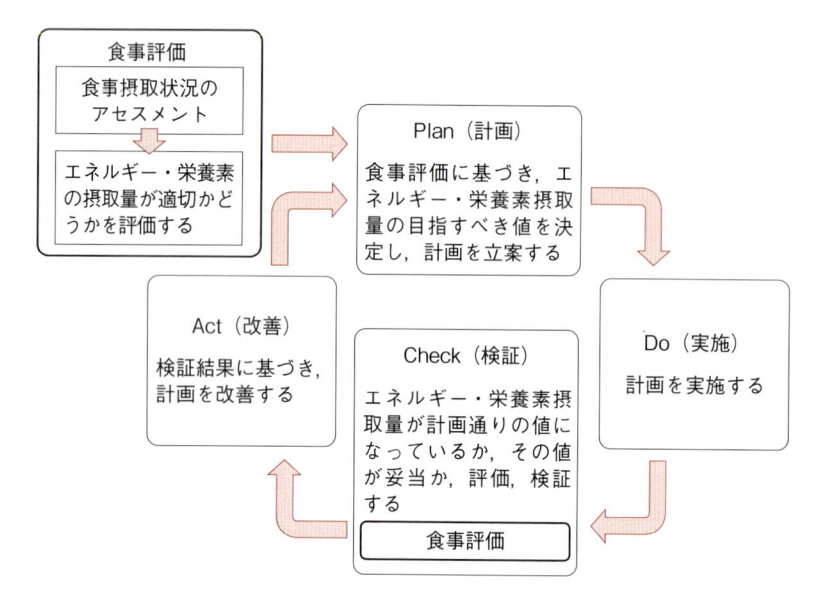

図3-8 食事摂取基準の活用とPDCAサイクル
日本人の食事摂取基準2015年版より

3) 食事摂取基準の用途と活用

　　　　国の健康増進施策, 栄養改善施策等を樹立する際の基本となるものであり, 保健所や市町村保健センター等での国民に対する栄養・食生活改善指導の指導基準として, さらに食料施策や学校教育等各方面で活用されている.
　　　　活用に当たっては, 図3-8に示すとおり, PDCAサイクルを基本し, 対象者の個人差を念頭において, 個々の特徴に十分注意を払って実施する.
　　　　まず, 食事摂取状況のアセスメントにより, エネルギー・栄養素の摂取量が適切か

どうかを評価する．食事評価に基づき，食事改善計画の立案（Plan），食事改善を実施し（Do），それらの検証（Check）を行う．検証を行う際には，食事評価を行う．検証結果を踏まえ，計画や実施の内容を改善（Act）する．

4）2015年版策定の要点と乳児・小児などへの留意点

次にエネルギーと主な栄養素の策定の基本と，乳児・小児，妊婦・授乳婦などへの特記事項を概述する．

(1) エネルギー

＜BMI＞

エネルギーの摂取量と消費量のバランス（エネルギー収支バランス）の維持を示す指標として，体格指数（BMI：body mass index＝体重(kg)÷(身長(m))^2）が採用された．このため成人期を3つの区分に分け，目標とするBMIの範囲が提示された（**表3-12**）．各々のエネルギー摂取量を決定するために，摂取量のアセスメントによるのではなく，BMIの変化を指標とすることで，より正確で実用的な基準となる．ただし，BMIは成人に限られるため，乳児・小児では成長曲線（221頁）などに照らして成長の程度を確認し，参考表として示された推定エネルギー必要量を目安として利用する（**表3-13**）．

＜推定エネルギー必要量＞

成人（18歳以上）では，以下の方式で算出された．

推定エネルギー必要量（kcal／日）＝基礎代謝量（kcal／日）× 身体活動レベル

また，小児・乳児，妊婦・授乳婦では，これに成長や妊娠継続，授乳に必要なエネルギー量を付加量として加える（48〜49頁）．

＜基礎代謝＞

エネルギー食事摂取基準の基礎となる「基礎代謝」についての概念は，「身体的，精神的に安静な状態で代謝される最小のエネルギー代謝量であって，生きていくために必要なエネルギー代謝量である」と定義されている．日常的には，このような状態は睡眠中などに見られるものである．基礎代謝量は次式で算定する．

基礎代謝量（kcal／日）＝基礎代謝基準値（kcal／kg体重／日）× 参照体重（kg）

基礎代謝量は，早朝空腹時に快適な室内（室温など）において安静仰臥位・覚醒状態で測定される．数多くの報告に基づいて，体重1kg当たりの基礎代謝量の代表値が求められ，これを基礎代謝基準値と呼んでいる．

＜身体活動レベル＞

身体活動レベルとは，主に身体活動量の指標で，二重標識水法で測定された総エネルギー消費量を基礎代謝量で除して求められる．日常生活の身体活動レベル（例）を**表3-14**に示す．

身体活動レベル＝総エネルギー消費量（kcal／日）÷ 基礎代謝量（kcal／日）

表3-12 目標とするBMIの範囲（18歳以上）[*1, 2]

年齢（歳）	目標とするBMI（kg/m²）
18～49	18.5～24.9
50～69	20.0～24.9
70以上	21.5～24.9 [*3]

*1 男女共通．あくまでも参考として使用すべきである．
*2 観察疫学研究において報告された総死亡率が最も低かったBMIを基に，疾患別の発症率とBMIとの関連，死因とBMIとの関連，日本人のBMIの実態に考慮し，総合的に判断し目標とする範囲を設定．
*3 70歳以上では，総死亡率が最も低かったBMIと実態との乖離が見られるため，虚弱の予防及び生活習慣病の予防の両者に配慮する必要があることも踏まえ，当面目標とするBMIの範囲を21.5～24.9とした．

表3-13 参考表 推定エネルギー必要量（kcal/日）

性別	男性			女性		
身体活動レベル[*1]	Ⅰ	Ⅱ	Ⅲ	Ⅰ	Ⅱ	Ⅲ
0～5（月）	―	550	―	―	500	―
6～8（月）	―	650	―	―	600	―
9～11（月）	―	700	―	―	650	―
1～2（歳）	―	950	―	―	900	―
3～5（歳）	―	1,300	―	―	1,250	―
6～7（歳）	1,350	1,550	1,750	1,250	1,450	1,650
8～9（歳）	1,600	1,850	2,100	1,500	1,700	1,900
10～11（歳）	1,950	2,250	2,500	1,850	2,100	2,350
12～14（歳）	2,300	2,600	2,900	2,150	2,400	2,700
15～17（歳）	2,500	2,850	3,150	2,050	2,300	2,550
18～29（歳）	2,300	2,650	3,050	1,650	1,950	2,200
30～49（歳）	2,300	2,650	3,050	1,750	2,000	2,300
妊婦（付加量）[*2] 初期				+50	+50	+50
中期				+250	+250	+250
後期				+450	+450	+450
授乳婦（付加量）				+350	+350	+350

*1 身体活動レベルは，低い，ふつう，高いの3つのレベルとして，それぞれⅠ，Ⅱ，Ⅲで示した．
*2 妊婦個々の体格や妊娠中の体重増加量，胎児の発育状況の評価を行うことが必要である．
注1：活用に当たっては，食事摂取状況のアセスメント，体重及びBMIの把握を行い，エネルギーの過不足は，体重の変化またはBMIを用いて評価すること．
注2：身体活動レベルⅠの場合，少ないエネルギー消費量に見合った少ないエネルギー摂取量を維持することになるため，健康の保持・増進の観点からは，身体活動量を増加させる必要があること．

表3-12，13ともに日本人の食事摂取基準2015年版より

＜乳児＞

●月齢による区分→45頁参照

●推定エネルギー必要量の算定法

　乳児期の成長は一生の間で最も著しく，特に初めの2か月に著しい．また，6か月

表 3-14　身体活動レベル別にみた活動内容と活動時間の代表例

身体活動レベル*	低い（Ⅰ） 1.50 (1.40〜1.60)	ふつう（Ⅱ） 1.75 (1.60〜1.90)	高い（Ⅲ） 2.00 (1.90〜2.20)
日常生活の内容	生活の大部分が座位で，静的な活動が中心の場合	座位中心の仕事だが，職場内での移動や立位での作業・接客等，あるいは通勤・買い物・家事，軽いスポーツ等のいずれかを含む場合	移動や立位の多い仕事への従事者，あるいは，スポーツ等余暇における活発な運動習慣をもっている場合
中程度の強度（3.0〜5.9メッツ）の身体活動の1日当たりの合計時間（時間／日）	1.65	2.06	2.53
仕事での1日当たりの合計歩行時間（時間／日）	0.25	0.54	1.00

* 代表値．（　）内はおおよその範囲．　　　日本人の食事摂取基準 2015 年版より

以降は離乳食の占める割合が増えてくる．成長期である乳児は，身体活動に必要なエネルギーに加えて，組織合成に要するエネルギーとエネルギー蓄積量相当分を摂取する必要がある．このうち，組織の合成に消費されたエネルギーは総エネルギー消費量に含まれるため，推定エネルギー必要量は，下記で求められる．

推定エネルギー必要量（kcal／日）＝総エネルギー消費量（kcal／日）＋エネルギー蓄積量（kcal／日）

乳児の総エネルギー消費量は，FAO/WHO/UNU の二重標識水法に基づいた母乳栄養児の総エネルギー消費量推定回帰式（体重だけを独立変数とする）を採用した．

FAO/WHO/UNU の母乳栄養児の総エネルギー消費量の回帰式

総エネルギー消費量（kcal／日）＝92.8×参照体重（kg）－152.0

これに日本人の参照体重を代入して総エネルギー消費量（kcal／日）を求めた．

なおエネルギー蓄積量は，参照体重（表 3-10）から 1 日当たりの体重増加量を計算し，これと組織増加分のエネルギー密度との積とした．

また，人工乳栄養児に対しては，下記の FAO/WHO/UNU の回帰式を参考とした．

総エネルギー消費量（kcal／日）＝82.6×体重（kg）－29.0

＜小児＞

1〜17 歳までの乳・幼児期〜青少年期までを，食事摂取基準では，小児として区分している．成長期である小児（1〜17 歳）では，身体活動に必要なエネルギーに加えて，組織合成に要するエネルギーと組織増加分のエネルギー（エネルギー蓄積量）をプラスして摂取する必要がある．このうち，組織の合成に消費されるエネルギーは総エネルギー消費量に含まれるとして，推定エネルギー必要量（kcal／日）は，下記のように算出している．

推定エネルギー必要量（kcal／日）＝基礎代謝量（kcal／日）×身体活動レベル＋エネルギー蓄積量（kcal／日）

詳しくは『日本人の食事摂取基準（2015年版）』（第一出版）を参照のこと．

なお，小児・青少年期ともにエネルギー消費量が減少傾向にあるので，肥満防止の配慮が必要である（表3-13）．

＜妊婦・授乳婦＞

妊婦には，妊娠期間を初期（0～13週6日），中期（14週0日～27週6日），後期（28週0日～出産）に分け，非妊娠時の年齢階級別食事摂取基準に①～④が付加される（表3-13）．

①胎児の成長に利用される量，②胎児の成長に伴う蓄積量，③胎児の附属臓器（胎盤，臍帯）の増加に伴う分，④母親の子宮等の増大に伴う分．

授乳婦には，非妊娠時の年齢階級別食事摂取基準に，泌乳のための量（＝母乳中の濃度×哺乳量）を付加し，そして，授乳中の体重減少に伴う分を減ずる．

(2) たんぱく質

成人の推定平均必要量，推奨量は，窒素出納実験により測定された良質（動物性）たんぱく質のたんぱく質維持必要量を基に，それを日常食混合たんぱく質の消化率で補正して推定平均必要量算定の参照値を算定し，さらに個人間変動を加えて推奨量を算定した．

＜乳児＞

乳児には，推定平均必要量や推奨量を決めるための実験はできないので，乳児の食事摂取基準は目安量で示され，健康な母親からの母乳を健康な乳児が哺乳していれば，栄養素は充足されている，との考え方から次のように設定された（表3-16(1)）．

0～5か月児は母乳中の栄養素濃度の平均値と1日当たりの哺乳量の平均値との積が目安量とされた．一般に離乳食を始める6か月からは，これに離乳食等から摂取するたんぱく質量が加えられる．日本人の母乳中の栄養素濃度などを表3-15に示す．

平均哺乳量は0～5か月で0.78 l/日，6～8か月0.60 l/日，9～11か月0.45 l/日である．また，6～11か月を1つの区分とする場合は，平均値の0.53 l/日とした．

たんぱく質目安量（g/日）（男女共通）

　0～5か月児たんぱく質目安量＝（母乳中のたんぱく質濃度）×（哺乳量）
　　＝12.6g/l×0.78 l/日＝9.83g/日→10g/日

　6～11か月児たんぱく質目安量
　　＝（母乳中のたんぱく質濃度）×（哺乳量）＋（母乳以外の離乳食のたんぱく質摂取量）

　6～8か月児たんぱく質目安量
　　＝10.6g/l×0.60 l/日＋6.1g/日＝12.5g/日→15g/日

　9～11か月児たんぱく質目安量
　　＝9.2g/l×0.45 l/日＋17.9g/日＝22.0g/日→25g/日

表3-15 各栄養素の母乳中濃度および離乳食からの摂取量

栄養素		母乳中濃度			離乳食からの摂取量	
		0～5か月	6～8か月	9～11か月	6～8か月	9～11か月
たんぱく質		12.6g/l	10.6g/l	9.2g/l	6.1g/日	17.9g/日
脂質	脂質	35.6g/l [*1]	—	—	—	—
	脂質エネルギー比率	48.5%	—	—	—	—
	n-6系脂肪酸	5.16g/l	—	—	—	—
	n-3系脂肪酸	1.16g/l	—	—	—	—
炭水化物	炭水化物	—	—	—	—	—
	食物繊維	—	—	—	—	—
ビタミン	脂溶性 ビタミンA	411μgRAE/l	—	—	—	—
	ビタミンD	(3.0μg/l / 0.6μg/l) [*2]	—	—	—	—
	ビタミンE	3.5～4.0mg/l	—	—	—	—
	ビタミンK	5.17μg/l	—	—	—	—
	水溶性 ビタミンB_1	0.13mg/l	—	—	—	—
	ビタミンB_2	0.40mg/l	—	—	—	—
	ナイアシン	2.0mg/l	—	—	—	—
	ビタミンB_6	0.25mg/l	—	—	—	—
	ビタミンB_{12}	0.45μg/l	—	—	—	—
	葉酸	54μg/l	—	—	—	—
	パントテン酸	5.0mg/l	—	—	—	—
	ビオチン	5μg/l	—	—	—	—
	ビタミンC	50mg/l	—	—	—	—
ミネラル	多量 ナトリウム	135mg/l	135mg/l		487mg/日	
	カリウム	470mg/l	470mg/l		492mg/日	
	カルシウム	250mg/l	250mg/l		128mg/日	
	マグネシウム	27mg/l	27mg/l		46mg/日	
	リン	150mg/l	150mg/l		183mg/日	
	微量 鉄	0.426mg/l	—	—	—	—
	亜鉛	(1.45mg/l) [*2,3]	—	—	—	—
	銅	0.35mg/l	0.16mg/l		0.20mg/日	
	マンガン	11μg/l	11μg/l		0.44mg/日	
	ヨウ素	(189μg/l) [*2]	—	—	—	—
	セレン	17μg/l	—	—	—	—
	クロム	1.00μg/l	—	—	—	—
	モリブデン	3.0μg/l	—	—	10.0μg/日 [*3]	10.0μg/日 [*3]

[*1] 採用された母乳中濃度（3.5g/100g）より，比重1.017で算出．
[*2] 母乳中濃度の（　）内の数値については，目安量の算定には用いていない．
[*3] 母乳からの摂取量との合計値．

日本人の食事摂取基準2015年版より

　また，人工乳栄養児に関しては，人工乳のたんぱく質利用効率を母乳の70％とみなして，目安量の参考値として示された．

　　0～5か月児：12.6（g/l）×0.78（l/日）÷0.70 ＝ 14.0（g/日）
　　6～8か月児：10.6（g/l）×0.60（l/日）÷0.70 ＋ 6.1（g/日）＝ 15.2（g/日）
　　9～11か月児：9.2（g/l）×0.45（l/日）÷0.70 ＋ 17.9（g/日）＝ 23.8（g/日）

表3-16(1)　日本人の食事摂取基準（2015年版）たんぱく質，脂肪エネルギー比率
（脂質の総エネルギーに占める割合）

年齢等	たんぱく質（g/日，目標量は%エネルギー）									脂肪エネルギー比率（%エネルギー）	
	男性				女性				男性・女性	
	推定平均必要量	推奨量	目安量	目標量*2（中央値*3）	推定平均必要量	推奨量	目安量	目標量*2（中央値*3）	目安量	目標量*2（中央値*3）
0〜5（月）*1	−	−	10	−	−	−	10	−	50	−
6〜8（月）*1	−	−	15	−	−	−	15	−	40	−
6〜11（月）	−	−	−	−	−	−	−	−	40	−
9〜11（月）*1	−	−	25	−	−	−	25	−	−	−
1〜2（歳）	15	20	−	13〜20（16.5）	15	20	−	13〜20（16.5）	−	20〜30（25）
3〜5（歳）	20	25	−	13〜20（16.5）	20	25	−	13〜20（16.5）	−	20〜30（25）
6〜7（歳）	25	35	−	13〜20（16.5）	25	30	−	13〜20（16.5）	−	20〜30（25）
8〜9（歳）	35	40	−	13〜20（16.5）	30	40	−	13〜20（16.5）	−	20〜30（25）
10〜11（歳）	40	50	−	13〜20（16.5）	40	50	−	13〜20（16.5）	−	20〜30（25）
12〜14（歳）	50	60	−	13〜20（16.5）	45	55	−	13〜20（16.5）	−	20〜30（25）
15〜17（歳）	50	65	−	13〜20（16.5）	45	55	−	13〜20（16.5）	−	20〜30（25）
18〜29（歳）	50	60	−	13〜20（16.5）	40	50	−	13〜20（16.5）	−	20〜30（25）
30〜49（歳）	50	60	−	13〜20（16.5）	40	50	−	13〜20（16.5）	−	20〜30（25）
妊婦（付加量）初期					＋0	＋0	−	−		
中期					＋5	＋10	−	−		
後期					＋20	＋25	−	−		
授乳婦（付加量）					＋15	＋20	−	−		

*1 乳児の目安量は，母乳栄養児の値である．
*2 範囲については，おおむねの値を示したものである．
*3 中央値は，範囲の中央値を示したものであり，最も望ましい値を示すものではない．

表3-16(2)　飽和脂肪酸，n-6系脂肪酸，n-3系脂肪酸，炭水化物，食物繊維

年齢等	飽和脂肪酸（%エネルギー）	n-6系脂肪酸（g/日）		n-3系脂肪酸（g/日）		炭水化物（%エネルギー）	食物繊維（g/日）	
	男性・女性	男性・女性		男性・女性		男性・女性	男性・女性	
	目標量	目安量		目安量		目標量*1,2（中央値*3）	目標量	目標量
		男性	女性	男性	女性		男性	女性
0〜5（月）	−	4	4	0.9	0.9	−	−	−
6〜11（月）	−	4	4	0.8	0.8	−	−	−
1〜2（歳）	−	5	5	0.7	0.8	50〜65（57.5）	−	−
3〜5（歳）	−	7	6	1.3	1.1	50〜65（57.5）	−	−
6〜7（歳）	−	7	7	1.4	1.3	50〜65（57.5）	11以上	10以上
8〜9（歳）	−	9	7	1.7	1.4	50〜65（57.5）	12以上	12以上
10〜11（歳）	−	9	8	1.7	1.5	50〜65（57.5）	13以上	13以上
12〜14（歳）	−	12	10	2.1	1.8	50〜65（57.5）	17以上	16以上
15〜17（歳）	−	13	10	2.3	1.7	50〜65（57.5）	19以上	17以上
18〜29（歳）	7以下	11	8	2.0	1.6	50〜65（57.5）	20以上	18以上
30〜49（歳）	7以下	10	8	2.1	1.6	50〜65（57.5）	20以上	18以上
妊婦		9		1.8				
授乳婦		9		1.8				

*1 範囲については，おおむねの値を示したものである．
*2 アルコールを含む．ただし，アルコールの摂取を勧めるものではない．
*3 中央値は，範囲の中央値を示したものであり，最も望ましい値を示すものではない．

表3-16(3)　エネルギー産生栄養素バランス

年齢等	エネルギー産生栄養素バランス（%エネルギー）			
	男性・女性			
	目標量*1（中央値*2）			
	たんぱく質	脂質*3		炭水化物*4,5
		脂質	飽和脂肪酸	
0〜11（月）	−	−	−	−
1〜17（歳）	13〜20（16.5）	20〜30（25）	−	50〜65（57.5）
18〜69（歳）	13〜20（16.5）	20〜30（25）	7以下	50〜65（57.5）

*1 各栄養素の範囲については，おおむねの値を示したものであり，生活習慣病の予防や高齢者の虚弱の予防の観点からは，弾力的に運用すること．
*2 中央値は，範囲の中央値を示したものであり，最も望ましい値を示すものではない．
*3 脂質については，その構成成分である飽和脂肪酸など，質への配慮を十分に行う必要がある．
*4 アルコールを含む．ただし，アルコールの摂取を勧めるものではない．
*5 食物繊維の目標量を十分に注意すること．

表3-16（4）　ビタミンA

年齢等	ビタミンA (µgRAE/日) *1							
	男性				女性			
	推定平均必要量*2	推奨量*2	目安量*3	耐容上限量*3	推定平均必要量*2	推奨量*2	目安量*3	耐容上限量*3
0～5（月）	-	-	300	600	-	-	300	600
6～11（月）	-	-	400	600	-	-	400	600
1～2（歳）	300	400	-	600	250	350	-	600
3～5（歳）	350	500	-	700	300	400	-	700
6～7（歳）	300	450	-	900	300	400	-	900
8～9（歳）	350	500	-	1,200	350	500	-	1,200
10～11（歳）	450	600	-	1,500	400	600	-	1,500
12～14（歳）	550	800	-	2,100	500	700	-	2,100
15～17（歳）	650	900	-	2,600	500	650	-	2,600
18～29（歳）	600	850	-	2,700	450	650	-	2,700
30～49（歳）	650	900	-	2,700	500	700	-	2,700
妊婦（付加量）初期					+0	+0		
中期					+0	+0		
後期					+60	+80		
授乳婦（付加量）					+300	+450	-	-

*1 レチノール活性当量（µgRAE）＝レチノール（µg）＋β-カロテン（µg）×1/12＋α-カロテン（µg）×1/24＋β-クリプトキサンチン（µg）×1/24＋その他のプロビタミンAカロテノイド（µg）×1/24
*2 プロビタミンAカロテノイドを含む.
*3 プロビタミンAカロテノイドを含まない.

表3-16（5）　ビタミンD，ビタミンE，ビタミンK

年齢等	ビタミンD (µg/日)				ビタミンE (mg/日) *				ビタミンK(µg/日)	
	男性		女性		男性		女性		男性	女性
	目安量	耐容上限量	目安量	耐容上限量	目安量	耐容上限量	目安量	耐容上限量	目安量	目安量
0～5（月）	5.0	25	5.0	25	3.0	-	3.0	-	4	4
6～11（月）	5.0	25	5.0	25	4.0	-	4.0	-	7	7
1～2（歳）	2.0	20	2.0	20	3.5	150	3.5	150	60	60
3～5（歳）	2.5	30	2.5	30	4.5	200	4.5	200	70	70
6～7（歳）	3.0	40	3.0	40	5.0	300	5.0	300	85	85
8～9（歳）	3.5	40	3.5	40	5.5	350	5.5	350	100	100
10～11（歳）	4.5	60	4.5	60	5.5	450	5.5	450	120	120
12～14（歳）	5.5	80	5.5	80	7.5	650	6.0	600	150	150
15～17（歳）	6.0	90	6.0	90	7.5	750	6.0	650	160	160
18～29（歳）	5.5	100	5.5	100	6.5	800	6.0	650	150	150
30～49（歳）	5.5	100	5.5	100	6.5	900	6.0	700	150	150
妊婦（付加量）			7.0	-			6.5	-		150
授乳婦（付加量）			8.0	-			7.0	-		150

* α-トコフェロールについて算定した．α-トコフェロール以外のビタミンEは含んでいない．

表3-16（6）　ビタミンB_1*1，ビタミンB_2*2

年齢等	ビタミンB_1 (mg/日) *3						ビタミンB_2 (mg/日) *3					
	男性			女性			男性			女性		
	推定平均必要量	推奨量	目安量	推定平均必要量	推奨量	目安量	推定平均必要量	推奨量	目安量	推定平均必要量	推奨量	目安量
0～5（月）	-	-	0.1	-	-	0.1	-	-	0.3	-	-	0.3
6～11（月）	-	-	0.2	-	-	0.2	-	-	0.4	-	-	0.4
1～2（歳）	0.4	0.5	-	0.4	0.5	-	0.5	0.6	-	0.5	0.5	-
3～5（歳）	0.6	0.7	-	0.6	0.7	-	0.7	0.8	-	0.6	0.7	-
6～7（歳）	0.7	0.8	-	0.7	0.8	-	0.8	0.9	-	0.7	0.9	-
8～9（歳）	0.8	1.0	-	0.8	0.9	-	0.9	1.1	-	0.9	1.0	-
10～11（歳）	1.0	1.2	-	0.9	1.1	-	1.1	1.4	-	1.1	1.3	-
12～14（歳）	1.2	1.4	-	1.1	1.3	-	1.3	1.6	-	1.2	1.4	-
15～17（歳）	1.3	1.5	-	1.0	1.2	-	1.4	1.7	-	1.2	1.4	-
18～29（歳）	1.2	1.4	-	0.9	1.1	-	1.3	1.6	-	1.0	1.2	-
30～49（歳）	1.2	1.4	-	0.9	1.1	-	1.3	1.6	-	1.0	1.2	-
妊婦（付加量）				+0.2	+0.2	-				+0.2	+0.3	-
授乳婦（付加量）				+0.2	+0.2	-				+0.5	+0.6	-

*1 特記事項：推定平均必要量は，ビタミンB_1の欠乏症である脚気を予防するに足る最小必要量からではなく，尿中にビタミンB_1の排出量が増大し始める摂取量（体内飽和量）から算定．
*2 特記事項：推定平均必要量は，ビタミンB_2の欠乏症である口唇炎，口角炎，舌炎などの皮膚炎を予防するに足る最小摂取量から求めた値ではなく，尿中にビタミンB_2の排出量が増大し始める摂取量（体内飽和量）から算定．
*3 身体活動レベルIIの推定エネルギー必要量を用いて算定した．

表3-16(7) ナイアシン，ビタミンB_6

年齢等	ナイアシン (mgNE/日)[*1] 男性 推定平均必要量	推奨量	目安量	耐容上限量[*2]	女性 推定平均必要量	推奨量	目安量	耐容上限量[*2]	ビタミンB_6 (mg/日)[*4] 男性 推定平均必要量	推奨量	目安量	耐容上限量[*5]	女性 推定平均必要量	推奨量	目安量	耐容上限量[*5]
0～5 (月)[*3]	-	-	2	-	-	-	2	-	-	-	0.2	-	-	-	0.2	-
6～11 (月)	-	-	3	-	-	-	3	-	-	-	0.3	-	-	-	0.3	-
1～2 (歳)	5	5	-	60(15)	4	5	-	60(15)	0.4	0.5	-	10	0.4	0.5	-	10
3～5 (歳)	6	7	-	80(20)	6	7	-	80(20)	0.5	0.6	-	15	0.5	0.6	-	15
6～7 (歳)	7	9	-	100(30)	7	8	-	100(25)	0.7	0.8	-	20	0.6	0.7	-	20
8～9 (歳)	9	11	-	150(35)	8	10	-	150(35)	0.8	0.9	-	25	0.8	0.9	-	25
10～11 (歳)	11	13	-	200(45)	10	12	-	200(45)	1.0	1.2	-	30	1.0	1.2	-	30
12～14 (歳)	12	15	-	250(60)	12	14	-	250(60)	1.2	1.4	-	40	1.1	1.3	-	40
15～17 (歳)	14	16	-	300(75)	11	13	-	250(65)	1.2	1.5	-	50	1.1	1.3	-	45
18～29 (歳)	13	15	-	300(80)	9	11	-	250(65)	1.2	1.4	-	55	1.0	1.2	-	45
30～49 (歳)	13	15	-	350(85)	10	12	-	250(65)	1.2	1.4	-	60	1.0	1.2	-	45
妊婦 (付加量)					-	-							+0.2	+0.2	-	-
授乳婦 (付加量)					+3	+3	-	-					+0.3	+0.3	-	-

*1 NE＝ナイアシン当量＝ナイアシン＋1/60 トリプトファン．
　身体活動レベルⅡの推定エネルギー必要量を用いて算定した．
*2 ニコチンアミドの mg 量，（　）内はニコチン酸の mg 量．参照体重を用いて算定した．
*3 単位は mg/日．
*4 たんぱく質食事摂取基準の推奨量を用いて算定した（妊婦・授乳婦の付加量は除く）．
*5 食事性ビタミンB_6の量ではなく，ピリドキシンとしての量である．

表3-16(8) ビタミンB_{12}，葉酸

年齢等	ビタミンB_{12} (µg/日) 男性 推定平均必要量	推奨量	目安量	女性 推定平均必要量	推奨量	目安量	葉酸 (µg/日)[*1] 男性 推定平均必要量	推奨量	目安量	耐容上限量[*2]	女性 推定平均必要量	推奨量	目安量	耐容上限量[*2]
0～5 (月)	-	-	0.4	-	-	0.4	-	-	40	-	-	-	40	-
6～11 (月)	-	-	0.5	-	-	0.5	-	-	60	-	-	-	60	-
1～2 (歳)	0.7	0.9	-	0.7	0.9	-	70	90	-	200	70	90	-	200
3～5 (歳)	0.8	1.0	-	0.8	1.0	-	80	100	-	300	80	100	-	300
6～7 (歳)	1.0	1.3	-	1.0	1.3	-	100	130	-	400	100	130	-	400
8～9 (歳)	1.2	1.5	-	1.2	1.5	-	120	150	-	500	120	150	-	500
10～11 (歳)	1.5	1.8	-	1.5	1.8	-	150	180	-	700	150	180	-	700
12～14 (歳)	1.9	2.3	-	1.9	2.3	-	190	230	-	900	190	230	-	900
15～17 (歳)	2.1	2.5	-	2.1	2.5	-	210	250	-	900	210	250	-	900
18～29 (歳)	2.0	2.4	-	2.0	2.4	-	200	240	-	900	200	240	-	900
30～49 (歳)	2.0	2.4	-	2.0	2.4	-	200	240	-	1,000	200	240	-	1,000
妊婦 (付加量)				+0.3	+0.4	-					+200	+240	-	-
授乳婦 (付加量)				+0.7	+0.8	-					+80	+100	-	-

*1 妊娠を計画している女性，または，妊娠の可能性がある女性は，神経管閉鎖障害のリスクの低減のために，付加的に 400 µg/日のプテロイルモノグルタミン酸の摂取が望まれる．
*2 サプリメントや強化食品に含まれるプテロイルモノグルタミン酸の量である．

表3-16(9) パントテン酸，ビオチン，ビタミンC[*1]

年齢等	パントテン酸 (mg/日) 男性 目安量	女性 目安量	ビオチン (µg/日) 男性 目安量	女性 目安量	ビタミンC (mg/日) 男性 推定平均必要量	推奨量	目安量	女性 推定平均必要量	推奨量	目安量
0～5 (月)	4	4	4	4	-	-	40	-	-	40
6～11 (月)	3	3	10	10	-	-	40	-	-	40
1～2 (歳)	3	3	20	20	30	35	-	30	35	-
3～5 (歳)	4	4	20	20	35	40	-	35	40	-
6～7 (歳)	5	5	25	25	45	55	-	45	55	-
8～9 (歳)	5	5	30	30	50	60	-	50	60	-
10～11 (歳)	6	6	35	35	60	75	-	60	75	-
12～14 (歳)	7	6	50	50	80	95	-	80	95	-
15～17 (歳)	7	5	50	50	85	100	-	85	100	-
18～29 (歳)	5	4	50	50	85	100	-	85	100	-
30～49 (歳)	5	4	50	50	85	100	-	85	100	-
妊婦[*2]		5		50				+10	+10	-
授乳婦[*2]		5		50				+40	+45	-

*1 特記事項：推定平均必要量は，壊血病の回避ではなく，心臓血管系の疾病予防効果並びに抗酸化作用効果から算定．
*2 ビタミンCは付加量．

第3章 栄養と食事の基礎知識 55

表3-16(10) ナトリウム，カリウム

年齢等	ナトリウム (mg/日) [( )は食塩相当量 (g/日)]						カリウム (mg/日)			
	男性			女性			男性		女性	
	推定平均必要量	目安量	目標量	推定平均必要量	目安量	目標量	目安量	目標量	目安量	目標量
0～5（月）	-	100 (0.3)	-	-	100 (0.3)	-	400	-	400	-
6～11（月）	-	600 (1.5)	-	-	600 (1.5)	-	700	-	700	-
1～2（歳）	-	-	(3.0 未満)	-	-	(3.5 未満)	900	-	800	-
3～5（歳）	-	-	(4.0 未満)	-	-	(4.5 未満)	1,100	-	1,000	-
6～7（歳）	-	-	(5.0 未満)	-	-	(5.5 未満)	1,300	1,800 以上	1,200	1,800 以上
8～9（歳）	-	-	(5.5 未満)	-	-	(6.0 未満)	1,600	2,000 以上	1,500	2,000 以上
10～11（歳）	-	-	(6.5 未満)	-	-	(7.0 未満)	1,900	2,200 以上	1,800	2,000 以上
12～14（歳）	-	-	(8.0 未満)	-	-	(7.0 未満)	2,400	2,600 以上	2,200	2,400 以上
15～17（歳）	-	-	(8.0 未満)	-	-	(7.0 未満)	2,800	3,000 以上	2,100	2,600 以上
18～29（歳）	600 (1.5)	-	(8.0 未満)	600 (1.5)	-	(7.0 未満)	2,500	3,000 以上	2,000	2,600 以上
30～49（歳）	600 (1.5)	-	(8.0 未満)	600 (1.5)	-	(7.0 未満)	2,500	3,000 以上	2,000	2,600 以上
妊婦				-	-	-			2,000	
授乳婦				-	-	-			2,200	

表3-16(11) カルシウム，マグネシウム

年齢等	カルシウム (mg/日)								マグネシウム (mg/日)							
	男性				女性				男性				女性			
	推定平均必要量	推奨量	目安量	耐容上限量	推定平均必要量	推奨量	目安量	耐容上限量	推定平均必要量	推奨量	目安量	耐容上限量*	推定平均必要量	推奨量	目安量	耐容上限量*
0～5（月）	-	-	200	-	-	-	200	-	-	-	20	-	-	-	20	-
6～11（月）	-	-	250	-	-	-	250	-	-	-	60	-	-	-	60	-
1～2（歳）	350	450	-	-	350	400	-	-	60	70	-	-	60	70	-	-
3～5（歳）	500	600	-	-	450	550	-	-	80	100	-	-	80	100	-	-
6～7（歳）	500	600	-	-	450	550	-	-	110	130	-	-	110	130	-	-
8～9（歳）	550	650	-	-	600	750	-	-	140	170	-	-	140	160	-	-
10～11（歳）	600	700	-	-	600	750	-	-	180	210	-	-	180	220	-	-
12～14（歳）	850	1,000	-	-	700	800	-	-	250	290	-	-	240	290	-	-
15～17（歳）	650	800	-	-	550	650	-	-	300	360	-	-	260	310	-	-
18～29（歳）	650	800	-	2,500	550	650	-	2,500	280	340	-	-	230	270	-	-
30～49（歳）	550	650	-	2,500	550	650	-	2,500	310	370	-	-	240	290	-	-
妊婦（付加量）					-	-	-	-					+30	+40	-	-
授乳婦（付加量）					-	-	-	-					-	-	-	-

＊通常の食品以外からの摂取量の耐容上限量は，成人の場合350mg/日，小児では5mg/kg体重/日とする．それ以外の食品からの摂取の場合，耐容上限量は設定しない．

表3-16(12) リン，鉄

年齢等	リン (mg/日)				鉄 (mg/日)*1								
	男性		女性		男性				女性				
									月経なし		月経あり		
	目安量	耐容上限量	目安量	耐容上限量	推定平均必要量	推奨量	目安量	耐容上限量	推定平均必要量	推奨量	推定平均必要量	推奨量	目安量	耐容上限量
0～5（月）	120	-	120	-	-	-	0.5	-	-	-	-	-	0.5	-
6～11（月）	260	-	260	-	3.5	5.0	-	-	3.5	4.5	-	-	-	-
1～2（歳）	500	-	500	-	3.0	4.5	-	25	3.0	4.5	-	-	-	20
3～5（歳）	800	-	600	-	4.0	5.5	-	25	3.5	5.5	-	-	-	25
6～7（歳）	900	-	900	-	4.5	6.5	-	30	4.5	6.5	-	-	-	30
8～9（歳）	1,000	-	900	-	6.0	8.0	-	35	6.0	8.5	-	-	-	35
10～11（歳）	1,100	-	1,000	-	7.0	10.0	-	35	7.0	10.0	10.0	14.0	-	35
12～14（歳）	1,200	-	1,100	-	8.5	11.5	-	50	7.0	10.0	10.0	14.0	-	50
15～17（歳）	1,200	-	900	-	8.0	9.5	-	50	5.5	7.0	8.5	10.5	-	40
18～29（歳）	1,000	3,000	800	3,000	6.0	7.0	-	50	5.0	6.5	8.5	10.5	-	40
30～49（歳）	1,000	3,000	800	3,000	6.5	7.5	-	55	5.5	6.5	9.0	10.5	-	40
妊婦*2 初期			800	-					+2.0	+2.5	-	-	-	-
中期・後期			800	-					+12.5	+15.0	-	-	-	-
授乳婦*2			800	-					+2.0	+2.5	-	-	-	-

＊1 過多月経（経血量が80ml/回以上）の人を除外して策定した．
＊2 鉄は付加量．

表3-16（13） 亜鉛，銅，マンガン

年齢等	亜鉛（mg/日） 男性 推定平均必要量	推奨量	目安量	耐容上限量	女性 推定平均必要量	推奨量	目安量	耐容上限量	銅（mg/日） 男性 推定平均必要量	推奨量	目安量	耐容上限量	女性 推定平均必要量	推奨量	目安量	耐容上限量	マンガン（mg/日） 男性 目安量	耐容上限量	女性 目安量	耐容上限量
0～5（月）	-	-	2	-	-	-	2	-	-	-	0.3	-	-	-	0.3	-	0.01	-	0.01	-
6～11（月）	-	-	3	-	-	-	3	-	-	-	0.3	-	-	-	0.4	-	0.5	-	0.5	-
1～2（歳）	3	3	-	-	3	3	-	-	0.2	0.3	-	-	0.2	0.3	-	-	1.5	-	1.5	-
3～5（歳）	3	4	-	-	3	4	-	-	0.3	0.4	-	-	0.3	0.4	-	-	1.5	-	1.5	-
6～7（歳）	4	5	-	-	4	5	-	-	0.4	0.5	-	-	0.4	0.5	-	-	2.0	-	2.0	-
8～9（歳）	5	6	-	-	5	6	-	-	0.4	0.6	-	-	0.4	0.5	-	-	2.5	-	2.5	-
10～11（歳）	6	7	-	-	6	7	-	-	0.5	0.7	-	-	0.5	0.7	-	-	3.0	-	3.0	-
12～14（歳）	8	9	-	-	7	8	-	-	0.7	0.8	-	-	0.6	0.8	-	-	4.0	-	4.0	-
15～17（歳）	9	10	-	-	6	8	-	-	0.8	1.0	-	-	0.6	0.8	-	-	4.5	-	3.5	-
18～29（歳）	8	10	-	40	6	8	-	35	0.7	0.9	-	10	0.6	0.8	-	10	4.0	11	3.5	11
30～49（歳）	8	10	-	45	6	8	-	35	0.7	1.0	-	10	0.6	0.8	-	10	4.0	11	3.5	11
妊婦（付加量）*					+1	+2	-	-					+0.1	+0.1	-	-			3.5*	
授乳婦（付加量）*					+3	+3	-	-					+0.5	+0.5	-	-			3.5*	

＊マンガンは，付加量ではなく目安量．

表3-16（14） ヨウ素，セレン

年齢等	ヨウ素（μg/日） 男性 推定平均必要量	推奨量	目安量	耐容上限量	女性 推定平均必要量	推奨量	目安量	耐容上限量	セレン（μg/日） 男性 推定平均必要量	推奨量	目安量	耐容上限量	女性 推定平均必要量	推奨量	目安量	耐容上限量
0～5（月）	-	-	100	250	-	-	100	250	-	-	15	-	-	-	15	-
6～11（月）	-	-	130	250	-	-	130	250	-	-	15	-	-	-	15	-
1～2（歳）	35	50	-	250	35	50	-	250	10	10	-	80	10	10	-	70
3～5（歳）	45	60	-	350	45	60	-	350	10	15	-	110	10	10	-	110
6～7（歳）	55	75	-	500	55	75	-	500	15	15	-	150	15	15	-	150
8～9（歳）	65	90	-	500	65	90	-	500	15	20	-	190	15	20	-	180
10～11（歳）	80	110	-	500	80	110	-	500	20	25	-	240	20	25	-	240
12～14（歳）	100	140	-	1,200	100	140	-	1,200	25	30	-	330	25	30	-	320
15～17（歳）	100	140	-	2,000	100	140	-	2,000	30	35	-	400	20	25	-	350
18～29（歳）	95	130	-	3,000	95	130	-	3,000	25	30	-	420	20	25	-	330
30～49（歳）	95	130	-	3,000	95	130	-	3,000	25	30	-	460	20	25	-	350
妊婦（付加量）					+75	+110	-	-*					+5	+5	-	-
授乳婦（付加量）					+100	+140	-	-					+15	+20	-	-

＊妊婦の耐容上限量は2,000μg/日とする．

表3-16（15） クロム，モリブデン

年齢等	クロム（μg/日） 男性 目安量	女性 目安量	モリブデン（μg/日） 男性 推定平均必要量	推奨量	目安量	耐容上限量	女性 推定平均必要量	推奨量	目安量	耐容上限量
0～5（月）	0.8	0.8	-	-	2	-	-	-	2	-
6～11（月）	1.0	1.0	-	-	10	-	-	-	10	-
1～2（歳）	-	-	-	-	-	-	-	-	-	-
3～5（歳）	-	-	-	-	-	-	-	-	-	-
6～7（歳）	-	-	-	-	-	-	-	-	-	-
8～9（歳）	-	-	-	-	-	-	-	-	-	-
10～11（歳）	-	-	-	-	-	-	-	-	-	-
12～14（歳）	-	-	-	-	-	-	-	-	-	-
15～17（歳）	-	-	-	-	-	-	-	-	-	-
18～29（歳）	10	10	20	25	-	550	20	20	-	450
30～49（歳）	10	10	25	30	-	550	20	25	-	450
妊婦*		10					-	-	-	-
授乳婦*		10					+3	+3	-	-

＊モリブデンは付加量．

＜幼児・学童等＞

　1～2歳，3～5歳，6～7歳，8～9歳，10～11歳，12～14歳，15～17歳の年齢区分，性別により，推定平均必要量(g/日)と推奨量(g/日)で示されている(**表3-16 (1)**)．なお，推定平均必要量の策定基準などは，142頁参照のこと．

　小児（1～17歳）の推定平均必要量算定の参照値は，たんぱく質維持必要量と成長に伴い蓄積されるたんぱく質蓄積量から要因加算法によって算出された．

＜妊婦・授乳婦＞

　妊婦には，非妊娠時の年齢階級別食事摂取基準に，①胎児の成長に利用される量，②胎児の成長に伴う蓄積量，③胎児附属臓器（胎盤，臍帯）の増加に伴う分，④母親の子宮等の増大に伴う分が付加される．

　授乳婦には，非授乳時の年齢階級別食事摂取基準に泌乳の量（＝母乳中の濃度×哺乳量）を付加し，授乳婦の体重減少に伴う分を減じるとしている（**表3-16 (1)**）．

(3) 脂　質

　エネルギー源として必要なだけでなく，身体の機能を維持するために必要な必須脂肪酸や脂溶性物質の供給のためにも一定量摂取することが重要である．

＜脂肪エネルギー比＞

　今日の知見では摂取量も重要であるが，エネルギー供給バランスとしての観点から，摂取エネルギーに占める割合が重要視され，総脂質の総エネルギーに占める割合（脂肪エネルギー比率；％エネルギー）が，1歳以上は目安量ではなく目標量として設定された．乳児は目安量とした（**表3-16 (1)**）．

(4) 食物繊維

　乳幼児から5歳までは示されていない．摂取不足が生活習慣病の発症につながるとの知見から目標量として設定された．前回（2010年版）までは18歳以上に示されていたが，2015年版では6歳以上に目標量が示された（**表3-16 (2)**）．

(5) ビタミン

　食事摂取基準が定められているのは，脂溶性ビタミンとしてビタミンA，D，E，K，水溶性ビタミンとしてB_1，B_2，ナイアシン，ビタミンB_6，B_{12}，葉酸，パントテン酸，ビオチン，ビタミンCの合わせて13項目が示されている．0～5か月児はビタミンD以外のすべてのビタミンは，母乳量780ml中のビタミン含有量から目安量を求めている．ただしビタミンDは，くる病予防の観点から設定した．6～11か月については，0～5か月児の目安量を体重比の0.75乗から体表面積を推定し，外挿して目安量とした．1歳以上のビタミン類の指標は44頁，**表3-8**を参照のこと．

　最近の知見によると，ビタミンには補酵素作用，代謝調節作用のほかに抗酸化作用，細胞間情報伝達作用などがあることが判明されてきている．

　耐容上限量を策定したビタミンは，ビタミンA，D，E，ナイアシン，ビタミンB_6

および葉酸の6種類である（表3-16（4）～（9））．このうち，ビタミンAは，肝臓への過剰蓄積による肝障害防止を指標にして，成人の耐容上限量が設定された．乳児では，Aの過剰摂取による頭蓋内圧亢進の症例報告に基づいて，小児は，18～29歳の耐容上限量を体重比から外挿して設定された．

(6) 無機質（ミネラル）

人の身体は元素からできており，そのうち炭素，酸素，水素，窒素を除く他の元素の大部分は金属元素である．これらの元素は同時に，生命活動に必要な生理作用，酵素作用，代謝作用などとも密接な関係をもっている．

食事摂取基準としては，多量ミネラルのナトリウム，カリウム，カルシウム，マグネシウム，リン，微量ミネラルの鉄，亜鉛，銅，マンガン，ヨウ素，セレン，クロム，モリブデンの13項目である．これらのうち，カリウムには，今回（2015年版）新たに6～17歳で目標量が策定された．また，18歳以下で耐容上限量が策定されているものは，鉄とヨウ素，セレンである（表3-16（10）～（15））．

3-食品と栄養学的意義

毎日摂取している食べ物は，エネルギーを与えたり，身体組織を作ったり，体内の種々の機能を調節したりなどの役割を果たしている．食べ物のこのような役割は，食べ物から供給される栄養素の機能によるものである．人間が必要とする栄養素は，炭水化物（糖質），脂質，たんぱく質，ミネラル，ビタミンで，これを5大栄養素といっている．

1) 食品の選択

食品の分類には様々なものがあるが，栄養指導・食教育の観点から，含まれている栄養成分から食品を分類し，だれにでも覚えやすいように，また，利用しやすいように工夫したものとして「六つの基礎食品」などがある（図3-9）．さらに，日常の食生活にそった分類として，厚生労働省と農林水産省が策定した「食事バランスガイド」の分類などもある（237頁参照）．

六つの基礎食品は，栄養成分の類似している食品を6群に分類することにより，バランスのとれた栄養素を摂取するために，どの食品をどのように組み合わせて食べるかを誰もがわかるように具体的にしたもので，これを活用することによって栄養教育の効果をあげることが期待できるものとして厚生労働省がすすめているものである．

食品の分類は次に示すとおりである．

① 第1群：肉，魚，卵，大豆

これらは良質のたんぱく質の給源となるもので，毎日の食事で主菜となるものである．副次的にとれる栄養素としては，脂質，カルシウム，鉄，ビタミンA，ビタミンB$_1$，ビタミンB$_2$があり，これらの給源としても大きな役割がある．

② 第2群：牛乳，乳製品，骨ごと食べられる魚，海藻

　牛乳，乳製品は，比較的多種の栄養成分を含むが，特にカルシウムの給源として重要である．そのほか，良質たんぱく質，ビタミンB_2の給源としての役割も大きい．

　小魚類は，たんぱく質，カルシウムを多く含み，鉄，ビタミンB_2の給源ともなる．

③ 第3群：緑黄色野菜

　主としてカロテンの給源となる野菜であるが，ビタミンCおよびカルシウム，鉄，ビタミンB_2の給源としても大きな役割を占める．なお，この群に分類される野菜は原則として，その100g中にカロテンとして600 μg以上含有されるものとする．

④ 第4群：その他の野菜，果物

　主としてビタミンCの給源として重要で，また，カルシウム，ビタミンB_1，ビタミンB_2の給源としての役割も大きく，第3群以外の野菜および果物類が含まれる．

⑤ 第5群：米，パン，めん，いも類

　糖質性エネルギー源となる食品である．この群に分類されるものとしては，米，大麦や小麦粉などの穀類とその加工品，および糖類，菓子類などがある．なお，いも類は，糖質のほかに，ビタミンB_1，ビタミンCなども比較的多く含まれている．

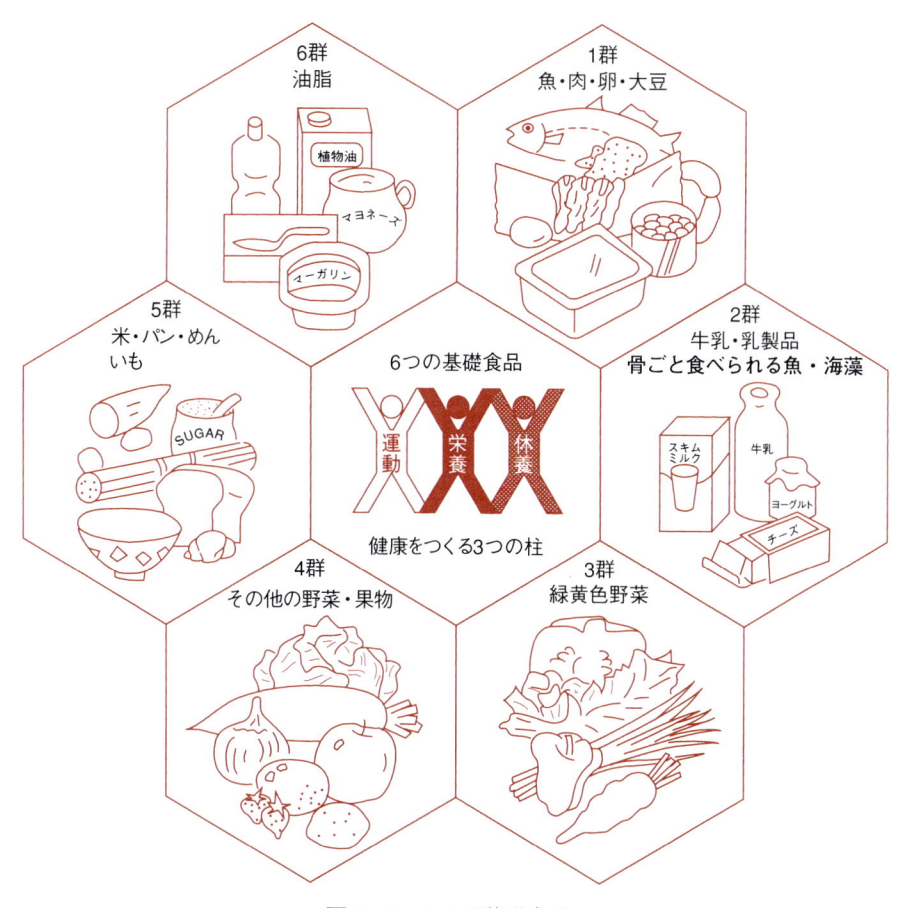

図3-9　六つの基礎食品

⑥ 第6群：油脂類

脂肪性エネルギー源となる食品で，大豆油，米油などの植物油およびマーガリンならびにバター，ラードなどの動物脂およびマヨネーズ，ドレッシングなどの多脂性食品が含まれる．

2) 食品の構成

食事摂取基準を日常の食生活に生かすためには，どのような食品を，どのくらい摂取したらよいかを具体的に示すことが必要であるとの考えから，第6次改定においても栄養所要量（食事摂取基準）に対応した食品群別摂取目標量（食品構成（**表3-17**））が示された．また『日本人の食事摂取基準（2005年版）の活用—特定給食施設等における食事計画編—』（第一出版）の中には18〜69歳の食品構成・2000kcalおよび2400kcalが記載されている（**表3-18**）．参考までにこれらを表3-17，18に示す．今回の食事摂取基準（2015年版）においては，食品構成は示されていない．

なお，これらの食品構成はあくまでも一つの事例であり，各地域，各施設，さらに各個人に適用するに当たって，個々の条件（健康状態，嗜好，経済性，地域特性など）を考慮した上，より導入しやすい，より適正なものとなるよう工夫すべきである．

(1) 食品構成策定の基本的な考え方

(1) 食事摂取基準を満たすものであること．
(2) 栄養比率（PFC比率）について考慮．
(3) 日常の食生活に導入しやすいものであること．
(4) 理解しやすいものであること．

(2) 食品構成の区分方法

(1) 年齢区分：食事摂食基準の年齢区分（1歳以上）等に応じた区分としている．
(2) 食品群別分類：国民健康・栄養調査で用いている分類を基本としているが，それぞれの対象ごとに使いやすい食品群分類としてもよい．

(3) 食品群別摂取目標量の算定方法

食品群別摂取目標量を定めるにあたっては，日常摂取における各食品群ごとの上限から下限の間の種々の組み合わせによるエネルギー及び各栄養素量が，食事摂取基準に適合するか否かを確認し，適合する組み合わせを取り上げ，その中から日常の食生活に活用しやすいものを選定する．組み合わせに用いる各食品群別の量についてはおおむね5g刻みとした．

（大江秀夫）

表3-17 (1) 年齢区分別摂取目標量(「第6次改定日本人の栄養所要量－食事摂取基準－の活用」より)

栄養素等		1～2歳	3～5歳	6～8歳	9～11歳	12～14歳	15～17歳	18～29歳	30～49歳
エネルギー	(kal)	1,200	1,550	1,800	2,150	2,450	2,500	2,350	2,300
たんぱく質	(g)	35	45	60	70	80	75	65	65
カルシウム	(mg)	500	500	600	700	800	750	650	600
鉄	(mg)	7	8	9	10	12	12	11	11
ビタミンA									
A効力	(IU)	1,000	1,000	1,200	1,500	1,900	1,900	1,900	1,900
レチノール	(μg)	300	300	400	500	633	633	633	633
ビタミンB_1	(mg)	0.5	0.6	0.8	0.9	1.1	1.1	1.0	1.0
ビタミンB_2	(mg)	0.6	0.8	0.9	1.1	1.2	1.2	1.1	1.1
ビタミンC	(mg)	45	50	60	70	80	90	100	100
脂肪エネルギー比(％)		25～30	25～30	25～30	25～30	25～30	25～30	20～25	20～25

表3-17 (2) (g)

	食品群	1～2歳	3～5歳	6～8歳	9～11歳	12～14歳	15～17歳	18～29歳	30～49歳
年齢区分別食品構成	穀類	150	180	250	320	360	400	380	380
	種実類	5	5	5	5	5	5	5	5
	いも類	40	60	70	100	100	100	110	100
	砂糖類	5	5	5	5	5	5	5	5
	菓子類	20	30	30	30	30	30	20	20
	油脂類	10	15	15	15	20	20	20	15
	豆類	30	40	50	60	80	70	60	60
	果実類	150	150	150	150	150	150	150	150
	緑黄色野菜	90	90	90	90	100	120	120	120
	その他の野菜	120	150	150	200	200	230	230	230
	きのこ類	5	5	5	5	10	10	10	10
	海藻類	5	5	5	5	10	10	10	10
	調味嗜好飲料	50	50	50	60	60	70	100	100
	魚介類	30	40	50	70	70	70	60	60
	肉類	40	40	50	70	70	70	60	60
	卵類	30	30	40	40	50	40	40	40
	乳類	200	200	250	300	350	300	200	200
	その他の食品	5	5	5	5	5	5	5	5
年齢区分別食品摂取量（平成9年国民栄養調査）	穀類	130.7	151.9	203.2	225.2	260.2	297.2	270.6	277.1
	種実類	1.8	4.3	1.6	0.9	0.7	1.4	1.4	2.0
	いも類	38.2	55.7	78.3	92.0	88.3	71.9	61.5	65.7
	砂糖類	4.0	6.4	8.4	9.4	9.1	9.3	8.4	10.0
	菓子類	31.2	37.7	35.8	33.9	37.2	33.3	25.1	21.7
	油脂類	9.0	13.3	16.5	17.6	19.2	20.8	20.0	19.9
	豆類	34.0	39.9	51.8	61.6	65.8	54.7	57.8	69.2
	果実類	127.1	114.4	123.7	122.5	129.2	119.6	96.6	111.9
	緑黄色野菜	48.2	49.7	59.9	74.2	72.5	82.2	88.2	89.6
	その他の野菜	75.4	88.2	129.3	160.1	171.0	167.6	168.9	191.3
	きのこ類	5.7	6.0	7.2	6.9	10.1	12.1	13.4	13.6
	海藻類	2.0	2.1	2.9	3.5	4.2	4.2	4.4	5.1
	調味嗜好飲料	83.7	82.2	81.6	96.2	105.5	140.0	205.9	253.1
	魚介類	36.1	46.4	59.0	59.9	76.3	84.8	81.5	103.6
	肉類	38.4	52.9	73.8	86.9	99.2	119.9	106.7	89.5
	卵類	25.3	32.1	38.2	40.6	46.7	52.8	42.3	43.9
	乳類	195.6	169.7	274.9	336.3	315.0	170.7	105.6	99.9
	その他の食品	3.8	5.6	5.3	6.0	6.6	8.8	7.5	6.4

表3-18　18〜69歳の食品構成

「日本人の食事摂取基準(2005年版)の活用」より

(2,000 kcal)

食品群 \ 栄養素等摂取量平均値	摂取量(g)	エネルギー(kcal)	たんぱく質(g)	脂質(g)	炭水化物(g)	食塩相当量(g)	カリウム(mg)	カルシウム(mg)	鉄(mg)	ビタミンA(μgRE)	ビタミンB₁(mg)	ビタミンB₂(mg)	ビタミンC(mg)
穀 類	470.0	830.3	15.96	4.57	174.2	0.97	179.0	43.9	0.99	4.0	0.171	0.114	0.05
いも類	60.0	40.1	0.70	0.06	9.5	0.01	184.6	11.6	0.26	0.3	0.031	0.013	7.86
砂糖・甘味料類	5.0	18.8	0.00	0.00	4.9	0.00	0.9	0.2	0.01	0.0	0.000	0.000	0.01
種実類	5.0	25.0	0.88	2.01	1.2	0.00	26.9	24.9	0.25	0.3	0.016	0.009	0.15
野菜類（計）	400.0	96.3	4.24	0.71	21.3	0.10	768.5	128.3	1.52	808.5	0.137	0.133	52.18
緑黄色野菜	140.0	40.1	2.06	0.31	8.6	0.04	366.3	62.0	0.83	782.9	0.065	0.085	26.86
その他の野菜	260.0	56.2	2.17	0.39	12.7	0.06	402.2	66.3	0.69	25.6	0.072	0.049	25.32
果実類	150.0	86.9	0.79	0.28	22.6	0.00	250.7	14.1	0.22	85.8	0.067	0.032	44.88
きのこ類	20.0	3.9	0.49	0.05	1.4	0.01	47.1	0.5	0.10	0.0	0.022	0.029	0.03
海藻類	15.0	3.5	0.44	0.06	1.2	0.22	66.7	14.5	0.30	29.4	0.008	0.019	1.12
主たんぱく質類（計）	305.0	495.6	45.67	30.36	5.6	1.55	630.3	157.6	3.81	205.4	0.397	0.570	5.54
豆 類	60.0	72.1	5.35	4.42	2.7	0.04	126.1	71.9	1.00	0.0	0.045	0.057	0.00
魚介類	100.0	149.6	19.16	6.45	2.3	0.98	276.5	52.8	1.07	41.6	0.089	0.156	1.12
肉 類	90.0	190.5	14.11	13.92	0.5	0.35	156.8	4.8	0.74	84.9	0.230	0.136	4.43
卵 類	55.0	83.4	7.05	5.56	0.2	0.19	71.0	28.2	1.00	78.8	0.033	0.221	0.00
乳 類	200.0	151.7	7.53	7.86	12.4	0.34	298.0	246.3	0.11	73.3	0.074	0.304	1.48
油脂類	10.0	88.3	0.01	9.58	0.0	0.03	0.5	0.2	0.00	11.7	0.000	0.001	0.00
菓子類	25.0	84.2	1.56	2.91	12.9	0.12	42.1	12.8	0.23	16.1	0.019	0.033	0.76
嗜好飲料類	450.0	66.3	0.80	0.08	6.5	0.05	127.4	15.7	0.36	1.5	0.012	0.111	10.09
調味料・香辛料類	80.0	87.3	3.46	4.15	8.7	6.06	155.0	23.8	0.86	6.4	0.034	0.056	0.39
合　計		2,078.4	82.5	62.7	282.3	9.5	2,777.7	694.5	9.0	1,242.6	1.0	1.4	124.5

(2,400 kcal)

食品群	摂取量(g)	エネルギー(kcal)	たんぱく質(g)	脂質(g)	炭水化物(g)	食塩相当量(g)	カリウム(mg)	カルシウム(mg)	鉄(mg)	ビタミンA(μgRE)	ビタミンB₁(mg)	ビタミンB₂(mg)	ビタミンC(mg)
穀 類	570.0	1,007.0	19.35	5.54	211.2	1.18	217.1	53.2	1.20	4.8	0.208	0.138	0.07
いも類	80.0	53.4	0.94	0.08	12.6	0.01	246.1	15.5	0.35	0.4	0.041	0.017	10.48
砂糖・甘味料類	5.0	18.8	0.00	0.00	4.9	0.00	0.9	0.2	0.01	0.0	0.000	0.000	0.01
種実類	5.0	25.0	0.88	2.01	1.2	0.00	26.9	24.9	0.25	0.3	0.016	0.009	0.15
野菜類（計）	400.0	96.3	4.24	0.71	21.3	0.10	768.5	128.3	1.52	808.5	0.137	0.133	52.18
緑黄色野菜	140.0	40.1	2.06	0.31	8.6	0.04	366.3	62.0	0.83	782.9	0.065	0.085	26.86
その他の野菜	260.0	56.2	2.17	0.39	12.7	0.06	402.2	66.3	0.69	25.6	0.072	0.049	25.32
果実類	200.0	115.9	1.06	0.37	30.2	0.01	334.2	18.8	0.29	114.5	0.090	0.042	59.84
きのこ類	20.0	3.9	0.49	0.05	1.4	0.01	47.1	0.5	0.10	0.0	0.022	0.029	0.03
海藻類	15.0	3.5	0.44	0.06	1.2	0.22	66.7	14.5	0.30	29.4	0.008	0.019	1.12
主たんぱく質類（計）	350.0	554.2	50.91	33.72	7.1	1.69	727.5	201.4	4.50	216.7	0.432	0.634	5.65
豆 類	90.0	108.2	8.03	6.63	4.0	0.05	189.2	107.8	1.50	0.0	0.068	0.086	0.00
魚介類	110.0	164.6	21.07	7.10	2.5	1.08	304.0	58.1	1.17	45.8	0.098	0.171	1.23
肉 類	90.0	190.5	14.11	13.92	0.5	0.35	156.8	4.8	0.74	84.9	0.230	0.136	4.43
卵 類	60.0	91.0	7.69	6.07	0.2	0.20	77.5	30.7	1.09	86.0	0.036	0.241	0.00
乳 類	220.0	166.9	8.28	8.65	13.7	0.37	327.8	271.0	0.12	80.7	0.082	0.335	1.63
油脂類	12.0	105.9	0.01	11.49	0.0	0.03	0.6	0.3	0.00	14.0	0.000	0.001	0.00
菓子類	30.0	101.1	1.87	3.50	15.5	0.15	50.5	15.4	0.27	19.3	0.023	0.039	0.91
嗜好飲料類	450.0	66.3	0.80	0.08	6.5	0.05	127.4	15.7	0.36	1.5	0.012	0.111	10.09
調味料・香辛料類	80.0	87.3	3.46	4.15	8.7	6.06	155.0	23.8	0.86	6.4	0.034	0.056	0.39
合　計		2,405.6	92.7	70.4	335.5	9.9	3,096.4	783.4	10.1	1,296.4	1.1	1.6	142.5

注：この食品構成の例は，五訂日本食品標準成分表によって集計された国民栄養調査結果を基に作成したものである．
　日本人の食事摂取基準（2005年版）では五訂増補日本食品標準成分表に準じたレチノール当量の取り扱いとなっている．このため，ビタミンAの数値には特に留意されたい．

4-献立の作成

(1) 献立作成の意義

人が健康を保持増進するために必要なエネルギーや栄養素は，各人の年齢・性・生活環境などによって異なり，それに合った食生活を営むために適正な献立を作成する必要がある．

献立とは，食事として供する料理の種類およびその材料，分量，調理法などについて計画をたてることである．

(2) 献立作成の基本条件

① 食事摂取基準に合わせる

各人が健康な食生活を送るために必要なエネルギーおよび各栄養素の量が，食事摂取基準として示されている（41頁〜参照）．献立を作成するときは，まず対象の食事摂取基準を把握する．ただし，食事摂取基準は各年齢の参照体位を基礎にして算定されたものであるから，適用する際にはある程度の個人差を考慮し，柔軟に対応する．

② 食事摂取基準に基づいた食品構成を策定する

食事摂取基準を日常の食生活に活用するために，栄養的に類似した食品をまとめていくつかの食品群を作り，各群別に摂取量の目安を検討する方法がとられている．この食品群別摂取量の目安を食品構成という．

厚生労働省の示す6群の分類（六つの基礎食品；図3-9，59頁）を参考に策定した18〜29歳女性（身体活動レベルⅡ）の食品構成例を示す（表3-19）．

表3-19　18〜29歳女性の食品構成（身体活動レベルⅡ）

食品群	食品	重量（g）
第1群	魚・肉 卵 豆腐（絹ごし）	50 40 30
第2群	牛乳	300
第3群	緑黄色野菜	150
第4群	その他の野菜 果物	200 150
第5群	穀類 いも類 菓子類 砂糖	350 80 25 10
第6群	油脂類（種実類を含む）	10

（水野清子）

③　栄養の配分の考慮

食品構成をもとに1日の献立を作成する際に，3度の食事と間食とにどのように栄養配分をするか考慮しなければならない．1食分の献立には1および2群，3および4群，5群，6群の中から数種類の食品を選び，組み合わせるとよい．

④　食品の選択

広い味覚を養うためになるべく広範囲の食品を用いる．季節に出まわる食品は安価で栄養面でも優れていることが多いので，できるだけ利用する．また，加工食品を利用する際は添加物や消費期限または賞味期限などを確かめ，安全なものを選択する．

⑤　食費について

限られた食費でエネルギーや栄養素の量や嗜好を充足させるために，安価で新鮮な食品を鑑別しなければならない．

⑥　調理の負担について

食事作りは毎日の作業なので，材料の調達や調理能力，調理時間が過重になる献立はさける．行事食などの特別献立を無理のない範囲で取り入れ，食事を楽しむ工夫をする．

⑦　嗜好について

食べる人の好みや食習慣を考慮して食欲をそそる献立にすることも大切である．しかし，偏った食事にならないように食べ慣れない食品や調理法も，工夫して取り入れることも必要である．

(3) 1日分の献立作成の方法

① 作成する献立の対象者の食事摂取基準，それに対応する食品構成を把握する．
② 各食事ごとの主食とそれに合わせた主菜の献立を決める．
③ 主食や主菜に合う副菜（主に野菜料理）を決める．その際，1食における色彩・味・口当たり・食べやすさなどの組み合わせも考慮する．
④ 決定した主食，主菜，副菜に使用する食品の重量を，食品構成に合うように決める．

(4) 献立の栄養価の算出

作成した献立に基づき，食品成分表を用いてエネルギーと栄養素量を算出する．「日本食品標準成分表2015年版（七訂）」（文部科学省）には2,191種の食品の標準的な成分値が示されている．食品成分表の数値はあくまでも平均値であるから，栄養価計算については細かいところまで計算する必要はない．エネルギーおよび各栄養素の単位は，食品成分表に準じる．

（竹内恵子）

5−成人女性の献立例

　近年，外食や各種調理食品など食の外部化が進む一方，国民健康・栄養調査などで若い世代において欠食やダイエットなどによるエネルギーや栄養素の不足など，さまざまな食生活上の問題点が指摘されている．これから保育士や栄養士等の専門職を目指す者として，まず自分自身の適正な食生活のあり方を習得する必要がある．

　食生活は各人の生活状況によって大きく影響を受ける．次頁に18〜29歳女性（身体活動レベルⅡ）の食品構成をもとに食事摂取基準を充足する献立例を示した．

　これらの献立から，以下のことを学ぶ．

1. 食事摂取基準，食品構成で示された数値が実際に1日の食事に展開された場合の全体のイメージ，量，バランス，食材の用い方，調理法などを総体的につかむ．
2. 昼食に弁当を用意する場合の質的・量的バランスのとり方，外食する場合のメニューの選択やそれに由来する栄養の過不足を補正・充足する方法を考える．
3. 間食の量や回数，食品の選び方．
4. 問題視される若い女性の献立例を食品構成，食事摂取基準と照らし合わせ，改善例を考える．また，日常の自分の食生活とも照らし合わせ，自分自身の食生活の問題点を把握する．

● 18～29歳女性（昼食は弁当持参；身体活動レベルⅡ）

献立名		材料名	分量(g)	目安量
朝食	トースト	食パン	90	1斤8枚切り2枚
		マーガリン	6	小さじ1.5
		いちごジャム	15	小さじ2
	ミルクティー	紅茶	80	
		牛乳	80	
		さとう	3	小さじ1
	サラダ	ミニトマト	30	5個
		きゅうり	20	1/4本
		レタス	5	1/5枚
		フレンチドレッシング	15	大さじ1
	果物	グレープフルーツ	100	1/2個
昼食	きじ焼き弁当	ごはん	200	大人茶碗1.5杯
		のり	適宜	
		鶏もも肉	50	
		酒	5	小さじ1
		みりん	5	小さじ1弱
		しょうゆ	5	小さじ1弱
		しょうが汁	少々	
		ししとうがらし	30	3本
		油	3	小さじ1弱
	甘煮	さつまいも	40	1/4本
		さとう	4	小さじ1強
		塩	少々	
	野菜	ブロッコリー	60	3房
		マヨネーズ	5	小さじ1
	果物	いちご	60	3～4粒
	お茶			
3時	牛乳	牛乳	150	3/4カップ
	コーヒーゼリー	ゼラチン	1	小さじ3/5
		水	10	小さじ2
		インスタントコーヒー粉	1.5	小さじ1弱
		湯	60	1/4カップ強
		さとう	8	小さじ2強
		生クリーム	15	大さじ1
		プルーン（乾）	8	1個
夕食	ごはん	ごはん	200	大人茶碗1.5杯
	みそ汁	かぼちゃ	50	5cm角1切れ
		油揚げ	5	1/5枚
		だし汁	150	3/4カップ
		みそ	10	大さじ1/2強
	ムニエル	いわし	50	小1尾
		塩	0.6	
		こしょう	少々	
		小麦粉	3	小さじ1
		油	4	小さじ1
		レモン		1切れ
	ソテー	かぶ	30	小1個
		油	1	小さじ1/4
		塩	少々	
	グラッセ	にんじん	40	1/4本
		水	30	大さじ2
		さとう	0.8	
		塩	0.4	
		バター	4	小さじ1
	柚香和え	小松菜	50	1株
		しめじ	30	1/3パック
		酒	少々	
		塩	少々	
		柚子絞り汁	6	小さじ1強
		しょうゆ	4	小さじ2/3

〈作り方〉

❋きじ焼き弁当
① 鶏もも肉は酒・みりん・しょうゆ・しょうが汁に漬ける．
② フライパンに油を熱し，汁気をとった鶏肉を焼く．
③ ししとうがらしも加えてさっと炒め，残った漬け汁も加え，ふたをして蒸し焼きにする．
④ 鶏肉は冷ましてから薄いそぎ切りにして，ししとうがらしとともに，もみのりを敷いたごはんの上に並べる．

❋コーヒーゼリー
① ゼラチンは水にふり入れてふやかしておく．
② 小鍋でコーヒーを作り，砂糖を加えて10秒ほど煮立て火からおろす．
③ ②のコーヒー液に①のゼラチンを加えて溶かす．
④ 冷ましてから型に流し固める．
⑤ 水とワインに漬け込んで弱火で煮たプルーンと，生クリームを飾る．

❋柚香和え
① 小松菜は，塩湯でゆでて3cmに切る．
② しめじは1～2本ずつに分けて小鍋に入れ，酒と塩でから炒りする．
③ 柚子絞り汁としょうゆを混ぜ合わせ，①②を和える．

	エネルギー(kcal)	たんぱく質(g)	脂質(g)	カルシウム(mg)	鉄(mg)
●1日合計	1,984	58.2	62.0	569	6.6
朝食	489	12.6	18.4	142	0.8
昼食	637	18.0	14.8	62	1.8
夕食	635	21.1	16.3	186	3.8
間食	223	6.5	12.5	179	0.2

● 18～29歳女性（昼食はテイクアウト；身体活動レベルⅡ）

	献立名	材料名	分量(g)	目安量	献立名	改善例 材料名（変更部のみ）	分量(g)	目安量
朝食	パン	クロワッサン	50	1個	パン			
		ぶどうロール	50	1個				
	牛乳	牛乳	200		牛乳			
					果物	キウイフルーツ	100	1個
昼食	おにぎり	ごはん	220	2個	おにぎり			
		のり	適宜					
	ツナマヨネーズ	ツナ油漬け缶詰	5					
		マヨネーズ	5					
	梅干し	梅干し	5					
	ごぼうサラダ	ごぼう	40	市販サラダ1パック	ごぼうサラダ			
		マヨネーズ	5					
					おでん	ゆで卵	50	1個
						だいこん	80	1切れ
						じゃがいも	50	1切れ
	お茶				お茶			
3時	ワッフル	カスタードクリーム入り	40	1個	ワッフル			
	野菜ジュース		200	1缶	ミルクティー	紅茶	100	
						牛乳	50	
						さとう	3	小さじ1
	スナック菓子	ポテトチップス	20		果物	みかん	100	1個
夕食	ごはん	ごはん	150	大人茶碗1杯強	ごはん			
	豚肉のみそ炒め	豚肉	80	薄切り3枚弱	豚肉のみそ炒め			
		アスパラガス	30	3～4本				
		油	10	小さじ2強				
		みそ	15	大さじ1弱				
		しょうゆ	15	大さじ1弱				
		みりん	15	大さじ1弱				
					お浸し	ほうれん草	80	3株
						しょうゆ	4	小さじ2/3
						だし	5	小さじ1
	果物	みかん	100	1個				

18～29歳女性

	エネルギー (kcal)	たんぱく質 (g)	脂質 (g)	カルシウム (mg)	鉄 (mg)
●1日合計	1,900	50.9	69.0	389	4.5
朝食	493	14.7	22.8	247	0.8
昼食	479	7.4	9.1	31	0.8
夕食	682	23.7	26.9	48	1.6
間食	246	5.1	10.2	63	1.3

18～29歳女性（改善例）

	エネルギー (kcal)	たんぱく質 (g)	脂質 (g)	カルシウム (mg)	鉄 (mg)
●1日合計	2,001	60.9	9.7	537	6.8
朝食	546	15.7	22.9	280	1.1
昼食	607	14.7	14.5	76	2.1
夕食	656	25.1	27.1	73	3.2
間食	192	5.4	5.2	108	0.4

（竹内恵子）

第4章
成長段階別にみた栄養と食生活

Ⅰ．妊娠期

1-妊娠中の食生活

1) 妊娠の成り立ちと妊娠に伴う母体の変化

　　受精卵が細胞分裂を繰り返し，一定の大きさに達すると子宮内壁に着床して妊娠が成立する．最初は肉眼で見えないほどの大きさで出発した受精卵は，胎芽，胎児となり，約40週の胎内生活のあと身長約50cm，体重約3kgにまで成長し，生命維持に必要な諸器官と機能を備えて新生児として胎外に送り出される．

　　一方，母体も妊娠によって変化する．わが国の妊婦は約40週の間に10kg前後の体重増加を示すと言われているが，これは主に胎児の発育のほかに胎盤，臍帯，卵膜，羊水など胎児の付属物の生成の増殖，母体側の乳腺の発育，子宮の増大，血液の増加や組織の変化によるものである．この間，母体内には栄養素の蓄積が行われ，分娩，授乳に必要な準備が進められていく．

　　とくに，妊娠22週から産後1週間の間を「周産期」と呼ぶ．この時期における胎児および新生児の死亡率は妊婦死亡率，乳児死亡率などとともに，地域母子保健の水準を示す代表的な指標の一つとなる．

2) 妊娠中の食生活の重要性

　　表4-1に，妊娠によるたんぱく質の蓄積状況を示す．たんぱく質の蓄積量は，妊娠前半では，胎児や胎児付属物よりも妊娠の変化による母体側に多く，後半ではその割合は胎児側にいくぶん多くなる．妊娠全般におけるこのたんぱく質の蓄積は，妊婦が毎日摂取する食物によるのである．

　　また妊娠中の栄養・食生活の適否は，胎児の発育・発達，健康のみならず出生後の児や母体にも重大な影響を及ぼす．すなわち，出生後の児の健康状態，母体の妊娠・分娩経過，分娩後の回復の仕方や健康状態などと密接な関係をもつ．

表4-1 妊娠によるたんぱく質の蓄積

	妊娠5か月末 (g)	妊娠10か月末 (g)
胎　　　　　児	30	403
胎　盤・臍　帯	19	80
羊　　　　　水	0.5	3
子　宮　肥　大	55	166
乳　房　肥　大	36	81
循環血液量増加	46.7	190.9
細胞外液量増加	1	2
	188.2	925.9

（日本人の栄養所要量による）

3) 食事摂取基準と食品構成

　　妊娠中の食事摂取基準は47頁〜に示されている．この時期におけるエネルギーはじめ種々の栄養素は，非妊婦のその年代における数値に胎児の発育，妊娠中の母体の変化に伴う必要量を付加する形をとっている．妊娠期の推定エネルギー必要量は初期（0〜13週6日），中期（14週0日〜27週6日），後期（28週0日〜出産）の3区分別，身体活動レベル別に，その他の栄養素も非妊時に対する付加量で示されている．

　　なおビタミンAについては，これを食品または補給剤から継続的に1日10,000IU以上摂取した場合，5,000IU以下の者に比べ奇形児の発生率が高い．とくに妊娠前3か月から妊娠3か月までの間にビタミンAを多く含む食品（各種肉の肝臓，うなぎのきもなど）やビタミンAの補強剤の摂取には注意しなければならない．

　　さらに疫学調査から，二分脊椎などの神経管閉鎖障害の発生を減らすためには，妊娠の1か月以上前から妊娠3か月までの間，葉酸の摂取が必要であることが明らかにされた．葉酸を1日に400μg摂取することが勧められている．ほうれんそう，ブロッコリーなどの緑黄色野菜，いちご，納豆など葉酸を含む食品の摂取が少ない場合には，栄養補助食品からの補給を考慮することも必要となる．

　　食塩については，薄味調味を心がけ，1日の食塩の摂取量は7.0g未満にするよう心がける．

　　食事摂取基準を充足し，食生活を簡便に合理的に営むためには，多数の食品を栄養学的見地から数群に分類し，それぞれの食品群の摂取量を呈示した「食品構成」が必要となる．食事摂取基準をもとに策定した食品構成例（表4-2）を示すが，食品構成は地域の食生活状況や対象特性を考慮し，それに合わせて策定する．非妊婦をもとに作成した妊娠中の献立例を77頁に示す．

表 4-2　妊婦を対象とした食品構成例

（身体活動レベルⅡ（ふつう），非妊婦に対する付加量：g）

食品群	食品	非妊婦 18～29歳	非妊婦 30～49歳	妊婦[1] 中期	妊婦[1] 後期
第1群	魚・肉	50	50	+20[2]	+20[2]
	卵	40	40	+10	+10
	豆腐（絹ごしとして）	30	30	+20	+20
第2群	牛乳・乳製品（牛乳として）	300	300		
第3群	緑黄色野菜	150	150		
第4群	その他の野菜	200	200		
	果物	150	150		
第5群[5]	穀類[3]	350	350	+50	+80
	いも類[3]	80	80		
	菓子類[3]	25	25	+10	+15
	砂糖[4]	10	10		
第6群[5]	油脂類（種実類を含む）[4]	10	18		+3

[1] 非妊婦（18～29歳）に対する付加量．
[2] 魚類に含まれるメチル水銀は，胎児の健康に悪影響を及ぼすとされている．
　キダイ，マカジキ，ユメカサゴ，ミナミマグロ，クロムツなどは，1回約80gとして週に2回まで，キンメダイ，メカジキ，クロマグロ，メバチなどは，1回約80gとして週に1回までとする．
[3] 非妊婦（18～29歳）の穀類は米飯に換算すると，およそ660gに相当する．
　しかし，各人に必要なエネルギーは，生活や運動の仕方により大きく左右されるので，あまり分量にこだわる必要はない．空腹を補う程度で．
[4] 強いて用いる必要はない．摂り過ぎないよう注意．
[5] 第5群と第6群はいずれも主にエネルギー源となるので，両者の比率は個々の食習慣，嗜好などを尊重して，いくぶん増減する．

（水野清子）

4）妊産婦のための食生活指針（厚生労働省）

　　現在，若い女性の健康・食生活が問題視される中で（148頁～），厚生労働省では順調な妊娠・出産をもたらすために以下の指針を示している．

・妊娠前から，健康なからだづくりを
・「主食」を中心に，エネルギーをしっかりと
・不足しがちなビタミン・ミネラルを，「副菜」でたっぷりと
・からだづくりの基礎となる「主菜」は適量を
・牛乳・乳製品などの多様な食品を組み合わせて，カルシウムを十分に
・妊娠中の体重増加は，お母さんと赤ちゃんにとって望ましい量に
・母乳育児も，バランスのよい食生活のなかで
・たばことお酒の害から赤ちゃんを守りましょう
・お母さんと赤ちゃんの健やかな毎日は，からだと心にゆとりのある生活から生まれます

近年，低出生体重児が増加していると報告されている．喫煙や飲酒は胎児の発育に明らかに影響を及ぼす．喫煙により血中のヘモグロビンが一酸化炭素と結合し，血液中の酸素量が低下する．このために，胎盤を通して行われる胎児への酸素や栄養補給が妨げられ，早産児が増え周産期死亡率も高まったり，出生体重も小さくなる．また，受動喫煙も低出生体重児が生まれやすいと言われているので，注意したい．

アルコールは胎盤を容易に通過するので，妊娠中の飲酒は胎児にも酒を飲ませることに等しい．妊娠中の飲酒の安全量は明らかにされていないが，一般に，妊婦は少量と言えども飲酒は避ける方が賢明であろう．とくに妊娠初期（とくに8〜11週）までは注意が必要であると言われている．

2-妊婦にみられる主な症状

1）つわり

妊娠すると2か月頃から70〜80％の妊婦が「つわり」を経験する．つわりの原因には諸説があって定説はないが，悪心が続き食欲が低下する，匂いに敏感になる，食品の好みが変わるなどの症状が出現する．

この時期における胎児はまだ小さいので，妊婦自身の栄養摂取量が少なくても，胎児の発育に影響を及ぼすことはほとんどない．それゆえ，心身ともにリラックスしながら，好きなものを食べたいときに摂取する，空腹時に症状が強く現れるので胃を空にしないよう手軽につまめるものを用意しておく，少しずつ時間をかけて食べる，消化のよいものを少しずつ摂取する，などを心がける．

2）貧　血

女性は毎月，月経によって血液を失うので貧血になりがちな上，妊娠すると胎児の身体や血液をつくるために，ますます血液をつくる材料が必要になる．鉄の摂取量が不足すると，組織への酸素の供給が不足するので，めまい，疲労を感じやすく，出産の際には様々な異常を招きやすい．図4-1に示したように，妊娠中期から後期にか

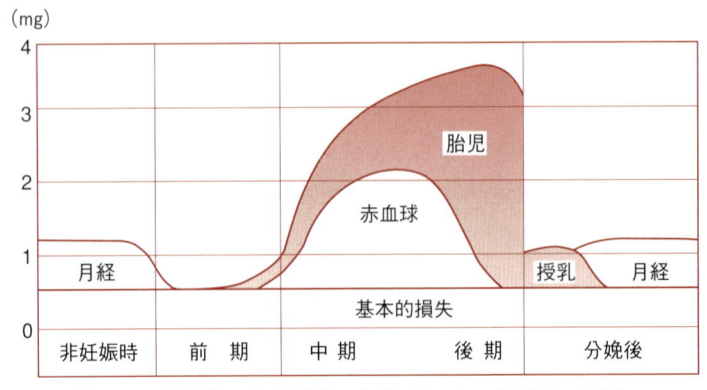

図4-1　妊娠中の鉄必要量の変化（Bothwell THによる）

表4-3 鉄を多く含む食品と常用量中の鉄含量

分類	食品名	100g中の鉄含量(mg)	分量(g)	目安量	鉄含量(mg)
肉・魚	豚肝臓	13.0	50	卵大1枚	6.5
	鶏肝臓	9.0	50	1羽分	4.5
	牛肝臓	4.0	50	卵大1枚	2.0
	牛肉（もも・赤肉）	2.8	70	切身1枚	2.0
	なまり節	5.0	50	1/2切	2.5
	丸干し	4.4	40	2本	1.8
	かつおフレーク味つけ缶詰	2.6	50	約1/4缶	1.3
	いわし（うるめ）	2.3	60	2尾	1.4
	まぐろ（きはだ）	2.0	80	1切	1.6
貝	しじみ	8.3	30	殻ごと1/2カップ	2.5
	あさり	3.8	30	10個	1.1
	はまぐり	2.1	50	5〜6個	1.1
	かき	1.9	80	4〜5個	1.5
大豆製品	大豆（乾）	6.8	20	大さじ山1杯	1.4
	凍り豆腐	7.5	15	1枚	1.1
	糸引き納豆	3.3	100	1包	3.3
	豆腐（木綿）	0.9	150	1/2丁	1.4
卵	卵黄	6.0	18	1個	1.1
野菜・海藻	つまみな	3.3	80	小鉢1杯	2.6
	小松菜	2.8	80	小鉢1杯	2.2
	ほうれんそう	2.0	80	小鉢1杯	1.6
	ほしひじき（鉄釜・乾）	58.2	7	小鉢1杯	4.1

注：肝臓を使用する場合には，ビタミンAの過剰摂取に注意

けて母子ともに鉄の需要量が増加する．それゆえ，とくに妊娠前に貧血であった者は鉄を多く含む食品の摂取を心がけ（**表4-3**），3食とも栄養バランスのとれた食事を規則的に摂取する習慣をつけることが大切である．

妊娠経過に伴って起きる妊娠性貧血，妊娠性鉄欠乏性貧血では，吸収率の高い鉄（ヘム鉄）を含む赤身の魚，肉，レバーなどを用いて鉄量と同時にたんぱく質性食品の摂取量を増やす．さらに鉄の吸収率を高めるためにビタミンB_6，B_{12}，C，葉酸，銅を含む食品の摂取を心がける．これらの栄養素を含む食品は36，38頁を参照．

3) 過剰体重増加

肥満妊婦の約80％は妊娠高血圧症候群，糖尿病，高脂血症などの合併症を呈し，また，胎児も巨大化して分娩時に異常を起こしやすく，胎児仮死や周産期死亡率を高めることになる．**図4-2**に示す妊娠月数別BMI簡易表，1週間単位の体重増加量，妊娠中の体重増加量を参考に，過剰体重の妊婦には医師の指示のもとに生活・栄養指導を行う．

厚生労働省では，妊娠中の推奨体重増加量は，非妊時のBMIが18.5未満（低体重：やせ）では9〜12kg，18.5以上25.0未満（ふつう）では7〜12kg，25以上ではおよそ5kgを目安とし，これを著しく超える場合には，他のリスクなどを考慮しながら，臨床的な状況を踏まえ，個別に対応するとしている．一方，1週間当たりの推奨体重増加量は低体重およびふつうでは0.3〜0.5kg，肥満では個別に対応する．

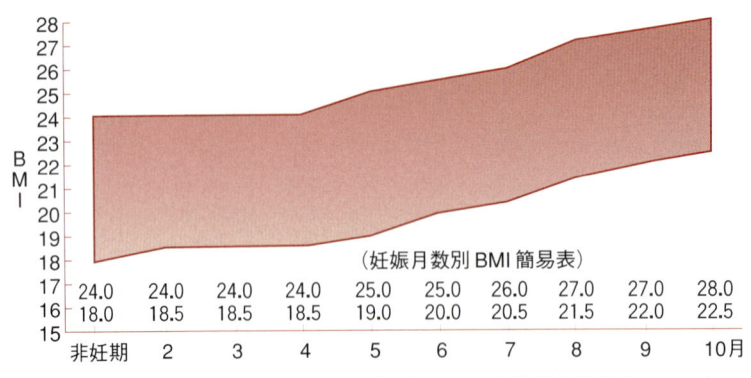

図4-2 正常妊娠におけるBMIの推移（日本産科婦人科学会による）

体重増加には生活の仕方や食事の欠如，食事リズムの乱れ，間食や夜食の過剰摂取，夕食の遅延および過剰摂取など，食生活のありようがかかわることが多い．治療に当たっては糖質性食品，脂肪を多く含む食品の摂取，油脂類を多く使用する料理は抑制するが，たんぱく質性（特に植物性）食品の摂取は多くする．また，野菜，海藻，きのこ類，こんにゃくなどの低エネルギー食品を用いて食事のボリューム感を出す工夫も大切である．

食生活に留意すると同時に，医師の指示を受けて家事や運動（早歩き，妊婦体操など）を積極的に行い，消費エネルギーを増やすことも必要である．

4）妊娠糖尿病

妊婦の糖尿病には，糖尿病をもつ女性が妊娠した場合と，妊娠中のみ耐糖能が低下して起こる妊娠糖尿病とがあり，妊婦健康診査でみられるケースには後者の方が多い．妊娠初期に高血糖がみられると奇形や流産を起こしやすく，後期においては巨大児の出産を招くが，とくに血糖調節の悪い症例では子宮内発育遅延，胎児死亡例もみられ，周産期死亡率を高めることになる．

妊娠糖尿の場合，エネルギー摂取の目標は身長別標準体重1kg当たり25～30kcalとし，これに妊娠中のエネルギー付加量を加えた値とすることが多い．そして糖質，たんぱく質，脂質由来のエネルギー比をそれぞれ50～60％，15～20％，20～30％とするが，胎児に適量のぶどう糖を供給する上で，糖質を1日に150g以上確保することが望ましい．また，血糖を一定に保つために，1日の食事回数を4～5回に分割する．『糖尿病の食品交換表』（文光堂）を用いると栄養・食事の管理が行いやすい．

5）妊娠高血圧症候群

妊娠による変化に母体が適応できずに全身性の血管れん縮や胎盤機能の低下，組織へのナトリウムの過剰貯留，腎臓機能低下などを起こすと，高血圧症，浮腫，たんぱく尿などが出現する．このような症状がみられた場合に，妊娠高血圧症候群（妊娠中毒症）と診断される．

この疾患は妊婦死亡率，周産期死亡率，胎児発育障害の発生率を高める．安静と食事療法が治療の基本となる．

低エネルギー食：この疾患は肥満妊婦に多く，治療は安静を基本とするので低エネルギーが望ましい．低エネルギー食は本態の改善効果が大きく，とくに重症の妊娠高血圧症候群ではエネルギーの過剰摂取により病態は悪化する．1日の総エネルギーは，非妊時のBMI 24以下の妊婦：30 kcal×理想体重（kg）+ 200 kcal，非妊時のBMI 24以上の妊婦：30 kcal×理想体重（kg）を目安とする．

低塩食：食塩を過剰に摂取すると体内にナトリウムを貯留し，高血圧や浮腫の原因となる．それゆえ，食塩は1日6〜7g程度とし，薄い塩味調味を心がけ，同時に塩分濃度の高い食品，食塩を含む種々の加工品の摂取には注意する．

良質のたんぱく食：動物性脂肪の少ない良質のたんぱく食とする．妊娠高血圧症候群の予防には，たんぱく摂取量は理想体重×1.2〜1.4g／日が望ましい．

また，高ビタミン食，高カルシウム・カリウム・マグネシウム食がこの疾患の予防に有効との報告がある．

3-妊娠中の各種支援 （授乳・離乳の支援ガイド：厚生労働省，平成19年3月）

1） 授乳の支援

妊娠中から母乳で育てたいと思う人が93.4％（平成27年度乳幼児栄養調査）と高く，これを実現するような支援が望まれている．授乳の支援として，医師，助産師，保健師，栄養士など保健医療従事者に，次のような対応が求められている．

①妊娠中から，母乳育児が実践できるように生活全般にわたる指導や支援

たとえば，「母乳育児を成功させるための10か条」の啓発，乳房の手入れ，食生活指導，「妊産婦のための食生活指針」（平成18年2月公表）や「妊産婦のための食生活バランスガイド」の啓発に努め，妊娠期における望ましい体重増加の自己管理に努めさせる．また，母乳が与えられない場合には，適切な授乳方法が選択でき，実践できるような支援を行う．

②母体の状態を的確に把握して，母親の訴えを聞き，子どもの状態に適合した支援
③静かな環境でスキンシップをはかり，優しい声かけをしながら授乳する環境作り
④授乳への理解と支援が深まるように，父親や家族などへの情報提供
⑤授乳に関する相談窓口や授乳期間中でも外出や就労しやすい環境作り，など

2） 母乳育児の支援

母乳育児は，母子の健康にとって優れた方法であることは論をまたない．そのために，妊娠中から退院後まで，次のような対応が求められている．

①母乳で育てる意義とその方法の指導
②出産後はできるだけ早く母乳が飲めるような支援

③出産後は，子どもが欲するときに欲するままに母乳が飲めるような環境…母子同室…を心がける．
④母乳育児の相談窓口やサークル作り，退院後にも育児に悩む母親を孤立させない支援

4-妊娠中の献立例

妊娠に伴い母体の栄養要求量が増加することはすでに述べた．

この時期における食事摂取基準は，非妊時の女性のそれに付加する形で示されており，食品構成もそれに合わせて付加量で示す形をとっている．

次頁に妊娠後期の食品構成をもとに，食事摂取基準を充足する献立例（いずれも18〜29歳女性（非妊婦）の献立に対する付加量で示した）を示す．

		エネルギー(kcal)	たんぱく質(g)	脂 質(g)	カルシウム(mg)	鉄(mg)
妊娠期(後期)	●1日合計	2,425	73.4	67.1	722	8.2
	朝食	568	16.8	17.4	163	1.4
	昼食	754	21.9	17.6	126	2.3
	夕食	735	24.2	17.4	195	4.1
	間食(午前・午後)	368	10.5	14.7	238	0.4
授乳期	●1日合計	2,303	69.1	63.6	665	7.8
	朝食	568	16.8	17.4	163	1.4
	昼食	700	19.7	16.1	125	2.2
	夕食	701	23.7	17.3	194	4.0
	間食(午前・午後)	334	8.9	12.8	183	0.2

・非妊時の栄養価は66頁に掲載

（水野清子）

●妊娠・授乳期の献立（18〜29歳女性）

献立名		非妊時		妊娠期（後期） (非妊時に対する付加量)		授乳期 (非妊時に対する付加量)	
		材料名	分量(g)				
朝食	トースト	食パン	90	食パン	＋30	食パン	＋30
		マーガリン	6	マーガリン	＋4	マーガリン	＋4
		いちごジャム	15				
	ミルクティー	紅茶	80				
		牛乳	80				
		さとう	3				
	サラダ	ミニトマト	30				
		きゅうり	20				
		レタス	5				
		フレンチドレッシング	15				
	果物	グレープフルーツ	100				
10時				お茶菓子(せんべい)	＋30	お茶菓子(せんべい)	＋30
昼食	きじ焼き弁当	ごはん	200	ごはん	＋50	ごはん	＋30
		のり	適宜				
		鶏もも肉	50	鶏もも肉	＋10		
		酒	5				
		みりん	5				
		しょうゆ	5				
		生姜汁	少々				
		ししとうがらし	30				
		油	3				
	甘煮	さつまいも	40				
		さとう	4				
		塩	少々	(果物の代わり)		(果物の代わり)	
	野菜	ブロッコリー	60	炒り煮 ひじき	＋6	炒り煮 ひじき	＋6
		マヨネーズ	5	油揚げ	＋3	油揚げ	＋3
	果物	いちご	60	にんじん	＋5	にんじん	＋5
	お茶			さとう	＋2	さとう	＋2
				だししょうゆ	＋6	だししょうゆ	＋6
3時	牛乳	牛乳	150	牛乳	＋50		
	コーヒーゼリー	ゼラチン	1				
		水	10				
		インスタントコーヒー粉	1.5				
		湯	60				
		さとう	8				
		生クリーム	15				
		プルーン(乾)	8				
夕食	ごはん	ごはん	200	ごはん	＋50	ごはん	＋30
	みそ汁	かぼちゃ	50				
		油揚げ	5				
		だし汁	150				
		みそ	10				
	ムニエル	いわし	50	いわし	＋10	いわし	＋10
		塩	0.6				
		こしょう	少々				
		小麦粉	3				
		油	4				
		レモン	少々				
	ソテー	かぶ	30				
		油	1				
	グラッセ	にんじん	40				
		水	30				
		さとう	0.8				
		塩	0.4				
		バター	4				
	柚香和え	小松菜	50				
		しめじ	30				
		酒	少々				
		塩	少々				
		柚子絞り汁	6				
		しょうゆ	4				

Ⅱ. 乳児期—授乳・離乳の意義と食生活—

1−乳児期の栄養と食生活の特性

1) 発育・発達との関連

　　おとなは体格を維持するのに必要なエネルギーと種々の栄養素を摂取していればそれで足りうる．しかし，乳児では日々発育し，新陳代謝もおとなに比べ活発であるので，そのために必要な栄養素等を摂取しなければならない．したがって，体重1kg当たり必要とする栄養素等の量は年月齢の小さいほど多くなる．

　　これまでにアトピー性皮膚炎や食物アレルギーの乳児に対し誤った除去食を行った結果，児の発育障害が相次いで報告されている．また，乳児期の栄養不足は脳の発育や精神発達にも影響を及ぼすことが知られている．栄養・食生活の影響は発育・発達の速度が速やかな時期ほど強く現れる．

2) 消化・吸収との関連

　　乳児期は発育のためにたくさんのエネルギーや栄養素を必要とするにもかかわらず，それらを処理する体の機能は未熟である．栄養生理機能は成長とともに成熟して成人に近づいていくが，乳児期は幼児期に比べかなり未熟である．それゆえ，諸機能の発達段階に応じた栄養・食事の与え方が求められる．

3) 疾病との関連

　　乳児は，胎生期に母体から先天免疫をもらって生まれてくるが，これは出生後，急速に消失する．一方，乳児の体内では後天免疫が生産されるが，この力はきわめて弱い．それゆえ，成人に比べ疾病に罹患しやすく，また重症になりやすい．

　　わが国では近年，乳児の栄養欠乏症はほとんどみられないが，栄養摂取に過不足があれば，直接そのことが原因となる疾病にかかることはいうまでもない．発展途上国の乳児のように，たんぱく質が不足すれば抗体産生が不良になって感染症に対する抵抗力が弱くなる．逆に，過剰栄養は臓器に負担をかけたり，肥満などの原因になりかねない．それゆえ，小児には衛生的に調製された食物を適正量与えることが必要となる．

4) 摂食行動の発達との関連

　　乳児の摂食行動は「乳を吸う」ことから始まり，スプーンを通して離乳食を摂取し，次第に食物を手づかみで食べ，スプーンやフォークに興味を示すようになる．これらの体験を通して乳児は，乳児期における食物摂取能力や食事の仕方を身につけて

いく．また，離乳期は食物を咀嚼する能力を体得していく大切な時期である．離乳期における食物の与え方が不適切であると，幼児期に咀嚼に関するトラブルが発生する．

5) 幼児期における食生活の基礎づくり

母親は出生直後の授乳を通して母親であることを体験し，また乳児は授乳を通して母親に絶対的な信頼を寄せる．授乳法を誤ると乳児の身体的な発育はもちろんのこと，母子関係の情緒的な歪みへも発展するという．この母子交渉は，授乳のみならず，その後の離乳期，幼児期における食欲や食物選択，食事環境づくりにも影響を及ぼす．不適切な母子交渉は，幼児期に問題視されている孤食の原因にもなりかねない．

2-乳汁期栄養

1) 母乳栄養

(1) 乳房の構造と母乳分泌

乳汁は乳腺から分泌される．乳腺は乳首を中心に15〜20の乳腺葉に分けられ，図4-3に示したように一つの腺葉から1本の乳管がでている．この乳管は乳頭に開口するすぐ前で紡錘状に拡大し，乳管洞となっている．また，腺葉はさらに多数の小葉からなり，乳汁はこの末端部にある腺胞の上皮細胞で血液を材料として作られる．腺胞は一層に並んだ乳腺細胞によって作られた腔胞の集まりで，作られた乳汁はここに分泌され，この乳は導管により乳管洞に送られ，乳児が吸啜するまでここに蓄えられる．

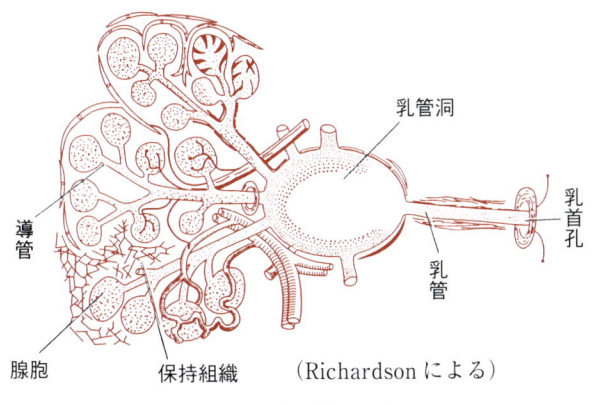

図4-3 腺組織の一部 (Richardsonによる)

胎盤の排出とともに，血中のエストロゲンやプロゲステロン，胎盤性ラクトゲンなどは急速に減少すると，はじめて催乳ホルモンであるプロラクチンの作用が発揮されて乳汁分泌が始まる．とくに乳首に哺乳刺激が加わると，この神経が脊髄を介して中枢神経に伝えられ，反射的に脳下垂体前葉からプロラクチンを，後葉から射乳ホルモンであるオキシトシンが放出される．すなわち，プロラクチンにより乳汁の生産が促進され，オキシトシンにより射乳反射が起こり乳汁の分泌が良好となる．

(2) 母乳栄養の利点

① 成分組成は乳児に理想的であり，児の発育は至適となる．

　母乳の分泌が良好であれば，乳児は生後4～5か月頃まで順調に育つ．このことは母乳には乳児の発育に必要とするエネルギーや種々の栄養素が十分含まれていて，母乳以外の栄養補給を必要としないことを示している．

② 消化吸収，利用率が良好である．

　乳児は発育の速度が急速であるので，多くの栄養素等を必要とするが，それらを処理する体内の諸機能は未熟である．しかし，母乳の栄養成分は乳児にとってほとんど消化・吸収・利用され，児の代謝負担がきわめて少ない．

③ 種々の免疫物質が含まれ，感染防御作用がある．

　母乳には抗菌物質（免疫グロブリンやリゾチーム，ラクトヘリンなど），細胞成分（血液成分であるリンパ球，マクロファージなど），その他ビフィズス菌や補体などが含まれ，児の感染予防に役立っている．とくに，初乳には免疫グロブリンとしてIgAが多く含まれている．この中には，種々のウイルスをはじめ，赤痢菌，大腸菌などに対する抗体が存在している．免疫グロブリンはその後減少し，生後3か月頃にはわずかとなる．しかし，この頃になると，乳児の体内で各種の免疫グロブリンが徐々に生産されてくる．

　これらの物質の感染防御作用により，母乳栄養児は人工栄養児に比べ，死亡率，罹患率が低い．

④ 抗原性がない．

　母乳は乳児と同種のたんぱく質であるため，アレルギーを起こしにくい．

⑤ 乳幼児突然死症候群（SIDS）発症のリスクが低い．

　母乳栄養児は人工栄養児に比べ，生後1年以内に発病するSIDSの頻度が低いといわれている．

⑥ 母子相互作用を高め，母子間の絆を深める．

　授乳による母子の肌の触れ合い，目と目との相互の働きかけなどは母子間に愛情を育て，安定した母子関係の確立を容易にするといわれている．

⑦ 産後の母体の回復に有利である．

　射乳ホルモンであるオキシトシンは子宮の筋肉の収縮を引き起こす働きがあるので，授乳は分娩からの母親の回復を早める．

(3) 母乳栄養の変遷

昭和35年には母乳栄養の割合は生後1か月時約70%，3か月時約55%であったが，その後，人工栄養品が比較的安価に入手でき，また人工栄養児の発育が母乳栄養児よりも良好であるなど，その効果に対して過大に評価されたこと，それに社会・経済に関する様々な要因が加わり，この割合は激減した．これはわが国のみならず世界的な傾向でもあり，また，この傾向は先進国から開発途上国にも浸透していった．

その後，母乳の利点が再認識され，各所で母乳推進運動が展開された．その結果，昭和45年に減少した母乳栄養の割合は昭和55年には1,3か月時ともに増加している（乳幼児身体発育調査）．最近の調査においても人工栄養は減少し，母乳を与える割合（混合栄養を含む）は増加している．平成22年度の調査においても，10年前に比べ，母乳を与える割合（混合栄養を含む）は増加し，生後1か月では約95%，3か月では約87%，母乳栄養は1か月では約52%，3か月では約57%にまでなっている（図4-4）．

(4) 母乳の推進

母乳栄養を推進するために，1974年にWHO（世界保健機構）では「乳児と母乳哺

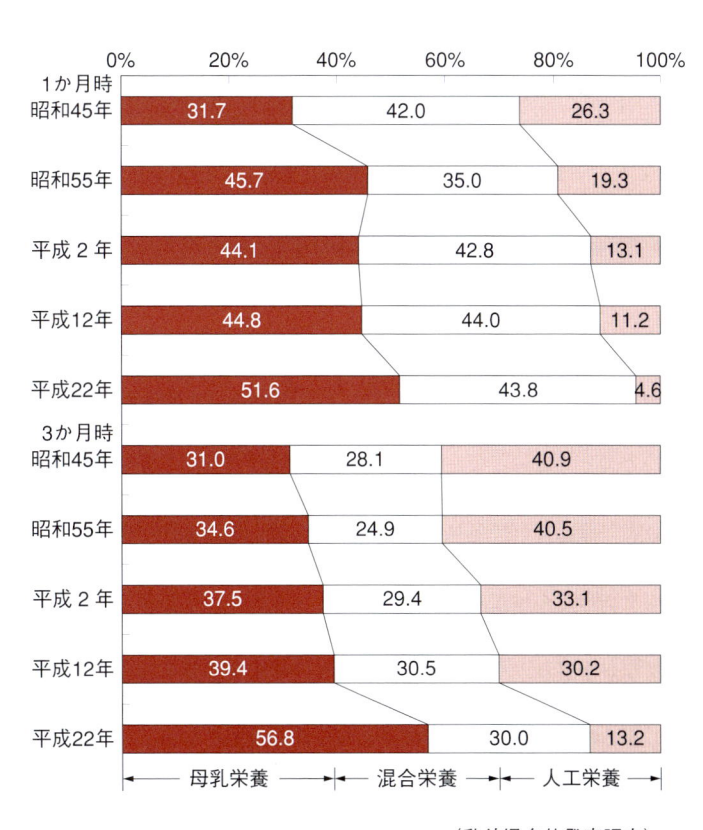

	母乳栄養	混合栄養	人工栄養
1か月時			
昭和45年	31.7	42.0	26.3
昭和55年	45.7	35.0	19.3
平成2年	44.1	42.8	13.1
平成12年	44.8	44.0	11.2
平成22年	51.6	43.8	4.6
3か月時			
昭和45年	31.0	28.1	40.9
昭和55年	34.6	24.9	40.5
平成2年	37.5	29.4	33.1
平成12年	39.4	30.5	30.2
平成22年	56.8	30.0	13.2

（乳幼児身体発育調査）

図4-4 月齢別栄養法の推移

育」の決議がなされ，1975年にはわが国でもその決議を受けて，次のようなスローガン（表4-4）を掲げている．

その後，WHOとUNICEF（国連児童基金），国連総会において母乳栄養の提言などが行われているが，WHOとUNICEFでは1989年に共同声明を発表し，世界中の分娩を扱うすべての施設に対して表4-5に示す共同声明を受け入れるように呼びかけている．わが国でも「授乳支援ガイド」（厚生労働省）（75頁）が出され，その適切な支援により母乳栄養の割合が増加したものと考えられている（図4-4）．

(5) 授乳開始と母乳栄養の確立

一般に分娩後8～12時間頃に第1回の授乳が開始されるが，新生児の呼吸が整い吐き気もなく，母親も分娩の疲労から早く回復していれば，乳管開通の操作を行って授乳を開始する．最近では，母子相互作用の上からも早期に母子接触をすることがよいといわれ，分娩後30分以内に授乳を開始することがある．また，母乳栄養を確立し，母乳哺育を成功させるためには，出産直後からの母子同室と頻回の授乳が大切である．生後24時間以内に7回以上の授乳を行うことが重要であるともいわれている．

(6) 母乳の成分

母乳は分泌の時期により，初乳，移行乳，成熟乳（永久乳）に区別される．分娩後，数日間分泌される母乳を初乳，10日以降のものを成熟乳，初乳から成熟乳に至

表4-4 母乳運動推進のためのスローガン

① 1.5か月までは，母乳のみで育てよう
② 3か月までは，できるだけ母乳のみで頑張ろう
③ 4か月以降でも，安易に人工ミルクに切り替えないで育てよう

表4-5 母乳育児を成功させるための10か条

この10か条は，お母さんが赤ちゃんを母乳で育てられるように，産科施設とそこで働く職員が実行すべきことを具体的に示したものです．
① 母乳育児推進の方針を文書にして，すべての関係職員がいつでも確認できるようにしましょう．
② この方針を実施する上で必要な知識と技術をすべての関係職員に指導しましょう．
③ すべての妊婦さんに母乳で育てる利点とその方法を教えましょう．
④ お母さんを助けて，分娩後30分以内に赤ちゃんに母乳をあげられるようにしましょう．
⑤ 母乳の飲ませ方をお母さんに実地に指導しましょう．また，もし赤ちゃんをお母さんから離して収容しなければならない場合にも，お母さんの分泌維持の方法を教えましょう．
⑥ 医学的に必要でないかぎり，新生児には母乳以外の栄養や水分を与えないようにしましょう．
⑦ お母さんと赤ちゃんが一緒にいられるように，終日，母子同室を実施しましょう．
⑧ 赤ちゃんが欲しがる時は，いつでもお母さんが母乳を飲ませてあげられるようにしましょう．
⑨ 母乳で育てている赤ちゃんにゴムの乳首やおしゃぶりを与えないようにしましょう．
⑩ 母乳で育てるお母さんのため支援グループづくりを助け，お母さんが退院する時にそれらのグループを紹介しましょう．

(1989年3月14日 WHO/UNICEF共同声明＜ユニセフ訳＞)

表4-6 乳汁の成分組成（100ml 中）

		初乳[1]	成熟乳[2]	牛乳[3]	普通牛乳[4]
全固形分	(g)	12.7	12.1	11.3	
エネルギー	(kcal)	65.7	65.7	59	67
たんぱく質	(g)	2.13	1.11	2.9	3.3
脂　肪	(g)	3.22	3.64	3.2	3.8
炭水化物	(g)	7.05	7.13	4.5	4.8
灰　分	(g)	0.31	0.22	0.7	0.7
ナトリウム	(mg)	33.7	12.6	50	41
カリウム	(mg)	73.8	48.7	150	150
カルシウム	(mg)	29.4	26.0	100	110
リ　ン	(mg)	16.8	13.6	90	93
鉄	(mg)	0.05	0.03	0.1	0.02

（井戸田正・他より一部改変）

[1] 分娩後3～5日の母乳，冬季および夏季の平均値
[2] 分娩後121～240日の母乳，冬季および夏季の平均値
[3] 四訂食品成分表
[4] 日本食品標準成分表2015年版（七訂）

るまでの母乳を移行乳という．初乳と成熟乳とでは，分泌量，性状，栄養組成などに相違が見られる．初乳は帯黄白色で多少の粘稠性があり，初乳特有の香りをもつが，成熟乳は帯黄白ないし帯青白色で，一種の芳香と薄い甘みをもつ．表4-6に示したように，初乳は成熟乳に比べたんぱく質と灰分が多い．また，母乳成分の経時変化を図4-5に示した．以下に母乳成分について述べる．

① たんぱく質

たんぱく質組成はカゼインと乳清たんぱく質（α-ラクトアルブミン，ラクトフェリン，リゾチーム，免疫グロブリンなど）に大別される．母乳では両者の比は約4：6であるが，牛乳では約25：5で，含まれている成分が非常に異なる．また，母乳中の遊離アミノ酸の中にタウリンが多量に含まれており，とくに新生児・未熟児では，タウリンは必須と考えられている．

② 脂　質

母乳の脂質のほとんどはトリグリセリドで，コレステロールやリン脂質などは1～2％に過ぎない．中鎖脂肪酸は移行乳，成熟乳になるに従って増加するが，長鎖脂肪酸は授乳日数が経つにつれ増加する．必須脂肪酸はリノール酸やアラキドン酸で代表されるn-6系列多価不飽和脂肪酸とエイコサペンタエン酸（EPA），ドコサヘキサエン酸（DHA）で代表されるn-3系列多価不飽和脂肪酸とからなり，この両者の比が狂うと種々の障害を起こす．母乳ではn-6/n-3は5～6であり，育児用ミルクもこの値に近似させている．

③ 糖　質

母乳中の糖質の大部分は乳糖であり，そのほか極少量のオリゴ糖やカゼインに結合した糖質が含まれる．母乳中の乳糖量は牛乳の約2倍である．乳糖は生理的にぶどう

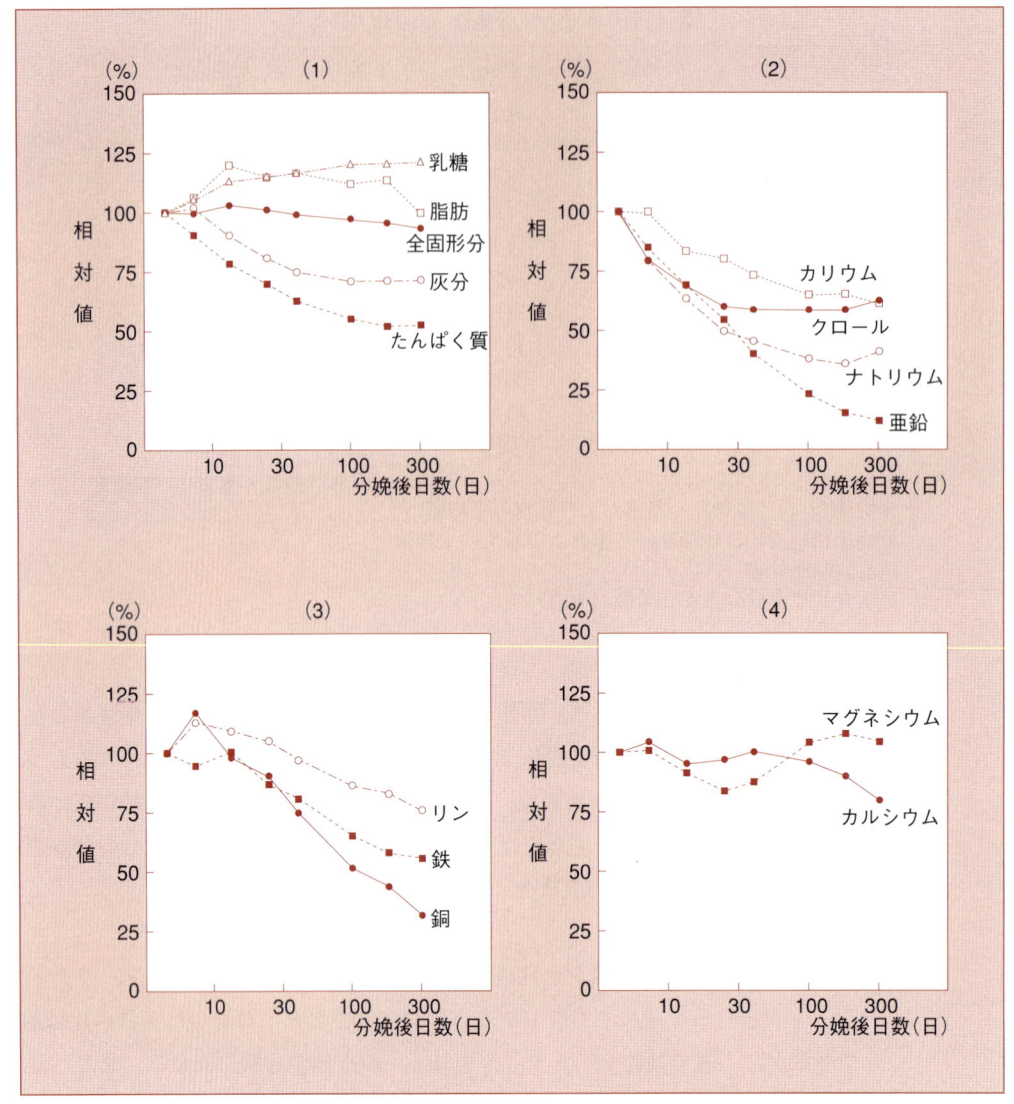

図 4-5　人乳成分の経時変化（井戸田正・他による）

糖よりも優れており，オリゴ糖はビフィズス菌の増殖因子でもある．

④ **無機質**

　牛乳に比べ母乳の浸透圧は約 1/3 程度である．これは腎への溶質負荷の主な部分であるナトリウムとカリウムが牛乳に比べて少なく，約 1/3 であるためである．また，牛乳のカルシウムは母乳の約 4 倍，リンは約 6 倍と多い．微量元素のうち，亜鉛はホルモン，核酸，たんぱく質合成に関与し，銅は酵素の成分，鉄の吸収，貯蔵に役立つ．これらは母乳中に十分存在し，とくに初乳中に多い．

⑤ **ビタミン**

　ビタミン類は母体血から移行し，とくに脂溶性ビタミン類は母乳中の脂肪含量に並行して増減する．母乳栄養の場合，発生頻度は低いが，ビタミンK欠乏による頭蓋内

出血が長い間問題にされてきた（86頁）．しかし，その他のビタミン類による欠乏症はみられない．

(7) 冷凍・冷蔵母乳

就労する母親の増加とともに，冷凍母乳を用いて保育する母親や保育所も少なくない．

搾乳する際には，搾乳に必要な器具と搾乳時の衛生管理に留意することが大切である．搾乳した母乳は母乳バッグに移して空気を十分排除して封をし，－18～－20℃の冷凍庫（家庭用冷凍庫）に入れて急速に凍結させる．これを解凍する場合，室温下で自然に解凍させるには時間を要するので，入水しないように留意して，母乳バッグを流水中に立てて解凍するとよい．電子レンジによる解凍は，免疫物質の破壊がみられるので好ましくない．解凍後は，手早く体温程度に加温して授乳する．

一度解凍した母乳や飲み残しは処分する．

－15℃で冷凍した場合，たんぱく質や脂肪の物理的変化が認められるが，－20℃で21日間冷凍した場合にはこのような変化や成分組成の変化は認められず，一部の免疫物質も減少しない．冷凍によって細菌数は減少するが，冷凍期間が長くなってもそれに伴って細菌数は減少しない．

4～6℃の冷蔵庫に母乳を保存した場合，成分変化はほとんど認められず，細菌の面からみても1～2日の保存は安全であるという．

いずれの場合も，搾乳，凍結，運搬，保存，解凍，加温，授乳は衛生的に行い，飲み残しは処分する．

(8) 授乳間隔，授乳回数，1回の授乳時間

生後2週間も過ぎると，母乳の分泌が次第に増え，だいたい2～2.5時間程度もつことが多くなる．生後1か月も過ぎれば母乳の分泌量も増え，乳児も環境にも慣れ母乳をよく飲むようになり，授乳間隔はだいたい3時間間隔，授乳回数は1日6～7回となる．その後，次第に昼間は3～4時間，夜間は6～7時間間隔といった昼夜の授乳リズムが確立し，3～4か月頃には1日5～6回の授乳回数になる．母乳の分泌量も良好で，乳児が十分に母乳を飲めば，授乳時間を無理に規則的にしなくても自然に授乳間隔は一定し，規則授乳になる．

1回の授乳時間はだいたい15分前後である．この場合，最初の5分間で全哺乳量の50～60％を，次の5分間で30～40％，最後の5分間で5～10％を吸うといわれている．

(9) 飲ませ方

母子ともにゆったりとした気持ちで授乳したい．乳児を膝にゆったりと抱き，清拭した乳首を深く含ませる．一方の乳房だけで十分足りる場合には，授乳ごとに左右を交互にかえる．片方で足りないときには，一方を全部飲ませてから他方にかえ，次回の授乳時刻にはその逆にする．

授乳後は排気をさせ，吐乳を防ぐ．

(10) 母乳不足の見分け方

乳児の体重の増え方が悪い，よく泣く，便秘になったとしても，必ずしも母乳不足と判断できない場合がある．母乳の分泌が良好でも，母子のどちらかの授乳行為が下手な場合，または乳首の条件が悪くても体重の増え方が思わしくない場合がある．また乳児は空腹のみならず，排便，排尿，気温の変化，痛み，相手をして欲しいなど，さまざまな要求を「泣く」ことによって訴える．それゆえ，それらを確実に見極めることが大切である．また，哺乳不足の場合に便秘になることがあるが，乳児にとって母乳は代謝負担が少なく消化が良いために，4～5日間排便がなく，その後，一度に出すことがある．便の性状と体重増加量などを併せて判断することが必要である．

母乳分泌の悪いケースでは，授乳時間になっても乳緊もみられず，授乳を開始しても母親は「乳の差し」を感じない．一方，乳児は乳首に吸いつくだけで，いつまでも乳首を離さない，離せば泣く状態を繰り返す．また，体重の増加が思わしくなくなり，母乳を与えた後にミルクを与えると積極的に飲む，授乳時間を待たずに毎回泣く場合には，母乳不足になっている可能性が大きい．

(11) 母乳栄養の問題点

母乳は母親から乳児への最も自然な贈り物であるが，臨床上，いくつかの問題点があげられている．

① 母乳性黄疸

多くの新生児では生後3～4日から黄疸が出現し，およそ2週間以内に消失する．これは新生児黄疸と呼ばれ，病的でないので生理的黄疸ともいう．出生を機に胎児期の赤血球が崩壊して，ヘモグロビンがビリルビンに変わる．しかし，新生児の肝機能は未熟なため，肝臓におけるビリルビン代謝が十分に行われず，間接ビリルビンが血液を介して全身に運ばれ黄疸となるためである．

とくに母乳栄養児の中には，この症状が2か月近くまで続く者がいる．これは母乳中のプレグナンジオール，ある種の脂肪酸やプロスタグランジンなどによって，乳児の肝臓におけるグルクロン酸転移酵素の活性が抑制されて，間接ビリルビンが血中に増加するためと考えられている．

このように人工栄養児に比べ母乳栄養児に黄疸が多いことから，早期に黄疸が発症してくると安易に母乳を一時中止してしまうことがある．しかし，これまでの研究から，ビリルビン値が一定濃度以上高いときは検査と注意深い観察を必要とするが，原則として母乳栄養を中止する必要はないとされている．

② 乳児ビタミンK欠乏症

生後1～2か月頃にみられるビタミンK欠乏性出血症は，人工栄養児に比べ母乳栄養児に多い．これは母乳中にはビタミンK含有量が少なく，その上，母乳栄養児の腸内にはビフィズス菌が多く，これがビタミンKの合成を阻害しているためと考えられ

ている．しかし今日では，生後早期と1か月健診時にビタミン K_2 の経口投与が行われており，この発症は激減して予防が有効になった．

③ 母乳とウイルス感染

母親がある種のウイルス感染症に罹患すると，母乳を介して乳児もその疾患に感染することが明らかにされている．母児感染に関して成人T細胞白血病，AIDSウイルス，サイトメガロウイルスが注目されている．しかし，これらに関して十分確証が得られていない部分もあり，また，予防に関しても明確な方針が立てられていないので，個別の状態に応じて慎重に対応する．

2) 母乳栄養の母親の栄養と食生活

(1) 栄養・食生活の重要性

乳汁の分泌量が十分であれば，乳児は生後4～5か月ころまで乳汁だけで順調に発育し，健康を維持することができる．乳児にとって生命の源となる母乳は，母親が摂取した食物成分が吸収されて母親の血液に入り，それからその素材を得る．母親の血液組成は毎日摂取する食物の影響を受けるので，母乳の成分組成もある程度母親の食事の影響を受けるものと推測される．これまでの研究から，授乳婦が摂取するエネルギー，たんぱく質，脂質量は母乳の全固形分，たんぱく質，脂質の含有量に影響を及ぼすことが明らかにされている．すなわち，母親のエネルギー，たんぱく質，脂質の摂取量が少ないほど，母乳中のこれらの成分が少なくなる．したがって，乳児の順調な発育を促すためには，授乳中，適切なエネルギーや種々の栄養素を確保できる食生活を営むことが大切である．

しかし，授乳中，母親の食生活が不適切であった場合でも，しばらくの間は母体を犠牲にしながらも母乳の成分組成をある程度一定に保とうとする母体内の生理的な働きがみられる．しかし，このような状況下で母親がさらに栄養素等摂取の不足に陥れば，母親に疲労感を与えたり，健康を損なう結果になりかねない．その結果，楽しいはずの育児にストレスを感じるようになる．

(2) 食事摂取基準と食品構成

授乳期の食品構成は非妊婦のその年代におけるエネルギーと各栄養素量に，授乳に伴って増加する必要量を付加する形をとっている（表4-7）．授乳期間や泌乳量にはかなりの個人差がみられるが，およその平均として授乳期間中は生後0日目～5か月までの6か月間は，1日の哺乳量を780mlとして，また，離乳開始後は，6～8か月は600ml，9～11か月は450mlを1日の哺乳量として策定されている．授乳中，育児や家事労働の状況，就労状況などによりエネルギー量は変化する．献立例は77頁を参照．

表 4-7 非妊婦を基本とした授乳婦の食品構成例

(身体活動レベルⅡ（ふつう），非妊婦に対する付加量：g)

食品群	食品	非妊婦 18～29歳	非妊婦 30～49歳	授乳婦[1]
第1群	魚・肉	50	50	＋40
	卵	40	40	＋15
	豆腐（絹ごしとして）	30	30	＋30
第2群	牛乳・乳製品（牛乳として）	300	300	
第3群	緑黄色野菜	150	150	
第4群	その他の野菜	200	200	
	果物	150	150	
第5群[4]	穀類[2]	350	350	＋50
	いも類[2]	80	80	
	菓子類[2]	25	25	＋15
	砂糖[3]	10	10	
第6群[4]	油脂類（種実類を含む）[3]	10	18	＋3

[1] 非妊婦（18～29歳）に対する付加量．
[2] 非妊婦（18～29歳）の穀類は米飯に換算すると，およそ660gに相当する．
しかし，各人に必要なエネルギーは，生活や運動の仕方により大きく左右されるので，あまり分量にこだわる必要はない．空腹を補う程度で．
[3] 強いて用いる必要はない．摂り過ぎないよう注意．
[4] 第5群と第6群はいずれも主にエネルギー源となるので，両者の比率は個々の食習慣，嗜好などを尊重して，いくぶん増減する．

(水野清子)

3) 人工栄養

(1) 各種哺乳動物の乳組成の比較

　それぞれの哺乳動物の子どもにとって，栄養組成上それぞれの母親の母乳が最良である．図 4-6 に代表的な哺乳動物の体重が約 2 倍になるのに必要な日数と，それぞれの母乳中のたんぱく質とミネラル含量との関係を示す．明らかに，体重が 2 倍になるのに必要な日数が短いほど，乳汁中のたんぱく質とミネラル含有量が多い．つまり，短期間に大きくなる動物では濃い乳汁を必要とする．それぞれの哺乳動物の乳組成は，それぞれの子が成長していく上で非常に合目的になっていることが理解できるであろう．それゆえ，ヒトの子にはヒトの母親の乳汁が最適であると言える．そのために，現在使用されている人工乳は栄養組成上，母乳の成分組成に近づけるための種々の努力が払われている．

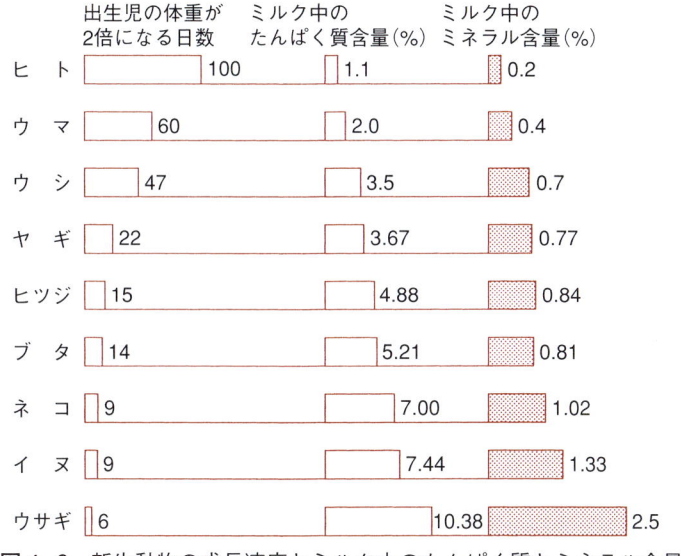

	出生児の体重が2倍になる日数	ミルク中のたんぱく質含量(%)	ミルク中のミネラル含量(%)
ヒト	100	1.1	0.2
ウマ	60	2.0	0.4
ウシ	47	3.5	0.7
ヤギ	22	3.67	0.77
ヒツジ	15	4.88	0.84
ブタ	14	5.21	0.81
ネコ	9	7.00	1.02
イヌ	9	7.44	1.33
ウサギ	6	10.38	2.5

図4-6　新生動物の成長速度とミルク中のたんぱく質とミネラル含量
（松村龍雄による）

(2) 人工栄養児に用いられる粉乳

① 調製粉乳

「乳および乳製品の成分規格等に関する省令」（乳等省令）によると，調製粉乳とは「生乳，牛乳もしくは特別牛乳またはこれらを原料として製造した食品を加工し，また主原料とし，これに乳幼児に必要な栄養素を加えた粉末をいう」と規定されており，「乳固形分：50％以上，水分：5.0％以下，細菌数：1g当たり50,000以下，大腸菌群：陰性」とされている．

人工栄養，または，混合栄養の場合，乳汁として調製粉乳の中の育児用ミルクが主に用いられる．

調製粉乳には育児用ミルクの他に低出生体重児用ミルク，離乳期幼児期用ミルク（フォローアップミルク），ペプチドミルクが含まれる．

　a．**育児用ミルク**：母乳の代替品として用いられるので，成分組成は母乳に近似している．主な特徴は以下のごとくである．

- **たんぱく質**…たんぱく質量を減量し，カゼイン（乳清たんぱく質）の割合を母乳に近似させてある．その他，α-ラクトアルブミン，シスチン，アルギニンの増強，ヌクレオチドの配合なども行われている．
- **脂肪**…牛乳脂肪の一部を植物油で置き換え，脂肪酸組成を母乳に近似させてある．また，必須脂肪酸のバランス（n-6系列/n-3系列の比率）も母乳のそれに近づけ，DHA，カルニチンの増強などの配慮も行われている．
- **糖質**…乳糖を母乳組成に近づけ，オリゴ糖を加えているものもある．
- **無機質**…腎負担の軽減と酸結合能を低下させるために，無機質量を減量してある．

無機質バランスは母乳に近づけ，鉄，銅，亜鉛，マンガンなどの微量成分の調製が行われている．とくに亜鉛については早期に生まれる未熟児に欠乏症が認められたことから，1983年食品衛生法施行規則改正時に，銅とともに育児用ミルクに添加が認められた．

- **ビタミン類**…乳児の食事摂取基準を基本に，各種ビタミン類を適正量に増加調製し，ビタミンE，Kを十分に添加してある．
- **その他**…製品によりビフィズス菌，ラクトフェリンなどを添加し，感染防御を高める工夫などがされている．

　b．**低出生体重児用ミルク**：成熟児と同様に，低出生体重児も母乳栄養を原則とする．しかしそれが不可能な場合には，粉乳（ミルク）が用いられる．この場合，育児用ミルクか低出生体重児用ミルクを用いる．出生体重が2kg以上あり，家庭で養育が可能な状態の場合には育児用ミルクを用いるが，出生体重が小さく，入院して治療を必要とする場合には低出生体重児用ミルクを用いる．製品により成分差があるものの，育児用ミルクと比較すると，エネルギー，たんぱく質，糖質，無機質，ビタミン類が多く，脂肪は少ない．

　c．**離乳期幼児期用ミルク（フォローアップミルク）**：これは牛乳の代替品として位置づけられている．したがって，母乳の代替品ではないので，亜鉛，銅の添加は認められていない．成分組成は製品によって差が認められる．育児用ミルクに比べ，たんぱく質と無機質が多い．「授乳・離乳の支援ガイド」に示されているように，離乳期においては，あえてこの種のミルクは使用する必要はない．

　d．**ペプチドミルク**：このミルクはアレルゲン性を十分に低減した乳清たんぱく質の分解物を使用し，たんぱく質の分子サイズを3,500以下にしてある．しかし，ミルクアレルギーの予防，または，ミルクアレルギー疾患用ではないので注意する．

　② **特殊用途粉乳**

　a．**大豆乳**：抽出した大豆たんぱく質を原料とし，大豆に不足するヨード，メチオニンを添加し，育児用ミルクと同レベルにビタミン，無機質を強化したものである．糖質として乳糖は使用していない．牛乳アレルギーや二次性乳糖不耐症に用いる．

　b．**無乳糖乳**：乳糖のみを除去してぶどう糖に置き換えたもの．先天的に乳糖分解酵素が欠損している場合，または，小腸内で一時的にその活性が減弱している場合に用いる．

　c．**カゼイン加水分解乳**：牛乳のたんぱく質中のβ-ラクトグロブリン，α-ラクトアルブミンを除去し，カゼインを酵素で加水分解してアミノ酸と分子量の小さいポリペプチドにしたもので，たんぱく質の抗原活性を失活している．したがって，牛乳アレルギーのほか，乳児難治性下痢症に用いられる．

　d．**アミノ酸混合乳**：食品に含まれているたんぱく質は最終的に小腸でアミノ酸に分解されて吸収される．この乳は母乳のアミノ酸組成を参考にして20種のアミノ酸をバランスよく混合した粉末に，乳児が必要とするビタミン類とミネラル類を添加したものである．重篤の牛乳アレルギー児に使用する．

e．低ナトリウムミルク：育児用ミルクに比べ，ナトリウム含量をかなり減量したもので，腎・心疾患などに用いる．

③ 特殊ミルク

　先天的に体内の物質代謝を触媒する酵素が欠損していたり，活性が低下している場合，一般の育児用ミルクを用いると身体発育・知能・運動機能障害を起こす．わが国では，1977年から新生児に対して先天性代謝異常症のマススクリーニングが実施されるようになり，この疾患の早期発見・早期治療が行われている．先天性代謝異常症には多数の疾患があるが，現在，フェニールケトン尿症，かえで糖尿症，ホモシスチン尿症，ガラクトース血症がこの対象になっており，特殊ミルクが用いられる．この種の粉乳は市販されておらず，医師の処方のもとに使用する．

(3) 調乳法

　いずれの人工乳も，栄養や消化性，衛生上から，乳児に適するように一定の処方に従って調合調製しなければならない．この操作を調乳という．

　調乳法には無菌操作法と終末殺菌法とがある．開缶後のミルクは冷蔵庫に入れず，涼しい場所に保管する．

① 無菌操作法

　あらかじめ消毒した哺乳びんや器具を用い，できるだけ衛生的に調乳する方法である．家庭などで1回分ずつ調乳するときにこの方法がとられる．

＜手順＞

　① 調乳に必要なもの（哺乳びん，乳首，スプーン，はさみ道具など）を鍋に入れ，かぶるように湯（水）を入れ，煮沸消毒する．

　② 乾いたスプーン（ミルクの缶についているもの）で，すり切りで正確に量った必要量のミルクを，乾いた哺乳びんに入れる

　③ ②に，一度沸騰させた70℃以上の湯をできあがり量の2/3ほど入れ，振って溶かし，定量まで湯を加える（泡の下の目盛りに合わせる．やけどに注意）．

　④ 乳首をセットし，軽く振り混ぜ，体温程度に冷まして与える．

② 終末殺菌法

　人数分をまとめて調乳し，哺乳びんに分注し，最後に加熱消毒を行う方法である．多数の乳児を扱っている乳児院などで行われる調乳法である．

＜手順＞

　① 調乳用の鍋に，規定量の湯（40℃くらい）を入れ，規定量のミルクを加えてなるべく泡を立てないように撹拌して溶かす（表4-7）．

　② 各哺乳びんに定量分注し，乳首をつけ，キャップをゆるく閉める．

　③ 鍋に哺乳びんを並べ，びんの中の乳の高さの$\frac{1}{2}$くらいまで湯を入れて，沸騰後5分間煮沸消毒する．

　④ 消毒後，哺乳びんのキャップをしっかり閉め，流水で冷却し冷蔵庫に保管する．

　⑤ 授乳ごとに1本ずつ取り出して，適温にあたためて授乳する．

表4-8 調乳早見表

でき上がり量 (ml)	調乳濃度13% ミルク量 (g)	調乳濃度13% 温湯量 (ml)	調乳濃度14% ミルク量 (g)	調乳濃度14% 温湯量 (ml)
100	13	90	14	90
200	26	181	28	180
300	39	271	42	270
400	52	361	56	360
500	65	451	70	451
1,000	130	903	140	901
1,500	195	1,354	210	1,352

(4) 人工栄養の留意点

① 人工乳の選択

現在，わが国には5種類の育児用ミルクが市販されている．それぞれによって強調点は多少異なるが，成分組成などは大同小異と考えてよい．したがって，人工栄養・混合栄養児では，育児用ミルクをいろいろ変えて与える利点はないといえよう．乳児の好み，利便性にあうものを使い続ければよい．

② 調乳濃度と哺乳量

調乳濃度は製品により多少異なる．それゆえ，調乳を行うときには，缶についている計量スプーンを用いてミルクの計量を行う（表4-8）．

乳児期に肥満傾向である場合や，下痢のときに乳汁を希釈して与える場合がみられるが，いずれの場合もそれぞれの製品に指示されている濃度で調乳する．

(5) 与え方

調乳した乳は体温程度に冷やして与えるが，夏などは冷たく感じる温度にしたものを喜ぶことがある．母乳を与える場合と同様に母子のスキンシップが図られるよう乳児を膝にしっかり抱き，愛情を込めてゆったりとした気持ちで授乳する．乳児を寝かせたまま飲ませたり，哺乳びんを口に含ませて放置するのは危険である．

乳首内には乳汁が十分満ちた状態で飲めるよう，哺乳びんの傾斜を配慮し，1回の授乳が10分程度で飲み終わるよう乳首のサイズを選択する．授乳後は排気をさせる．

飲み残しや調乳後2時間以上たったミルクは，必ず処分する．

4) 混合栄養

母乳栄養の場合，明らかに母乳が不足したり，または，母親の都合や母親の仕事の関係で，たとえ母乳が十分分泌していても人工乳（主に育児用ミルク）を加えて栄養することがある．これを混合栄養という．混合栄養の方法には次の3通りがある．

(1) 授乳時刻の度に母乳をしっかり飲ませ，続けて不足の分を人工乳で補う．

この方法は授乳の都度乳首を刺激するので母乳の分泌量が増え，母乳栄養をかなり存続することができるので望ましい方法である．しかし，人工乳は安易に吸啜できるので，次第に母乳を嫌がって飲まなくなることが少なくない．

(2) 母乳の分泌量が1回の哺乳量に十分達するまで母乳回数を減らし，これ以外の授乳時刻に人工乳を与える．

この場合，母乳の間隔が開くほど，1回に分泌する母乳量は増加する．しかし，吸啜刺激が少なくなるので，母乳の分泌は次第に減少する．

(3) 母親の就労，外出等で，母親が母乳を与えることができる時間帯に母乳を与え，与えることができないときに人工乳を与える．

5) 授乳婦の食生活の気がかり

(1) 誤った食生活の弊害

分娩を重ねるごとに，肥満の割合が増加することが明らかにされている．このような現象は次回の妊娠・分娩の際に種々の合併症を引き起こしたり，生活習慣病の発生につながることにもなりかねない．分娩直後の母体重を妊娠前と比較すると，実在体重の平均値で5.0kg以上増加しているという．産褥5か月目の頃は，初回の排卵が起こる平均的な期間であり，この頃までには母体重も妊娠前の状態に復帰するのが理想的である．食事や間食などからエネルギーの取り過ぎにならないよう注意する．また，乳汁の分泌を促すプロラクチンは，卵巣機能を抑制して母体を無月経の状態にするので，母体は閉経以降と同様な状態になる．さらに，授乳中には乳汁中へカルシウムを送るために，母体はカルシウム不足の状態になり，骨量の減少を招きかねない．このためカルシウムの食事摂取基準量を確保することが大切である．母乳栄養から人工栄養になった非授乳婦では，非妊婦の食品構成を参考にして食生活に注意する．

(2) 誤った除去食の弊害

授乳中の母親が鶏卵を摂取した数時間後に乳児に母乳を与えると，時に湿疹が出たり悪化することがある．このような事象が流布し，授乳中に卵を除去した方が児の湿疹を予防し得るように錯覚したり，また，一部でそのような指導が行われている．しかし，素人判断による除去食は，母親の健康はもとより乳児の発育や発達にまで影響を及ぼすので注意しなければならない．

(3) 嗜好品

授乳婦にアルコールを負荷すると，摂取後30分から1時間以内にエタノールが母乳中に出現し，アルコールが短時間内に児に移行することが知られている．また，長期的に飲酒したり飲酒量が増えた場合には，児の吸啜刺激によるプロラクチンの分泌量が低下し，泌乳量が減少するという．それゆえ，授乳中には習慣的な大量の飲酒は避けたい．

カフェインを含む種々の嗜好飲料を摂取すると，飲用後，15～30分以内に母乳中のカフェイン濃度は最高値に達する．しかし，母乳中への移行量はわずかであり，これが乳児にどのように作用するかは不明なことが多い．したがって，嗜好飲料を多量に飲用しなければ，乳児に与える影響は少ないと思われる．

(4) 喫煙

出産後の喫煙は母乳の分泌量や成分組成に影響を及ぼすことが明らかにされている．

授乳中の喫煙は乳汁中にニコチンが移行し，児の呼吸器感染症，呼吸機能低下，ぜん息などの増加を招く．また，母親の喫煙は，乳幼児突然死症候群（SIDS）の発症に関与するといわれている．

(5) 薬物

母親が服用した薬物のほとんどのものは母乳中に移行すると考えられているが，その移行量は母体投与量の1％を超えないとも言われている．日常，かぜに罹患した程度で服用する薬剤は，乳児に影響を及ぼすことはないと考えられるので，母乳を中止する必要はない．しかし，母親が抗けいれん剤，強心剤，利尿剤，降圧剤，ホルモン剤などやある種の抗生物質を服用している場合には，授乳は控えた方がよいとされている．長期にわたって服用したり，特殊な薬剤を服用するときには医師に相談する．

3–離乳期栄養

1) 離乳の必要性と離乳食の役割

人工乳に乳児に必要なビタミンCが補給されるようになって以来，乳児に果汁を与える意味合いは薄くなっていたが，その後も，離乳の準備として生後3～4か月頃に希釈した果汁などを与え，乳汁以外の食物の味に慣らすことが試みられてきた．

しかし，「授乳・離乳の支援ガイド」（95頁）が公布された際に離乳開始前の果汁の供与は中止された．それは果汁の摂取による乳汁摂取量の減少，それに伴う栄養素の摂取量の低下，乳児期以降における果汁の摂取傾向と低栄養や発育障害との関係が報告されており，果汁を与える意義はないとされたのである．

(1) 成長に伴う栄養要求量の補充

母乳，混合，人工栄養のいずれの場合も，乳児は生後5～6か月までは乳汁だけで正常な発育を示し，健康を維持する．しかし，乳児の成長・発達は目覚ましく，水分含量の多い乳汁だけではこの速やかな発育を支え切れなくなる．それゆえ，乳汁よりも濃厚な離乳食を与え，栄養補給を行わなければならない．

(2) 消化機能の増強と咀嚼力の獲得の助長

離乳期になると，これまで以上に唾液の分泌や体内での消化液の分泌は増加する．これらは離乳食供与によりさらに増強される．また，離乳食の供与を通して種々の食品を咀嚼する力を養い，食物の消化・吸収・利用を高めることができるようになる．

(3) 望ましい食習慣の形成

離乳食は食物に対する第一印象を形成する大切な時期である．食物の消化，栄養，衛生に留意し，乳児の月齢に適した食物選択と種々の離乳食献立を通して幅広い食体験をさせる．また，規則正しい離乳食供与により食事リズムを身につけさせる．これらが幼児期における望ましい食習慣の基礎を作る．

(4) 精神発達の助長

種々の食品を用いて調理した離乳食摂取を介して，乳児は乳汁とまったく異なった味，匂い，触感，形などによって，味覚，嗅覚，触覚，視覚など各種感覚器官を刺激し，その発達を助ける．また，乳首を介しての授乳からスプーンなどによる食物供与は，乳児に新鮮な興味を与え，次第に食事の自立へと発展する．

このように，乳児は適切な時期に離乳を開始しないと乳以外のものに対する興味を失い，食物摂取を困難にする．それゆえ乳児は，成長過程のどこかで授乳栄養から離乳栄養に切り替えなければならない．

2) 離乳の進め方の指針／「授乳・離乳の支援ガイド」

平成19年3月に厚生労働省，雇用均等・児童家庭局母子保健課から「授乳・離乳の支援ガイド」が公示された．市町村等の公的機関や病院における乳児健康診査などの際に，これが離乳指導の指針として使用されている．この中から「離乳の支援のポイント」と「離乳食の進め方の目安」を**表4-9**に示す．

3) 離乳のそれぞれの時期における具体的な進め方

(1) 5, 6か月頃

・乳児に離乳開始のサインが見えたら昼前後の授乳時刻に離乳食を供与する．
・最初はアレルギー性の低い穀類または野菜・果物の中から，乳児に好まれそうなものを1種類選んで1さじ与え，2～3さじまですすめる．
・穀類に慣れたら野菜または果物から1種類を選んで1さじ与え，量が増えたらたんぱく質性食品を同時に与える．離乳を開始して1か月くらい経ったら，穀類，野菜・果物，たんぱく質性食品を組み合わせる．
・1回の食事に慣れたら1日2回食にすすめる．2回目の食事は1回目の食事時刻の次，または，1回あけた次の授乳時刻でもよい．

表4-9（1）　離乳の支援のポイント　　「授乳・離乳の支援ガイド」より

　離乳とは，母乳または育児用ミルク等の乳汁栄養から幼児食に移行する過程をいう．この間に乳児の摂食機能は，乳汁を吸うことから，食物をかみつぶして飲み込むことへと発達し，摂取する食品は量や種類が多くなり，献立や調理の形態も変化していく．また摂食行動は次第に自立へと向かっていく．
　離乳については，乳児の食欲，摂食行動，成長・発達パタンあるいは地域の食文化，家庭の食習慣等を考慮した無理のない離乳の進め方，離乳食の内容や量を，個々にあわせて進めていくことが重要である．子どもにはそれぞれ個性があるので，画一的な進め方にならないよう留意しなければならない．
　また，生活習慣病予防の観点から，この時期に健康的な食習慣の基礎を培うことも重要である．

1　離乳の開始

　離乳の開始とは，なめらかにすりつぶした状態の食物を初めて与えた時をいう．その時期は生後5，6か月頃が適当である．
　発達の目安としては，首のすわりがしっかりしている，支えてやるとすわれる，食物に興味を示す，スプーンなどを口に入れても舌で押し出すことが少なくなる（哺乳反射の減弱）などがあげられる．
　なお，離乳の開始前の乳児にとって，最適な栄養源は乳汁（母乳又は育児用ミルク）である．離乳の開始前に果汁を与えることについては，果汁の摂取によって，乳汁の摂取量が減少すること，たんぱく質，脂質，ビタミン類や鉄，カルシウム，亜鉛などのミネラル類の摂取量低下が危惧されること，また乳児期以降における果汁の過剰摂取傾向と低栄養や発育障害との関連が報告されており，栄養学的な意義は認められていない．また，咀しゃく機能の発達の観点からも，通常生後5〜7か月頃にかけて哺乳反射が減弱・消失していく過程でスプーンが口に入ることも受け入れられていくので，スプーン等の使用は離乳の開始以降でよい．

2　離乳の進行

(1) 離乳の開始後ほぼ1か月間は，離乳食は1日1回は与える．母乳または育児用ミルクは子どもの欲するままに与える．この時期は離乳食を飲み込むこと，その舌ざわりや味に慣れることが主目的である．
(2) 離乳を開始して1か月を過ぎた頃から，離乳食は1日2回にしていく．母乳または育児用ミルクは離乳食の後にそれぞれ与え，離乳食とは別に母乳は子どもの欲するままに，育児用ミルクは1日に3回程度与える．生後7，8か月頃からは舌でつぶせる固さのものを与える．
(3) 生後9か月頃から，離乳食は1日3回にし，歯ぐきでつぶせる固さのものを与える．食欲に応じて，離乳食の量を増やし，離乳食の後に母乳または育児用ミルクを与える．離乳食とは別に，母乳は子どもの欲するままに，育児用ミルクは1日2回程度与える．鉄の不足には十分配慮する．

3　離乳の完了

　離乳の完了とは，形のある食物をかみつぶすことができるようになり，エネルギーや栄養素の大部分が母乳または育児用ミルク以外の食物からとれるようになった状態をいう．その時期は生後12か月から18か月頃である．なお，咀しゃく機能は，奥歯が生えるにともない乳歯の生え揃う3歳ごろまでに獲得される．
〈注〉食事は，1日3回となり，その他に1日1〜2回の間食を目安とする．母乳または育児用ミルクは，一人一人の子どもの離乳の進行及び完了の状況に応じて与える．なお，離乳の完了は，母乳または育児用ミルクを飲んでいない状態を意味するものではない．

4　離乳食の進め方の目安

(1) 食べ方の目安
　食欲を育み，規則的な食事のリズムで生活リズムを整え，食べる楽しさを体験していくことを目標とする．
　離乳の開始では，子どもの様子をみながら，1さじずつ始め，母乳やミルクは飲みたいだけ飲ませる．
　離乳が進むにつれ，1日2回食，3回食へと食事のリズムをつけ，生活リズムを整えていくようにする．また，いろいろな食品の味や舌ざわりを楽しむ，家族と一緒の食卓を楽しむ，手づかみ食べで自分で食べることを楽しむといったように，食べる楽しさの体験を増やしていく．

(2) 食事の目安

ア　食品の種類と組合せ

　与える食品は，離乳の進行に応じて，食品の種類を増やしていく．

① 離乳の開始では，アレルギーの心配の少ないおかゆ（米）から始める．新しい食品を始める時には一さじずつ与え，乳児の様子をみながら量を増やしていく．慣れてきたらじゃがいもや野菜，果物，さらに慣れたら豆腐や白身魚など，種類を増やしていく．
　なお，はちみつは乳児ボツリヌス症予防のため満1歳までは使わない．
② 離乳が進むにつれ，卵は卵黄（固ゆで）から全卵へ，魚は白身魚から赤身魚，青皮魚へと進めていく．ヨーグルト，塩分や脂肪の少ないチーズも用いてよい．食べやすく調理した脂肪の少ない鶏肉，豆類，各種野菜，海藻と種類を増やしていく．脂肪の多い肉類は少し遅らせる．野菜類には緑黄色野菜も用いる．
③ 生後9か月以降は，鉄が不足しやすいので，赤身の魚や肉，レバーを取り入れ，調理用に使用する牛乳・乳製品のかわりに育児用ミルクを使用する等工夫する．フォローアップミルクは，母乳または育児用ミルクの代替品ではない．必要に応じて（離乳食が順調に進まず，鉄の不足のリスクが高い場合など）使用するのであれば，9か月以降とする．

　このほか，離乳の進行に応じてベビーフードを適切に利用することができる．
　離乳食に慣れ，1日2回食に進む頃には，穀物，野菜・果物，たんぱく質性食品を組み合わせた食事とする．また，家族の食事から調味する前のものを取り分けたり，薄味のものを適宜取り入れたりして，食品の種類や調理方法が多様となるような食事内容とする．

イ　調理形態・調理方法

　離乳の進行に応じて食べやすく調理したものを与える．子どもは細菌への抵抗力が弱いので，調理を行う際には衛生面に十分配慮する．

① 米がゆは，乳児が口の中で押しつぶせるように十分に煮る．初めは「つぶしがゆ」とし，慣れてきたら粗つぶし，つぶさないままへと進め，軟飯へと移行する．
② 野菜類やたんぱく質食品などは，初めはなめらかに調理し，次第に粗くしていく．
③ 調味について，離乳の開始頃では調味料は必要ない．離乳の進行に応じて，食塩，砂糖など調味料を使用する場合は，それぞれの食品のもつ味を生かしながら，薄味でおいしく調理する．油脂類も少量の使用とする．

表4-9(1) つづき

(3) 成長の目安

　食事の量の評価は，成長の経過で評価する．具体的には，成長曲線のグラフに，体重や身長を記入して，成長曲線のカーブに沿っているかどうかを確認する．からだの大きさや発育には個人差があり，一人一人特有のパタンを描きながら大きくなっていく．身長や体重を記入して，その変化をみることによって，成長の経過を確認することができる．

　体重増加がみられず成長曲線からはずれていく場合や，成長曲線から大きくはずれるような急速な体重増加がみられる場合は，医師に相談して，その後の変化を観察しながら適切に対応する．

表4-9(2) 離乳食の進め方の目安

	離乳の開始 → 離乳の完了			
	生後5,6か月頃	7,8か月頃	9か月から11か月頃	12か月から18か月頃
〈食べ方の目安〉	○子どもの様子をみながら，1日1回1さじずつ始める． ○母乳やミルクは飲みたいだけ与える．	○1日2回食で，食事のリズムをつけていく． ○いろいろな味や舌ざわりを楽しめるように食品の種類を増やしていく．	○食事のリズムを大切に，1日3回食に進めていく． ○家族一緒に楽しい食卓体験を．	○1日3回の食事のリズムを大切に，生活リズムを整える． ○自分で食べる楽しみを手づかみ食べから始める．
〈食事の目安〉 調理形態	なめらかにすりつぶした状態	舌でつぶせる固さ	歯ぐきでつぶせる固さ	歯ぐきで噛める固さ
I 穀類	つぶしがゆから始める．すりつぶした野菜なども試してみる．慣れてきたら，つぶした豆腐・白身魚などを試してみる．	全がゆ 50～80	全がゆ90～軟飯80	軟飯90～ご飯80
II 野菜・果物		20～30	30～40	40～50
III 魚		10～15	15	15～20
または肉		10～15	15	15～20
または豆腐		30～40	45	50～55
または卵(個)		卵黄1～全卵1/3個	全卵1/2個	全卵1/2～2/3個
または乳製品		50～70	80	100

一回当たりの目安量(g)

上記の量は，あくまでも目安であり，子どもの食欲や成長・発達の状況に応じて，食事の量を調整する．

〈成長の目安〉　成長曲線のグラフに，体重や身長を記入して，成長曲線のカーブに沿っているかどうか確認する．

- ２回食になったら毎食，栄養のバランスをとる．
- 離乳食の後には，母乳または育児用ミルクを十分に与える．

(2) 7, 8か月頃

- これまで諸種の理由で，１回食であった乳児には規則的に離乳食を２回与え，２回食のパターンを軌道にのせる．
- 毎食栄養のバランスをとることを習慣化する．
- 種々の食品や料理を用いて食体験を広げ，この頃から幼児期にみられる偏食の予防を心がける．
- 家族の食事から薄味のものを使う．フリージングを試みる．ベビーフードやおとな用の素材缶詰を適宜利用し，合理的な離乳食作りを心がける．
- 食後には，従来通り母乳または育児用ミルクを与える．

(3) 9～11か月頃

- １日３回食にすすめる．最初，１回は軽食程度のものを与え，次第に３回食の形式に慣らす．乳児の授乳，食事時刻，生活状況をもとに，無理がなければこれまでの授乳時刻から，朝，昼，夕食の時刻に移行させてもよい．
- ３回食になると乳汁量が減るので，鉄分が不足する．鉄利用率の高い食品（赤身の魚，肉，レバー）を積極的に使い，鉄の補給を心がける．
- 薄味に仕上げた家族の食事から積極的に取り分けて与え，種々の食物の味や口当たりに慣れさせる．
- これまで乳児と家族とが異なる食事時刻であった場合には，10か月を過ぎた頃から家族と一緒の朝，昼，夕の食事タイムに移行し，家族とともに囲む食卓の雰囲気を体験をさせる．
- 多くの乳児は，誕生日近くなると食物を手でつかみ，口に運ぶことに興味を示す．手に持ちやすい食品やメニューを用意して，自分で食べることを経験させる．
- 本格的な間食はまだ不要である．昼と夕食時刻が開く場合には，母乳または育児用ミルクを中心に，果物か乳児用菓子を少量与える程度でよい．
- 離乳食後の授乳は次第に中止する．

(4) 12～18か月頃

- 食事リズムを整え，規則的に３回の食事を与える．
- 食事は薄味を基本とするが，家族の食事を上手に利用し，家族と一緒に食事をとる環境を体験させる．
- 離乳後期に増して食べ方に個人差が現れるので，食事は量よりも質に重きを置いて，毎食ごと栄養のバランスをとることを心がける．
- この時期に，約半数の者では咀嚼に関与する第１乳臼歯が萌出する．それゆえ，咀嚼能力を養う調理形態の食物を供与する．

- 子どもの生活リズム，食欲に合わせ，間食を1日1〜2回与えるが，間食は子どもの要求するがままに与えないよう注意する．
- これまで人工栄養の児では，牛乳を用いてもよい．乳汁は間食時に与える，またはパン食のときのたんぱく質源とする．
- 母乳に対する興味がこの間に自然に薄くなるよう，生活のさせ方を工夫する．

4) 離乳のそれぞれの時期における食事の目安

　　離乳のそれぞれの月齢における食事の目安は，**表4-9**「離乳食の進め方の目安」(97頁) に示されている．各時期における離乳食と乳汁のおおよその量的バランスを**図4-7**に示す．これらは標準的な発育を示す乳児を対象として策定されたものである．個々の乳児の成長・発達，睡眠，遊びなどの生活状況，食欲などの個人差を考慮し，弾力ある扱い方をする．

5) 離乳のそれぞれの時期における食品の使い方

　　(1) 生後5, 6か月頃：いずれの食品も「なめらかにすりつぶした状態」に仕上げる

　【穀類】
- 米…ごはんがかぶる程度に湯を加え，ごはん粒を十分軟らかく煮て蒸らし，よくすりつぶす．または，深めの湯飲みに米と7〜8倍の水を入れて1〜2時間浸し，家族のごはんを炊くときに一緒に炊飯器に入れて炊くと簡単．
- パン…細かくちぎってミルク，牛乳，スープに浸して軟らかくし，ラップ材をかけて電子レンジでトロトロに加熱する．
- いも（じゃがいも，さつまいも）…茹でたもの，汁の実，含め煮の味のしみていない部分をすりつぶし，茹で汁，ミルク，牛乳，薄いみそ汁でのばす．

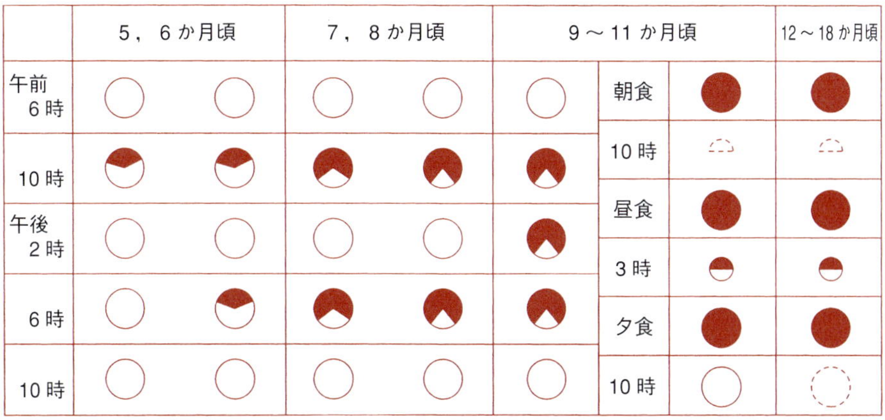

図4-7　離乳の進行形式の一例

白：乳　　赤：食事（水野清子による）

- バナナ…すりつぶし，硬めのときはミルク，牛乳でのばす，または全脂無糖ヨーグルトで和える．
- ベビーフードのかゆ製品…熱湯，熱いスープやみそ汁，ミルク，沸かした牛乳でゆるめる．
- めん類（そうめん，うどん）…上記穀類に慣れた6か月頃から，細かく折って軟らかく茹で，薄いだし汁，牛乳などで煮る．

【たんぱく質性食品】
- 豆腐…加熱（汁の実など）してよくすりつぶす．
- 育児用ミルク，牛乳…パンがゆ，いもがゆに入れる，または牛乳はクリーム煮やシチューなどに．
- 全脂無糖ヨーグルト…好みによって果物と和えたり，少量の砂糖（ハチミツは満1歳まで禁止）を入れてもよい．
- チーズ…最初は粉チーズが食べやすい．次第にプロセスチーズを細かく刻み，米，パン，いもに入れて煮溶かす．
- 卵黄…固茹でにした卵黄をつぶし，白湯スープなどでゆるめる，または穀類や野菜類に入れて滑らかにする．
- 白身魚，しらす…魚は茹でるか煮てすりつぶし，かゆ類，野菜類，スープ類に入れて飲み込みやすくする．しらすは洗って塩分を抜き，細かく刻んでかゆ類や野菜に入れて加熱する．

【野菜・果物】
- 野菜…最初はかぼちゃ，にんじん，かぶ，大根などが調理しやすく，食べやすいものを選ぶ．慣れたらほうれんそうや春菊などの葉先，たまねぎ，キャベツ，はくさい，ブロッコリーなども使う．調理法は煮る，茹でる，汁にするとよい．できるだけ緑黄色野菜を使う．
- 果物…すりおろしやすいまたはすりつぶしやすい果物であれば，季節に出回るほとんどのものを与えることができる．

【油脂】
- バター，植物油など…離乳を開始して1か月頃から，かゆ類，スープ，シチューなどに入れる．

(2) 7，8か月頃：調理形態は「なめらかにすりつぶした状態」から「舌でつぶせる固さ」に仕上げる

【穀類】
- 米…離乳初期よりもやや硬めに炊き，米粒はつぶさずそのまま与える．
- パン…小さくちぎって，ミルク，牛乳やスープでさっと煮るまたは浸す程度で．
- めん類，パスタ類…乾めんは5mm程度に折り，軟らかく茹でて調理する．パスタは比較的軟らかく茹で上がるマカロニがよい．軟らかく茹でて細かく刻み，ソースで煮込んだりシチューに入れる．

- いも類…じゃがいも，さつまいも，さといもなどを調理してフォークでつぶし，煮汁でゆるめて与える．
- その他…コーンフレーク，オートミールなども与えてよい．

【たんぱく質性食品】
- 豆類，大豆製品…軟らかく薄味で煮たいんげん豆はつぶし，納豆は細かく刻んで加熱して与える．
- 牛乳，ヨーグルト，チーズ…生後5，6か月頃と同様に用いる．
- 卵黄，全卵…卵アレルギーもなく，卵黄に慣れたら8か月頃から十分加熱した全卵を用いる．薄味にして，おとなと同様な調理法で．
- 魚，魚缶詰…赤身魚をおとなとほぼ同じ調理法を用いて薄味に仕上げ，細かくほぐして与える．飲み込みにくい場合には，とろみをつける，汁物に入れる，他の食品と混ぜるなど工夫する．薄味の魚缶詰も使うことができる．
- 肉類…8か月頃から肉質の軟らかい鶏レバー，ささみを用いる．レバーは茹でてからつぶし，ささみは包丁で叩いてひき肉状にして調理する．

【野菜・果物・海藻】
- 野菜，果物類…軟らかく調理して，みじん切りまたは粗めのみじん切りに仕上げる．軟らかい果物は粗く刻む程度で．
- 海藻…のりは細かくしてめん類に入れたり，お浸しにかける．軟らかく煮えたわかめは細かく刻む．

【油脂】
この頃には，ピーナッツバターを和え物に使うことができる．

(3) 9～11か月頃：調理形態は「舌でつぶせる固さ」から「歯ぐきでつぶせる固さ」に仕上げる

【穀類】
- 米…硬めのかゆから次第に軟らかめのごはんに慣れさせる．
- パン…そのまま，またはトーストをちぎる程度の形態で与える．
- めん類，パスタ類…いずれも軟らかく茹でて，刻み方は7，8か月頃よりも大きく（0.5～1cm）する．
- いも類…煮る，蒸す，揚げるなどしたものを口に入るサイズに崩す．
- その他…コーンフレーク，オートミールのほかに，砕いたクラッカーも与えることができる．

【たんぱく質性食品】
- 豆類，大豆製品…7，8か月頃と同様に用いる．豆腐はオイル焼きなどにして，与えるときに崩す．軟らかく煮た大豆は誤嚥しても危険のないよう，粗くつぶす．
- 牛乳，乳製品…7，8か月頃と同様に用いるが，チーズは手に持ちやすい形に切ってそのまま与えてもよい．
- 全卵…7，8か月頃と同様に用いるが，卵アレルギーがなければ，半熟状で与えて

もよい.
- 魚，魚缶詰…7, 8 か月頃のものに加え，食物アレルギーに留意すれば，青皮魚も用いることができる．いずれの魚もほぐす程度で．
- 肉類…豚，牛肉は脂肪の少ないひき肉が調理しやすく，食べやすい．最初はかゆ，いも類，めん類，卵料理，シチューなどに入れ，慣れたらそぼろ煮にしたり軟らかめの団子やハンバーグにする．

【野菜・果物・海藻】
- 軟らかく煮た野菜は次第に粗いみじん切りに．7, 8 か月頃と同様，生野菜はサラダに．レタスなどは湯通しすると食べやすい．

【油脂】
- 卵アレルギーの心配がなければ，マヨネーズを用いることができる．また，炒ってすりつぶしたごまは和え物に．

【その他】
- 乳児用の薄味の菓子類を間食の一部に用いてもよい．

(4) 12～18 か月頃：調理形態は「歯ぐきでつぶせる固さ」から「歯ぐきでかめる固さ」に仕上げる

【穀類】
- 米・パン，めん，いも類などはほとんどおとなと同様に使うことができるが，この時期の咀嚼力を考慮し，歯ぐきや臼歯にのりやすいサイズに調理する．

【たんぱく質性食品】
- 衛生，味，固さを考慮すれば，ほとんどのものを用いることができる．ただし，肉は薄切りを細かく刻むか，ひき肉が食べやすい．

【野菜・果物・海藻】
- 食物繊維の多く，硬いものを除けば，ほとんどのものを用いることができる．しかし，まだ，咀嚼力はおとなに比べ弱いので，切り方，煮方に留意する．

【油脂】【その他】
- 9～11 か月頃に準じる．

6) 離乳食調理・献立

(1) 衛生的な取り扱い

乳児はおとなに比べ免疫機能や消化酵素が不十分であり，また，腸内細菌叢もおとなと異なる点が多い．そのうえ，離乳食は水分が多く，栄養価が高く薄味であるため，細菌に汚染されると腐敗しやすい．また調理に手間がかかるので，細菌汚染の機会も多くなる．したがって，新鮮な材料を用いて衛生的に調理し，加熱する必要のあるものは十分火を通す．調理後はなるべく短時間に与える．

(2) 栄養量，食品に対する配慮

離乳開始当初を除き，毎食食品の組み合わせを配慮し，栄養のバランスのとれた食事を調製する．とかく離乳食は単調になりやすい．なるべく広範囲の食品や調理法を取り入れ，乳児にさまざまな味，口当たりを体験させる．

(3) 調理・調理形態に対する配慮

離乳食を調理する際には，栄養成分の損失をできるだけ防ぐために，あくのない野菜，魚，肉の茹で汁，煮汁は利用する．

離乳食の調理形態，すなわち，粘稠さ，粗さ，硬さなどに対する考慮は，離乳食の栄養価，味，匂いなどに対する考慮とともに重要である．乳児の離乳食の受け入れ方（104頁参照）を参考にして，つぶし方，ゆるめ方，刻み方を配慮する．

(4) 調味の仕方と味の組み合わせ

離乳開始の頃では，調味する必要はない．離乳の進行とともにそれぞれの食品のもつ自然の味を生かしながら，調味する場合には塩味は0.5％以下，甘味は1～3％程度とする．なお，腸内細菌叢が未発達の乳児では，ハチミツに含まれるボツリヌス毒素により致死性中毒のボツリヌス症を起こすおそれがある．それゆえハチミツは満1歳までは使用しない．

離乳食は飲み込みやすく，口当たりをよく仕上げるため，牛乳やヨーグルトなどを使用することが多い．そのために食事全体が洋風味になることが多い．洋風のみに偏らないよう和風料理も積極的に取り入れ，離乳食全体の献立，味の調和をとる．

7) ベビーフードについて

(1) 使用状況

昭和50年以降，出生数は減少の一途をたどっているにもかかわらず，ベビーフードの生産量は逆に増加し，また，これまでの調査からもかなり利用されていることが明らかにされている．平成17年度乳幼児栄養調査（厚生労働省）によると，ベビーフードを，「よく使用した」，「ときどき使用した」者は75.8％に及び，この割合は10年前に比べ10％近く増加している．ベビーフードを「よく使用した」者では，離乳食で困ったこととして，3人に1人が「作るのが苦痛・面倒」「食べものの種類が偏っている」と回答していた．10年前の平成7年度の調査では，産後就労していた母親に比べ専業主婦にベビーフードの使用割合がいくぶん高いものの，有意差は認められない．しかし，他の研究によると，明らかに専業主婦に使用割合が高かった．

(2) 種類

大別するとドライタイプとウエットタイプのものがあり，前者には乾燥製品と真空

凍結乾燥品（フリーズドライ），後者にはびん詰製品とレトルト製品がある．これらは製法の違いによるものである．種類は数百種以上に及ぶ．

(3) 使い方

- 製造法により，口当たり，簡便性，保存性，味，価格などに特徴がある．したがって，乳児の月齢，家庭の食事内容等を考慮して，製品を選ぶ．
- 品質保持期限を確認して，児の月齢にあったものを求める．
- 使用材料，またはメニュー名から料理分類を確認する．たとえば，主食，主菜，副菜のいずれに相当するか．
- 1食の組み合わせを考える．たとえば，主菜の製品を使う場合には，穀類，野菜・果物を使った製品も同時に用意する，または家族の食事からそれらを使った料理を取り分け，乳児用に再調製して組み合わせる．
- ベビーフードのみで食事を構成する場合には，味，料理法の組み合わせ等も考慮する．
- 開封後の保存に注意する．乾燥製品は密封して涼しい場所に，ウエットタイプのものは必要な分だけ取り分けて冷蔵庫かフリーザーに保存する．フリーズドライ製品はラップ材で包んで冷蔵庫で保存する．ウエットタイプのものを冷蔵庫に保存する場合，おおよその目安は果物類は3日以内，それ以外は2日以内とされている．いずれも与えるときには加熱する．

8) 離乳食の受け入れ方

　食物を食べるためには食物を口に取り込む（捕食），口の中に取り込んだ食物をつぶして唾液と混ぜる（咀嚼），食物の塊をのみ込む（嚥下）というこれらの一連の行動を学習しなければならない．

　生後2～3か月頃までは，形のある食物を口の中に入れるとそれを反射的に口の外に舌で押し出すが，3～4か月になるとこの反射作用は消失し，次第にドロドロした食物を受け入れることができるようになる．

　生後5か月を過ぎると，乳児は舌の上にのせられたドロドロ状の食物を口蓋に押しつけながら嚥下反射を誘発して，食物を食道の方へ送り嚥下する．しかし，最初は唇を閉じることができないので，食物が口からでることが多い．しかし，次第に唇をしっかり閉じるようになると，口に入れられたものを上手に嚥下するようになる．

　7～8か月頃になると，スプーンにのった食物を上下の唇でしっかりとらえて口の中にとり込めるようになり，この頃では舌と顎の動きが連動するようになる．さらに舌の先端を口蓋の前方に押し当てて舌にのっている食物の大きさ，硬さなどを感じ取ることができるようになり，それに合わせて舌と上顎を使って食物をつぶすようになる．

　9～11か月頃では，舌を上下左右に巧みに動かせるようになるので，口の中に散在する食物や，舌でつぶせない食物を歯ぐきにのせてつぶすことが可能となる．12～18か月頃になると，前歯で噛み切った食物を口腔内の奥に送り，歯ぐきやこの頃に萌出

する第1乳臼歯を使って食物を嚙むようになる．

　以上，食物の受け入れ方を口腔内の機能の面から述べたが，乳児の食べる意欲は食物を与える者の表情や語りかけ，精神的なゆとりなどによっても左右される．離乳食を与えるときの食事環境に留意することが大切である．

4-乳児期栄養の問題

1）アトピー性皮膚炎と除去食

　アトピー性皮膚炎の乳児の中に，ある種の食物を与えることによって症状が増悪することがある．このような場合には，食物アレルギーが考えられ，それに適した食事（除去食）を与えなければならない．現在，アトピー性皮膚炎，食物アレルギーに関する多くの情報が流布し，母親の判断で誤った除去食を行っている場合が少なくない．誤った除去食は児の発育・発達に影響を及ぼす．除去食は食物アレルギーに対する治療手段である．したがって，除去食を行う場合には医師の診断のもとに行う．

　食物アレルギーについて，詳述は第5章を参照のこと（181頁～）．

2）乳汁と離乳食のアンバランス

　母乳は乳児にとって理想的な成分組成であり，人工栄養の場合でも育児用ミルクの組成は母乳に近似している．離乳食から無機質やビタミン類を十分に供与することは難しく，また，離乳食は加熱調理したり刻むことが多いので，ビタミン類の破壊はかなり多い．離乳開始時から離乳食を好むからといって，離乳食を増やして乳汁を減らしていくと，微量成分の摂取が難しくなる．それゆえ，乳汁の占める割合が多い離乳開始時から7，8か月頃においては，離乳食と乳汁の量的バランスを考慮することが必要である．各月齢における離乳食と乳汁とのおおよその関係を図4-7（99頁）に示す．

3）間食供与の低年齢化

　間食は食事時刻が朝食・昼食・夕食のリズムになり，食事と食事との間隔が5～6時間位開くようになったときに，子どもの生活の仕方，食欲等を考慮しながら与えるものである．したがって，授乳や離乳食間隔がほぼ4時間毎の生後9か月ころまでは間食を必要としない．しかし，これまでの調査によると，生後7～8か月時に間食を1日1～2回摂取している者が約60％，9～11か月になるとこの割合は80％を占めるなど，低月齢時から間食を与えることが常習化している者が少なくない．このような乳児期における間食の供与が哺乳量や離乳の進行の妨げにならぬよう，留意しなければならない．

4）鉄不足

　鉄の吸収に関してはまだ不明な点もあるが，離乳食が1日3回になり，乳汁の摂取

量が減ると鉄の摂取は減少する．乳児の貧血が鉄欠乏性であることを確実に判定するためには，ヘモグロビン量と同時に血清鉄と貯蔵鉄の測定が必要であるが，健常児の健康調査で認められる軽度の貧血のほとんどは鉄欠乏性貧血と考えられている．軽度の鉄欠乏性貧血は通常重篤な症状を示すことはないが，成長・発達の旺盛な乳児期では生体の機能を低下させ，精神・運動機能の発達遅延をきたすことが明らかにされている．それゆえ，離乳後期以降においては，「離乳の支援のポイント」(96頁)に示されているように，鉄の利用率の高い食品（73頁）を用いた離乳食づくりを心がける．

5) 授乳・食事時刻の乱れ

　授乳は「自律授乳」を基本とするが，母乳分泌が良好である場合には，自律栄養法を用いても授乳間隔や授乳回数はだいたい一定になることはすでに述べた．離乳食は授乳リズムに合わせて供与していくが，昨今におけるおとなの生活の影響を受けて，生活リズムや授乳・食事リズムが乱れている乳児も見られる．生体のリズムと摂食リズムとが合致したときに，摂取した乳汁や離乳食の栄養効率は高まり，また，臓器に対する負担も軽くなる．離乳期に望ましい食事リズムを確立すれば，それはうまく幼児期に連動していく．

6) 電解質飲料・果汁飲料の多飲

　下痢が激しい，またはそれが長く続くと脱水症を起こし，水分とともに種々の電解質が失われる．水分の補給として湯冷ましを与え過ぎると，低ナトリウム血症を起こす恐れがある．現在では乳児下痢症の治療の一環として，野菜スープよりも乳児用電解質飲料が用いられる．これは適度な甘味と酸味があり，乳児に好まれる．下痢が治癒しても乳児が好むために与え続けている例も少なくない．また，水分補給の手段として，果汁を頻回に与えている場合もみられる．電解質飲料や果汁には糖分が含まれているので，与え過ぎは乳汁や離乳食嫌い，乳児虫歯の原因になるので注意する．

7) 咀嚼能力の基礎づくり

　最新の乳幼児栄養調査（厚生労働省，平成17年度）によると，1歳から4歳未満児をもつ母親の約20％は，児の咀嚼に関する困りごとをもっていた．これまでの調査から，幼児期に咀嚼がうまくできない者では，離乳の進め方が不適切であったことが明らかにされている．幼児期における咀嚼のトラブルを予防するためには，乳児の口腔内の機能に合わせた離乳の進め方が大切になる．離乳完了期に咀嚼に関与する第1乳臼歯が萌出する．ある時期までに咀嚼能力を獲得しないと，その後に噛むことや飲み込むことに支障をきたす．この時期を臨界期といい，その時期は1歳半頃であるといわれている．

8) 広い食体験の必要性

　乳幼児栄養調査（厚生労働省，平成17年度）によると，「離乳食で困ったこと」の

1位には「食べ物の種類が偏っている」，2位に「作るのが苦痛・面倒」があげられていた．一方，幼児を持つ保護者の気がかりとしてしばしば浮上する「偏食」は，過去10年毎に3回行われた調査ではその割合は増加し，最新の調査では34％になっている．幼児期になると自我が目覚め，また，自己主張も強くなるので，気がかりな摂食行動の是正は難しい．離乳期から幅広い味覚を養い，幼児期の偏食を少なくするために，家族ともども，豊かな食体験をすることが大切である．食の構築力を育てるには，様々なサポートが必要である．

9） ベビーフードの上手な利用

上述の調査で母親が子どもの頃に調理済み食品やインスタント食品をよく食べた者では，2人に1人がベビーフードをよく使用していた．今後もベビーフードの利用は一層進むことが予測される中で，そのメリット，デメリットを的確につかみ，デメリットを家庭食でカバーできる上手な使い方を指導するとともに，食品産業においては適切な食習慣の形成につながる製品の提供が望まれる．

（水野清子）

5-離乳期の献立例

食事摂取基準，「離乳食の進め方の目安」（97頁）に示されている離乳の各月齢の目安量をもとに作成した献立例を以下に示す．

●6か月の終り頃

献立名		材料名	分量(g)
例1	おじや	7倍がゆ	40
		卵黄	10
		はくさい	3
		しょうゆ	0.5
	かぼちゃの含め煮	かぼちゃ	17
	育児用ミルク		
例2	チーズポテト	じゃがいも	25
		たまねぎ	5
		ブロッコリー	5
		チーズ	7
		牛乳	10
	グラッセのマッシュ	にんじん	10
		さとう	0.5
	育児用ミルク		

＜作り方＞

❋ おじや
軟らかくゆでたはくさいはみじん切りにする．かゆにはくさいと固ゆでにした卵黄を加えてすりつぶし，しょうゆで薄く調味する．

❋ 含め煮
かぼちゃは皮と種を除き，小さい乱切りにして軟らかくゆでる．熱いうちに匙でつぶして，ゆで汁を加えてドロドロ状にする．

❋ チーズポテト
じゃがいもは軟らかくなるまでゆでてからすりつぶし，軟らかくゆでてみじん切りにしたたまねぎと塩ゆでにして細かく刻んだブロッコリー，刻んだチーズ，牛乳を加え弱火で練りあげる．

❋ グラッセのマッシュ
さとうを加えて軟らかく煮含めたにんじんをすり鉢でていねいにつぶし，湯少々を加えてドロドロ状にする．

●8か月頃

	献立名	材料名	分量(g)
例1	トーストスープ浸し	パン	20
		バター	1
		スープ	70
	鶏ささ身とほうれんそうのクリーム煮	鶏ささ身	10
		ほうれんそう	5
		かぶ	5
		小麦粉	2
		バター	2
		牛乳	15
		塩	
	りんごのコンポート	りんご	15
		さとう	1
		バター	1
	育児用ミルク		
例2	全がゆ	全がゆ	80
	みそ汁	だいこん	10
		わかめ	0.5
		みそ	2
		だし汁	60
	炒り豆腐	木綿豆腐	35
		にんじん	7
		さやえんどう	3
		油	2
		さとう	2
		しょうゆ	1
		卵	10
		かたくり粉	1
	育児用ミルク		

＜作り方＞

❋トーストスープ浸し
トーストしてバターをぬったパンを小さくちぎり，スープに浸す（さっと煮てもよい）．

❋鶏ささ身とほうれんそうのクリーム煮
鍋にバターを溶かし，包丁でたたいてひき肉状にしたささ身を炒め，小麦粉をふるい入れ炒め牛乳を加え混ぜながら煮立たせる．これにゆでて細かく刻んだほうれんそうの葉先とかぶを加え，塩でうすく調味する．

❋りんごのコンポート
皮をむきいちょう切りにしたりんごに，さとうとバター，少量の水を加え軟らかくなるまで煮てつぶす．

❋みそ汁
皮をむきせん切りにしただいこんともどしたわかめをだし汁で軟らかく煮て粗くつぶし，みそを溶き入れる．

❋炒り豆腐
① 豆腐は鍋の中で細かくほぐし，ひたひたの水で煮て，煮立ったら水気をきる．
② にんじん，さやえんどうは軟らかくゆでてみじん切りにする．
③ 鍋に油を熱し，①と②を炒めさとう，しょうゆで調味し，溶き卵を加えさらに炒り煮する．
④ 火を止める直前に水溶きかたくり粉を加え，まとめる．

● 10か月頃

時間	献立名	材料名	分量(g)
例1	みそ煮込みうどん	乾めん	23
		豚ひき肉	12
		だいこん	10
		にんじん	5
		焼豆腐	10
		こねぎ	1
		油	2
		だし汁	100
		みそ	3
	お浸し	春菊	20
		かつお節	少々
		しょうゆ	0.5
例2	硬がゆ	硬がゆ	80
	揚げ魚甘酢あんかけ	さば	20
		かたくり粉	1
		油	2
		カリフラワー	5
		にんじん	3
		さやいんげん	3
		だし汁	20
		さとう	1
		しょうゆ	1
		酢	少々
		かたくり粉	1
	ごま和え	かぼちゃ	25
		ごま,さとう	0.1
		しょうゆ	1

<作り方>

❀ **みそ煮込みうどん**
① 乾めんは0.5～1cm程度に折って軟らかくゆでる.
② だいこん,にんじんは長さ1cmの短冊切り*,こねぎは小口切りにする.
③ 鍋に油を熱し,ひき肉を炒め,だいこん,にんじんを加えさらに炒め,だし汁を加え,野菜が軟らかくなるまで煮る.
④ みそで調味し,①の麺と1cm角に切った焼豆腐を加えて少し煮る.こねぎを入れて火を止める.

＊食品の切り方は,252,253頁参照.

❀ **お浸し**
① 塩少々を加え軟らかく茹でた春菊の葉先は,粗いみじん切りにする.
② しょうゆと細かくしたかつお節で春菊を調味する.

❀ **揚げ魚甘酢あんかけ**
① さばはかたくり粉をふり,油でからりと揚げる.
② カリフラワーは1cm大に,にんじんは長さ1cmのせん切り,さやいんげんは薄い小口切りにする.
③ 野菜をだし汁で軟らかく煮て調味し,水溶きかたくり粉でとろみをつけ①にかける.

❀ **ごま和え**
① 小さめの角切りにしたかぼちゃを軟らかくなるまで煮る.
② すったごま,さとう,しょうゆをまぜてかぼちゃを和える.

● 12〜18か月頃

時間	献立名	材料名	分量(g)
例1	ジャムサンド	ロールパン バター りんごジャム	40 3 5
	卵とじ	じゃがいも たまねぎ ほうれんそう バター 卵	15 15 10 2 15
	はくさいのスープ	はくさい ボンレスハム スープ 塩 かたくり粉	20 3 60 0.4 0.5
例2	ごはん レバー入り肉団子 　の甘辛煮 茹で野菜添え	 牛ひき肉 鶏レバー ｛たまねぎ 　油 パン粉 卵 油 ｛さとう 　酒 　みりん 　しょうゆ かたくり粉 グリーンアスパラガス	80 12 5 5 1 3 3 1 1 1 2 1 0.5 15
	中華ドレッシング 　　　　　和え	トマト きゅうり 酢，さとう ごま油 しょうゆ	20 5 各1 2 0.5

<作り方>

✿ 卵とじ
① じゃがいもは1cm位の角切りに，たまねぎは1cm位のせん切りにして軟らかくゆでる．
② ゆでたほうれんそうは1cmに切っておく．
③ フライパンにバターを溶かして①と②を炒めて塩で薄く調味し，溶きほぐした卵でとじる．

✿ はくさいのスープ
① はくさいとボンレスハムは1cm大に切り，はくさいはたっぷりのスープで軟らかく煮る．
② はくさいが煮えたらハムを加え，塩で調味して水溶きかたくり粉を加える．煮立ったら火を止める．

✿ 中華ドレッシング和え
① トマトは皮と種を除いて1cm大に切り，きゅうりは所どころ皮をむいていちょう切りにする（252頁参照）．
② 酢，ごま油，さとうをよく混ぜて，①を加える．

✿ レバー入り肉団子の甘辛煮
① レバーは血抜きをしてさっとゆで，みじん切りにする．
② たまねぎはごく細かいみじん切りにし，油でしんなりする程度に炒め，冷ます．
③ ボールにひき肉と①，②，パン粉，卵を入れ，よく混ぜて小さめの団子に丸める．
④ ③を油でカラッと揚げる．
⑤ 鍋に調味料と④の肉団子を入れ，水をひたひたに加え煮含め，水溶きかたくり粉でとろみをつけ火を止める．

（水野清子）

Ⅲ．幼児期

1-幼児期の栄養と食生活の特性

1) 身体発育と運動機能

　第2章でも述べたように，幼児期の最も大きな特性の一つとして，身体発育が盛んなことがあげられる．

　幼児期は，母親の胎内で成長する胎児期と，生後1年までの乳児期に続き，身長・体重の著しい増加がみられる時期である．表2-4（乳幼児身体発育調査結果）（9頁）にも示されているが，身長についてみると4歳では出生時のおよそ2倍，体重については3歳6か月～4歳でおよそ5倍になる．発育の仕方には生活環境や素質等により個人差はみられるが，一人ひとりの身長・体重の増加をみれば，ほとんどの場合，その子どもなりの成長曲線が描かれる．

　このことから，幼児期の食事は，生命の維持や日々の活動のためだけでなく，成長のためにも重要な役割を担っていると言える．

　また，身体の発育にともなって運動機能が発達するのも，幼児期の大きな特性の一つである．

　1歳頃になるとひとりで立てるようになるが，その後はひとり歩きや階段の昇り降りもできるようになる．そして足だけでなく手指の機能も発達し，食物も上手につまんで口に入れることができるようになり，スプーンやフォークを，やがて箸も上手に使うことができるようになる．このような運動機能の発達には，骨や筋肉の発育と神経機能の発達が深く関与しており，運動量の増加によって神経機能の発達が促され，また発育・発達が運動量の増加を促進するのである．

2) 精神発達

　精神発達についてみると，1歳前後では，「自己意識」の芽生えから何でも自分でやりたがるようになり，食事を自分で食べたがるのはその一つの表われである．2歳頃になると自己主張はますます強くなり，一般に「反抗期」と言われる時期になる．食事面ではそれが「好き嫌い」などという食事行動として表われ，味の記憶や見た目など，とくにこれといった理由はないのに「好み」がはっきりしてくる．しかし，この時期の好みは将来まで持ち越されることは少ないので，周囲の者はこの「好み」に振り回される必要はない．3歳くらいになると，集団の中で遊ぶことができるようになる．子ども同士同じテーブルで食事を楽しめるようになるが，反面，後述する食事上の問題が出てくるのもこの時期である．5歳頃まではまだかなり自己中心的で相手の立場に立つことはできないが，相手の話を十分理解することはできるので，一応社

会性も出てくると言われている．そして，いろいろな食習慣・生活習慣がしっかり身につくのもこの頃からである．

3) 消化機能と咀嚼能力

　離乳食を与える意義の一つに，消化機能や咀嚼能力の助長があげられるが，幼児食についても同様である．

　幼児期になると消化酵素の分泌はある程度増加するものの，消化機能はいまだ未熟である．しかし徐々にその能力は増強され，適当な硬さ・形態・量の食事であれば，ほとんどのものを消化・吸収することができるようになる．しかし，これらの限界を越えた場合には，消化器官に負担がかかり疾病を招きかねない．それゆえ，消化機能亢進のためには，適切な食事を与えることが大切である．

　また咀嚼については，第1乳臼歯は1歳2か月頃（**図2-1参照**）（12頁）に出そろうが，まだ軟らかいものしか嚙めず，本格的に咀嚼ができるようになるのは，第2乳臼歯の生えそろう2歳以降である．しかしまだ口の容積は小さく顎の発達も未熟なため，「よく嚙んで食べる」という習慣は，周囲の者が上手に導かなければなかなかつかないものである．この時期に獲得した咀嚼の習慣はその後にも影響を及ぼすということを考えれば，歯の清潔と嚙む習慣を習得させるちょうどよい時期と言えるだろう．

4) 摂食行動

　多くの場合，1歳前後になると自分で食べたがるようになるが，一方でそのような食欲を示さない子どももみられる．後者の場合，食卓を汚すあるいは食事に時間がかかるといった理由から，周囲の者が子どもの意欲を抑えてしまっていることが多い．

　一般に，いつ頃にどのような食べ方をするのかを表わした「摂食行動の時期」を**表4-10**に示す．食事の自立を促すためには，適切な時期に適切な介助をすることが必要なので，それぞれの摂食行動の初発年齢を知ることは非常に大切なことである．また，おおよその時期を理解することにより，前もって適切なスプーンや箸を用意することもできる．コップを持って飲むことができるようになる1歳前半には，グリップが2つ付いたマグカップを，1歳後半では安定性のあるお椀を選ぶとよい．皿は，自分の手で押さえ，その内側にスプーンをあててすくいやすいものがよい．3歳で箸に興味を示すようになったら，その際も，握りやすさだけでなく，身長に見合った長さのものを選ぶようにする．

　スプーンや箸を使い始めたときには，食べやすい料理を用意するという配慮も，もちろん必要である．

表4-10 摂食行動の時期

初発年齢 (3/4の子どもが初めてできた年齢)	摂食行動の内容
1歳前半	自分でコップを持って飲む 30分前後で食べ終わる
1歳後半	自分でお椀を持って飲む 自分でスプーンを持って食べる 自分で食べたがる 家族と食べられる
2歳前半	こぼさないで飲む スプーンと茶碗をそれぞれの手に持って食べる 食事のあいさつができる
2歳後半	自分ひとりでだいたい食べられる
3歳	箸を使う 箸と茶碗をそれぞれの手に持って食べる
4歳	こぼさない 自分ひとりで食べられる よく噛んで食べる

2-幼児期の栄養

1) 食事摂取基準

幼児期の食事摂取基準(41～58頁参照)を体重1kg当たりに換算した値を表4-11に示した．この値を成人と比較すると，幼児期は成人の2～3倍もの量が必要となる．

表4-11 体重1kg当たりのエネルギーおよび栄養素の量

栄養素等 年齢	エネルギー (kcal) 男	エネルギー (kcal) 女	たんぱく質 (g) 男	たんぱく質 (g) 女	カルシウム (mg) 男	カルシウム (mg) 女	鉄 (mg) 男	鉄 (mg) 女
1～2歳	83	82	1.7	1.8	39	36	0.4	0.4
3～5歳	79	78	1.5	1.6	36	34	0.3	0.3
18～29歳	42	39	0.9	1.0	13	13	0.1	0.2
30～39歳	39	38	0.9	0.9	9	12	0.1	0.2

つまり，幼児期は身体も内臓も小さく，その上消化能力は未熟であるのに，多くのエネルギーや栄養素を必要としている．これは幼児が発育途上にあるためであり，この時期に発展途上国の子どものように栄養不良の状態に陥れば，成人に比べてはるかに深刻な状態になるということからも理解できよう．

2) 食品構成

前述の食事摂取基準を満たすための食品の摂取目標，すなわち「食品構成」は**表3-17**（61頁）に示したが，それをさらに理解しやすく改変したのが**表4-12**である．

これらの食品を1日3回の食事と1～2回の間食で摂取するようにするが，幼児の場合には，食欲が必ずしも一定ではないので，個人差に対する配慮も必要である．

表4-12　1日の食事の目安量　(g)

	食品	1～2歳	3～5歳
第1群	肉・魚類	30	40
	卵	30	40
	豆腐（絹ごし豆腐として）	20	20
第2群	牛乳・乳製品（牛乳として）	200	200
第3群	緑黄色野菜	100	120
第4群	その他の野菜・果物	200	230
第5群	穀類	170	200
	いも類	40	60
	菓子等	10	20
	砂糖	5	7
第6群	油脂（種実類を含む）	5	7

（水野清子）

3) 1食の組み合わせ

食事摂取基準を満たすためには，食品構成にそって食物を摂取することが望ましく，そのためには毎食栄養バランスを考えて献立作成することが大切である．1回の食事の基本的な組み合わせを**表4-13**に示したが，これに牛乳150～200mlを添えた1～2回の間食を加えると食事摂取基準をほぼ満たすことができる．

表4-13　1食の目安量　(g)

	1～2歳	3～5歳
卵	30	40
野菜・海藻・果物	100前後	100～120
米飯	100	130
油	適量	適量

1日の食事の目安量のうち，牛乳150mlを間食に使用した場合

（水野清子）

表4-14 卵30gに代わる食品の概量
(たんぱく質がほぼ同量)

食品	分量(g)
魚(ぎんさけ)	20
しらす干し(微乾燥品)	15
まぐろ缶詰(油漬)	20
挽き肉(牛・豚・鶏)	20
ウィンナーソーセージ	30
ハム(ボンレス)	20
豆腐(木綿)	55
糸引き納豆	20
普通牛乳	110
ヨーグルト(全脂無糖)	100
プロセスチーズ	15

(水野清子)

(1) たんぱく質を多く含む食品群

卵・魚・肉・大豆およびこれらの製品・牛乳・乳製品などがあり,卵の代わりにそれらの食品を使う場合の量は**表4-14**の通りである.

卵は含まれるたんぱく質のアミノ酸組成が理想的であるため,その栄養価は高く評価されている.また安価で保存しやすく,容易に入手ができ,料理だけでなく間食の材料にも広く用いられ,口当たりや彩りもよい等,大変重宝な食品である.例は少ないが,離乳期においてはアレルギーの原因として除去されることがある.しかし,食物アレルギーは多くの場合,加齢とともに改善されることもあるので,幼児期においては医師の診断のもとに適切な対応が必要であろう.

魚類については,近年,EPA(エイコサペンタエン酸)やDHA(ドコサヘキサエン酸)などの魚脂が生活習慣病の予防に役立つことが明らかにされた.しかし魚類は,幼児にはあまり好まれない傾向にあり,その理由として,特に低年齢幼児においては加熱した魚のボソボソした舌ざわりや,家庭における魚の消費量の減少があげられる.幼児期の食体験がその後の食習慣に影響を及ぼすことを考えると,今後,家庭や集団施設での献立に魚料理を積極的に取り入れるように配慮したい.

幼児に肉類を与える場合は,咀嚼力が未熟な時期にはおもに挽き肉を,そして徐々に薄切り肉にも慣れさせるようにする.また,鉄補給の観点からときどきレバーも取り入れたい.幼児の場合,比較的味にくせがなく軟らかい鶏レバーが扱いやすいが,食べにくい場合は挽き肉料理に混ぜることなどを試みる.ウィンナーソーセージやハムなどの肉加工品は,幼児に好まれる食感や味を持っているが,高エネルギーの上,

表 4-15　米飯 100g に代わる食品の概量

(エネルギーがほぼ同量)

食　品	分量（g）
食パン	65
うどん（ゆで）	160
スパゲッティ（乾）	45
じゃがいも	220
さつまいも	130
バナナ	200
ソーダクラッカー	40

(水野清子)

発色剤や保存料等添加物の問題もあるので，使用の際には注意が必要である．

　大豆およびこれらの製品は，魚類同様今後積極的に献立に取り入れていきたい食品である．豆腐は口当たりがなめらかで味も淡白であるため，幼児には受け入れられやすい．また納豆には独特の風味があるが，大豆としては最も消化しやすい状態になっている．加熱して食べやすくしたり，みそ汁に加えて納豆汁にしてもよいだろう．

　牛乳・乳製品は，たんぱく質だけでなくカルシウムも豊富な食品である．パン食や間食に添えて用いることが多いが，ときに料理の材料として使うと趣が変わる．また牛乳を嫌う場合は，グラタンやシチュー等にして目先を変えたり，スキムミルクを濃く溶いてカレーなどに加えるのも一法である．

(2) ビタミン・ミネラルおよび食物繊維を多く含む食品群

　同じ食品群でも野菜と果物は同等ではなく，エネルギー含有量や，ビタミンの種類や含有量に違いがある．幼児は野菜よりも果物を好む傾向にあるが，果物に偏らないよう配慮が必要である．1日の総量のうち1/3以上は緑黄色野菜でとることが望ましいが，ピーマン・にんじんなどを幼児があまり好まない場合は，しばらくの間は比較的食べやすいかぼちゃやブロッコリーに替えてもよいだろう．また，加熱することによって野菜のかさを減らし，咀嚼を助けるといった配慮も必要である．

(3) エネルギー源となる食品群

　幼児の場合，エネルギー量の多いいも類やバナナ，クラッカーなども含まれ，これらの食品が副菜として使われた場合は主食の量を調整する．また，炭水化物のエネルギー比は50％以上になることが望ましい（**表4-15**）．

(4) 効率的なエネルギー源となる食品群

　バターやマーガリン，ごま，マヨネーズやドレッシング，ピーナッツバターなどが含まれる．これらは量にはこだわらず，1食の献立の中でどこか1品には必ず使うように心がける．

3-間　食

1）幼児期における間食

　前述の通り，幼児期は身体発育が盛んなため多量のエネルギーや栄養素を必要とする．しかし，幼児の消化機能は未熟であるため，1日3回の食事だけでは必要なエネルギーや栄養素の量を満たすことは難しい．そのため，食事と食事の間での栄養補給としての間食が必要になる．また，幼児期にはむら食いや小食等の問題が見うけられるが，このような食事行動が原因となって起こるエネルギーや栄養素の摂取量のアンバランスを，間食によって是正するという意味もある．つまり成人にとっては，単に空腹を満たす楽しいおやつの時間も，幼児にとっては1日に必要なエネルギーや栄養素の量を補うという重要な役割がある．それゆえ，その内容には十分な注意がはらわれなければならない．

　また，幼児は新陳代謝が活発なため，水分不足を招かないよう心がけなければならないので，間食は水分を補給する機会にもなる．

　もちろん間食には成人と同様に精神的な意義もあり，その時間は親子・きょうだい・友人とのコミュニケーションの場にもなる．また，間食と食事は雰囲気が異なるため，食事のときには躾（しつけ）にくいマナーも，楽しい間食の時間には教えやすい．あるいは，偏食がある場合にはその矯正を，小食の場合には，栄養補給という目的だけでなく，食べること自体に興味を持たせるきっかけを作ることも可能である．そして，ときには一緒に間食を作り，手伝いや簡単な調理体験をさせることもできるだろう．

　幼児期において1日3回の食事と1～2回の間食という食習慣をつけることは，生活リズムを整えることになり，それが健全な生活習慣の基本となるのである．

2）間食の基本

(1) 間食の量

　間食の適量は，幼児の体格や食欲，遊び方などにより異なるが，1日の目安としては，1～2歳児では1日に必要なエネルギー量の10～15％，約100～150 kcalで，3歳以上児では15％程度，約200 kcalである．水分を補給するために飲み物を添えることが望ましいが，その場合，麦茶，ウーロン茶などを除き，果汁や牛乳はそのエネ

ギー量も考慮にいれなければならない．たとえばりんご果汁 150 ml は 65 kcal，牛乳 150 ml は 100 kcal を供給するので，1〜2 歳児では牛乳だけでも十分な場合もあり，他に果物等組み合わせる場合でも，せいぜい 50 kcal ほど（バナナは 1/2 本，薄焼きせんべいは 5 枚程度）となる．

(2) 間食の回数と時刻

　幼児の場合，間食の回数は 1 日 1 回（午後）が基本である．しかし，朝食時刻が早い場合や，生活の仕方が非常に活発である，または食欲が旺盛で，午前中に間食を与えても昼食時の食欲に影響がみられない場合などは，1 日 2 回（午前・午後各 1 回）供与してもよい．午前午後どちらも，食事時刻から少なくとも 2〜3 時間あけた時刻に与えることが望ましい．

(3) 間食の内容

　食事ではとりにくい牛乳・乳製品や野菜・果物を積極的に間食に取り入れるとよい．前者は，間食に添える飲み物を牛乳にしたり，ヨーグルトを使ったり，あるいはプリンやゼリーなどの材料に用いてもよい．後者は，果物をそのままの形で与えたり，フルーツポンチにしたり，蒸しケーキなどに入れてもよい．

　その他，エネルギーが不足しがちな場合には，穀類やいも類を取り入れる．たとえばパンケーキや白玉，焼きいもなどは子どもに喜ばれるであろう．

　また，せんべいやビスケット等市販の菓子類を選択する際には，品質保持期限や成分の表示，特に脂肪や塩分・糖分，食品添加物等の表示には細心の注意をはらう必要がある．

3) 間食の問題

(1) 与え方

　図 4-8 から明らかなように，5 割以上の保護者は間食を「時間を決めてあげることが多い」が，2 割の者は「欲しがるときにあげることが多い」．子どもが欲しがるときにおやつを与えれば，食事時の食欲に影響を及ぼし，それは夜食をとる習慣にもつながり，その結果，生活リズムの乱れを引き起こす要因になる．

　また，「甘いものは少なくしている」という意識の高まりは見られるが，一方で「甘い飲み物やお菓子に偏ってしまう」割合は増加しており，2 歳〜3 歳未満の 4 割の者は，1 日に 2 回以上甘い飲み物やお菓子をとっている（図 4-9）．

　むし歯との関係では，保護者が「時間を決めて」「甘いものは少なく」「栄養に注意して」間食を与えている場合は，むし歯のない子どもの割合がより高く，「欲しがるときにあげることが多」く「甘い飲み物やお菓子に偏ってしま」ったり「特に気をつけ」ないで間食を与えている場合は，むし歯のある子どもの割合がより高い（図 4-10）．

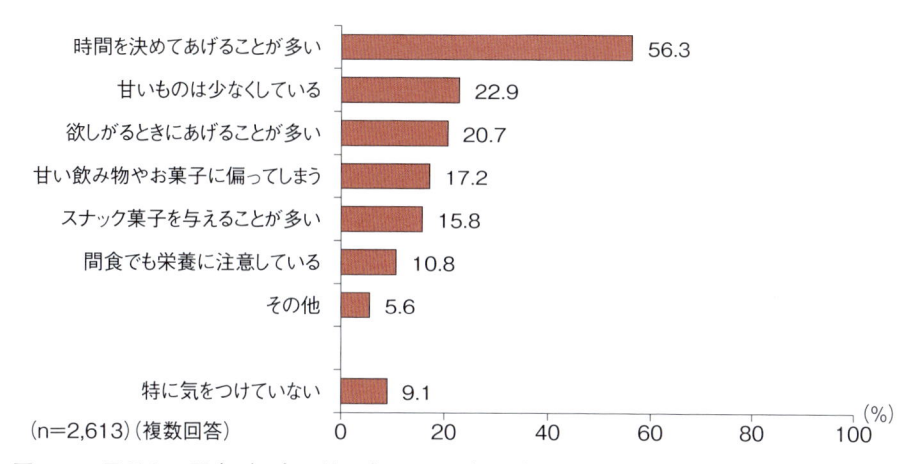

図4-8 子どもの間食（3食以外に食べるもの）の与え方（回答者：2～6歳児の保護者）

(n=2,613)（複数回答）

- 時間を決めてあげることが多い：56.3%
- 甘いものは少なくしている：22.9%
- 欲しがるときにあげることが多い：20.7%
- 甘い飲み物やお菓子に偏ってしまう：17.2%
- スナック菓子を与えることが多い：15.8%
- 間食でも栄養に注意している：10.8%
- その他：5.6%
- 特に気をつけていない：9.1%

平成27年度乳幼児栄養調査結果による

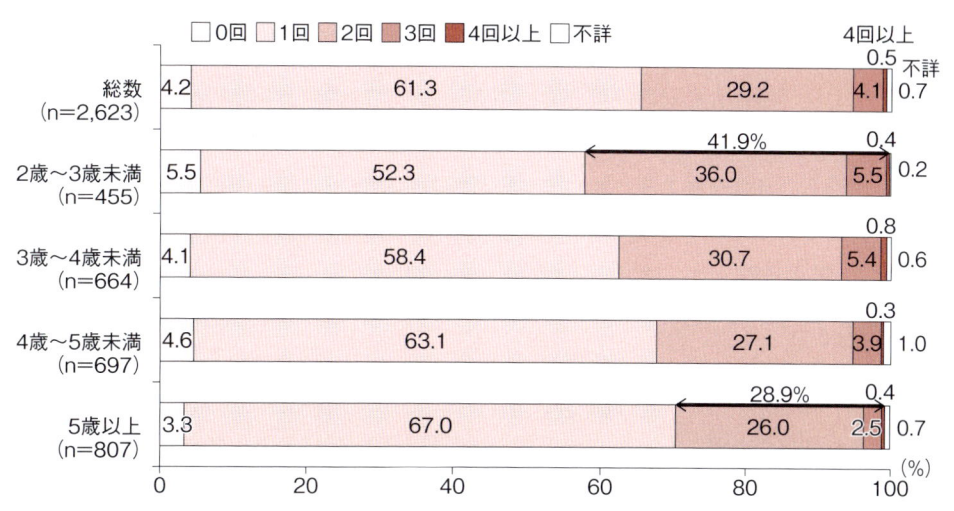

図4-9 子どもの間食（3食以外に食べるもの）として甘い飲み物やお菓子を1日にとる回数（回答者：2～6歳児の保護者）

凡例：0回／1回／2回／3回／4回以上／不詳

	0回	1回	2回	3回	4回以上	不詳
総数 (n=2,623)	4.2	61.3	29.2	4.1	0.5	0.7
2歳～3歳未満 (n=455)	5.5	52.3	36.0	5.5	0.4	0.2
3歳～4歳未満 (n=664)	4.1	58.4	30.7	5.4	0.8	0.6
4歳～5歳未満 (n=697)	4.6	63.1	27.1	3.9	0.3	1.0
5歳以上 (n=807)	3.3	67.0	26.0	2.5	0.4	0.7

2歳～3歳未満：41.9%
5歳以上：28.9%

平成27年度乳幼児栄養調査結果による

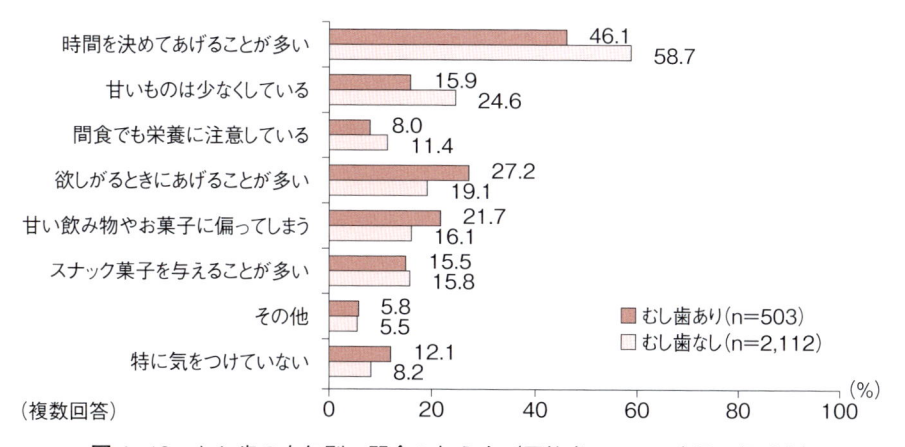

図4-10 むし歯の有無別　間食の与え方（回答者：2～6歳児の保護者）

（複数回答）　むし歯あり(n=503)／むし歯なし(n=2,112)

- 時間を決めてあげることが多い：46.1 / 58.7
- 甘いものは少なくしている：15.9 / 24.6
- 間食でも栄養に注意している：8.0 / 11.4
- 欲しがるときにあげることが多い：27.2 / 19.1
- 甘い飲み物やお菓子に偏ってしまう：21.7 / 16.1
- スナック菓子を与えることが多い：15.5 / 15.8
- その他：5.8 / 5.5
- 特に気をつけていない：12.1 / 8.2

平成27年度乳幼児栄養調査結果による

間食以外でも甘い物を口にするという食習慣は，乳歯が生えそろい，やがて生えてくる永久歯への橋渡しの時期である幼児期に習慣化しないようにしなければならない．

(2) 夜　食

夕食後2～3時間経過してからとるおやつは夜食となる．おとなの生活の夜型化に伴い，子どもも夜遅くまで起きていれば当然空腹になり，その結果，夜食をとることになる．就寝時刻と起床時刻の遅延は近年減少傾向がみられるものの，平日は2割の者が，休日は3割近くの者が夜10時以降に就寝している（図4-11）．就寝時刻の遅延と夜食は翌朝の起床時刻や朝食時の食欲に影響を及ぼし，生活リズムを乱す結果を招き，また肥満やむし歯の原因にもなるので引き続き注意する必要がある．

4-幼児期における気になる食事行動

保護者が「子どもの食事について困っていること」を調べた結果，2歳～3歳未満では「遊び食べ」，3歳以上では「食べるのに時間がかかる」が最も多く，これに「偏食」「むら食い」が続いていた．「遊び食べ」や「むら食い」は3歳以降減少することから，母親を悩ますこれらの食事行動の中には，子どもの摂食行動の発達に伴って解消されるものもあり，必ずしも子どもの側だけの問題とは限らない．
（図4-12）

1)　遊び食べ

1歳前後からは，「自分で食べたがる」「手づかみで食べたがる」あるいは「スプーンを持ちたがる」といった摂食行動が見られ，歩けるようになると行動範囲が今までに増して広がるため，食事以外のことに興味を示すようになる．食事中もなかなか落ち着かず，たとえ椅子に座っていても食べ物や食器で遊び始めたり，椅子から離れていく行動はよく見られるものである．このような光景を，保護者は「遊び食べ」と捉えている．しかし3歳以降，つまり自分で上手に食べることができるようになると大分落ち着いてくるので，このような状況は一過性のものと捉えて対応していく．

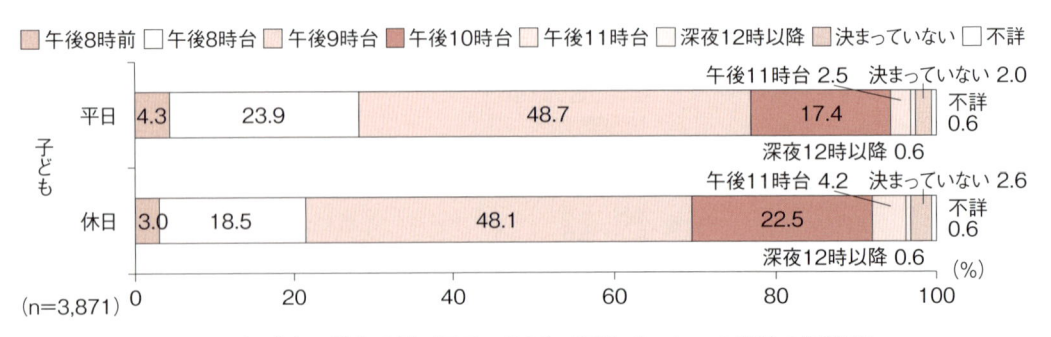

図4-11　子どもと保護者の就寝時刻（平日，休日）（回答者：2～6歳児の保護者）
平成27年度乳幼児栄養調査結果による

【対応の仕方】
・空腹の状態で食事時間を迎えさせる（牛乳・果汁の量，間食の与え方，食事間隔などが適正か検討する）．
・テレビやおもちゃ等，興味の対象となる物は，食卓の周りに置かない．
・食卓に着いて30分たっても遊んでいる場合には，無理に食べさせずに片づけ，次の食事時刻までは水分の補給程度にする．
・食欲不振になっていないか，その場合はその対応も必要である．

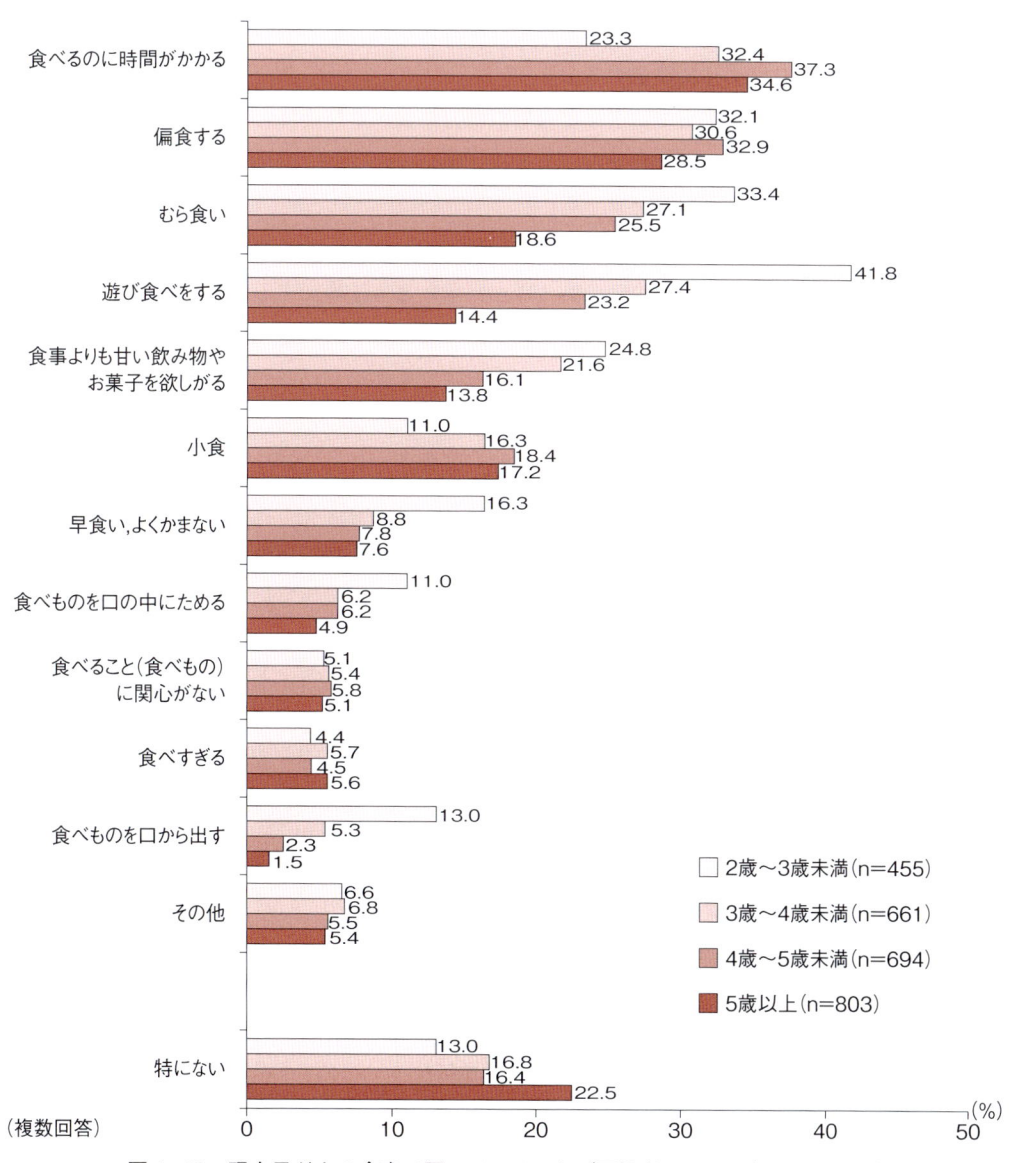

項目	2歳〜3歳未満(n=455)	3歳〜4歳未満(n=661)	4歳〜5歳未満(n=694)	5歳以上(n=803)
食べるのに時間がかかる	23.3	32.4	37.3	34.6
偏食する	32.1	30.6	32.9	28.5
むら食い	33.4	27.1	25.5	18.6
遊び食べをする	41.8	27.4	23.2	14.4
食事よりも甘い飲み物やお菓子を欲しがる	24.8	21.6	16.1	13.8
小食	11.0	16.3	18.4	17.2
早食い，よくかまない	16.3	8.8	7.8	7.6
食べものを口の中にためる	11.0	6.2	6.2	4.9
食べること(食べもの)に関心がない	5.1	5.4	5.8	5.1
食べすぎる	4.4	5.7	4.5	5.6
食べものを口から出す	13.0	5.3	2.3	1.5
その他	6.6	6.8	5.5	5.4
特にない	13.0	16.8	16.4	22.5

(複数回答)

図4-12　現在子どもの食事で困っていること（回答者：2〜6歳児の保護者）

平成27年度乳幼児栄養調査結果による

2) 食べるのに時間がかかる

　　幼児が集中して食事ができるのは 30 分以内であるので，それ以上かかる場合は「のろ食べ」「だらだら食べ」と考え，「食欲不振」の現れとしての対応が必要になる．食事を前にして食べないのは，何らかの理由で食欲がない，または周囲の無理強いや過干渉から，食事を楽しい雰囲気の中でとっていないことも考えられる．いずれにせよ，単に急がせるのではなく，その背景を見極めることが大切である．

【対応の仕方】
- 生活リズムを整え，食事の前は空腹にさせる．
- 食事に集中できる環境を作る（テレビ視聴はやめさせる，など）．
- 楽しい雰囲気で食事ができるよう配慮しつつ，子どものわがままな言動のいいなりにならぬように注意する．
- 食事内容を工夫する（子どもの咀嚼力や食べる技術に合わせる，食べきれる量にする，好物と組み合わせる，など）．

3) 偏　食

　　食物に対する好き嫌いの訴えは，年齢とともに増加する傾向がある．これは味覚の発達によるだけでなく，自己主張が強くなり，その感情を言葉で表現できるようになるからとも考えられる．好き嫌いなく何でも食べられるということは，健全な成長を促し，食生活を豊かにするという意味から大切なことではある．しかし，この時期の好みが生涯続くとは考えにくいので，栄養面で特に偏りを生じていなければ，おおげさに考える必要はない．つまり，ある食品を嫌っても栄養的には他の食品で補うことができるのであれば，強制したりあるいは何とか食べさせようと神経質になったりせず，むしろ栄養のバランスがとれているかを食事全体で捉えることが望ましい．

【対応の仕方】
- 家庭の食事を見直してみる（献立や使う食品が単調で変化に乏しい，または家族に偏食する者がいる，家族がおいしそうに食事をしていない場合は是正したい）．
- 嫌いな物を強制せず，その間は代替食品を利用する．また，これまで食べなかったものを食べたからといって，おおげさにほめたりしない．
- 調理の工夫を試みる（嫌いな野菜を細かく刻んで混ぜる，魚をトマト味で煮て特有の臭みを消す，など）．
- 楽しい雰囲気での外食や弁当，あるいは同年代の子どもとの会食など，食事環境を変えてみる．
- 嫌いな食材を用いた調理の手伝いをさせる．
- 空腹時でも食べられないか，試みてみる．
- 保護者の養育態度や養育状況に問題がある場合は，これらの問題を改善する（幼児食に対する認識不足，多忙・過労による調理時間の不足，など）．

4）むら食い

　離乳食はよく食べていたとしても，幼児期になると自我の芽生えなどの精神発達により，そのときの感情で食欲が左右されるようになる．また，この時期には成人より数倍多くのエネルギーや栄養素の量が必要な状態は続くものの，乳児期ほど急速な発育は示さないので，両者の調節作用が食欲の「むら」という現象になって表われることがある．大人の食欲にも波があるように，幼児の食欲も感情に左右されることがあることを理解することが大切である．

【対応の仕方】
・生活リズムを見直し，空腹で食卓につけるようにする．
・食事に集中できる環境にする．
・食欲のないときは強制しない．
・偏食や食欲不振になっていないか，その場合はそれらの対応も検討する．
・明らかに感情的に反抗しているときは，それをあたたかく受容し，静観する．

5）食事よりも甘い飲み物やお菓子を欲しがる

　3歳未満の4割の者は，1日2回の間食以外でも甘い飲み物やお菓子をとっており（図4-9），これが習慣化すれば，それらを欲しがるようになるのは仕方のないことである．甘い飲み物やお菓子は間食でとり，食事の時にはお茶や水あるいは甘味として果物をとる，という食習慣を身につけさせるよう，周囲のおとなの配慮が必要である．

【対応の仕方】
・間食の内容に注意する．
・甘味以外の味を教える（薄味でもおいしい，素材の味を知る，季節の味を楽しむ，など）．
・甘い飲み物やお菓子を禁止するのではなく，「いつ」「どんな時」等々約束事をつくる．

6）小　食

　一応幼児期の食事の目安量はあるものの，体格や活動量には個人差があるので，目安量に達していないからといって，即「小食」とはいいがたい．保護者の多くは，望ましいとされる量を摂取していない，他の同年齢の子どもと比較して食べる量が少ないという理由から「小食」と見なすことがあるが，食事の多少を判断することは非常にむずかしい．たとえ食べる量は少なくても，その子どもなりに順調に発育し元気であれば，問題はない．

【対応の仕方】
・客観的な見地から判断する（健康であるかどうか，その子どもなりに発育しているか，など）．

- 生活リズムを整え，体を動かす戸外遊びを取り入れる（早寝早起き，規則的な食事と間食の時刻，など）．
- 誤った食習慣がないかを見直す（間食の内容，夜食，など）．
- 養育態度に問題がないか検討する（無理強いや過干渉，など）．
- 子どもに合った献立や量にする．

7）早食い，よくかまない

子どもの咀嚼力不良については以前から指摘されており，その傾向は強まっていると言われている．その原因のひとつに和食の減少，つまり食事の洋風化があげられる．咀嚼力不良は消化能力の減退を招くだけでなく，歯やあごの発育にも影響を及ぼし，さらに肥満の原因のひとつにもなりうる．咀嚼力不良という問題は，保護者を悩ます食事行動の中では比較的下位ではあるが，乳臼歯が生えそろう低年齢幼児期は，まさに「噛む」習慣を獲得させる時期である．この時期を逃したために後で修正することは，かなり困難であると思われる．

【対応の仕方】
- 幼児期になると咀嚼能力にはますます個人差がでてくるので，子どもに合った料理の仕方を工夫する．
- おとなも一緒に食卓を囲み，おとながよく咀嚼している姿を見せる．
- 食事をゆっくりとり，急がせてはいけない．

5-幼児期の食生活における問題と対応

1）欠食（朝食ぬき）

これまで児童・生徒に見うけられた欠食が，幼児にまで認められるようになり，問題になっている．図4-13に示したように，9割以上の者は毎日朝食をとっているが，1割弱の者には欠食がみられ，その中にはほとんど食べない者もいる．

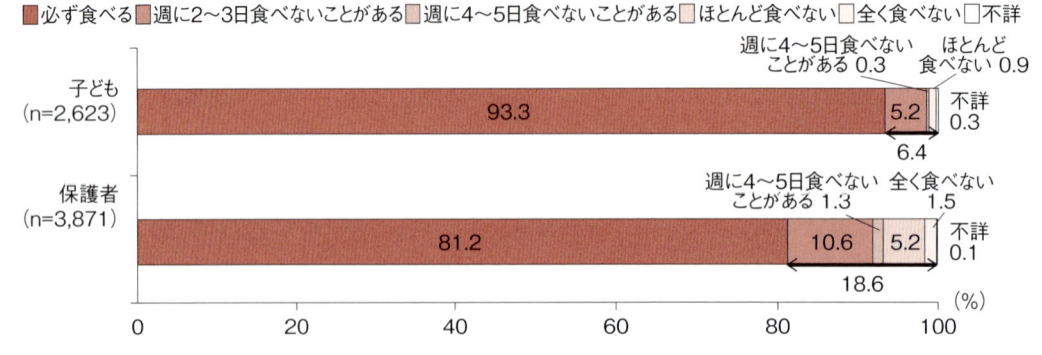

■必ず食べる ■週に2～3日食べないことがある ■週に4～5日食べないことがある □ほとんど食べない □全く食べない □不詳

子ども（n=2,623）：93.3　5.2　6.4
 週に4～5日食べないことがある 0.3　ほとんど食べない 0.9　不詳 0.3

保護者（n=3,871）：81.2　10.6　5.2　18.6
 週に4～5日食べないことがある 1.3　全く食べない 1.5　不詳 0.1

図4-13　朝食習慣（子ども・保護者）（回答者：子ども2～6歳児の保護者，保護者0～6歳児の保護者）
平成27年度乳幼児栄養調査結果による

保護者の朝食習慣とも密接な関係があり，保護者が朝食を「必ず食べる」場合は子どもが食べる割合も高く，保護者が「ほとんど食べない」あるいは「全く食べない」場合は，子どもの欠食の割合も高くなっている（図4-14）．

　また，就寝時刻が遅くなるほど欠食の割合は高くなっており，夜11時以降では3割以上の者に欠食がみられる（図4-15）．就寝時刻の遅延は夜食の摂取や遅起きの原因となり，遅く起きれば朝食までの時間も短くなり，当然食欲もわかない．

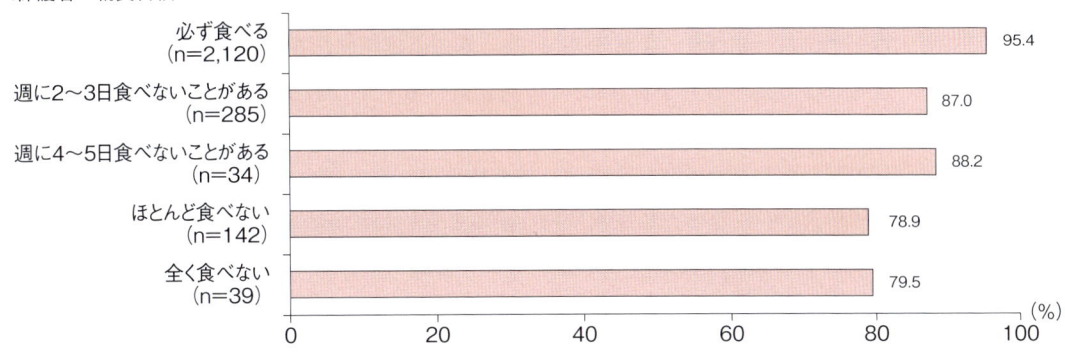

図4-14　保護者の朝食習慣別　朝食を必ず食べる子どもの割合（回答者：2～6歳児の保護者）
平成27年度乳幼児栄養調査結果による

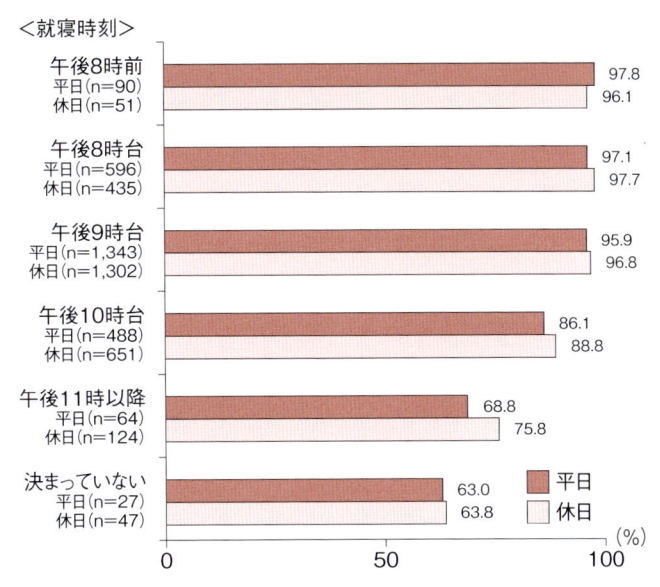

※ 就寝時刻「午後11時以降」は，「午後11時台」と「深夜12時以降」の合計

図4-15　子どもの就寝時刻（平日，休日）別　朝食を必ず食べる子どもの割合（回答者：2～6歳児の保護者）
平成27年度乳幼児栄養調査結果による

発育途上の幼児にとって朝食を欠食するということは，1日に必要なエネルギーや栄養素の量を2回の食事と1～2回の間食で満たさなければならないことであり，消化能力の未熟な幼児では栄養素等の摂取の上で問題を起こしかねない．また，脂肪は飢餓時間が長いと，皮下脂肪に変わる率が高いといわれている．欠食の問題は，夜食の摂取や就寝時刻の遅延と密接な関係があり，保護者も含めた生活全体の見直しが必要といえる．

2) 孤 食

子どもがひとりで，あるいは子どもたちだけで食卓につくことを「孤食」という．図4-16に示したように，7割近くの者は「一緒に食べること」に気をつけていると答えている．朝食を「家族そろって」，あるいは「おとなの家族の誰かと食べる」「子どもだけで食べる」子どもは，「一人で食べる」子どもより，朝食を必ず食べる割合が高い（図4-17）．

子どもたちだけで囲む食卓は，料理数が少なく栄養のバランスも劣り，またいわゆる「早食い」になるため肥満につながるともいわれている．おとなが一緒に食事をとることで，子どもの食事の栄養バランスを見直し，あるいは食欲を促すこともできる．夕食時に家族が揃うことが不可能な場合には，家族全員が早起きを心がけ一緒に

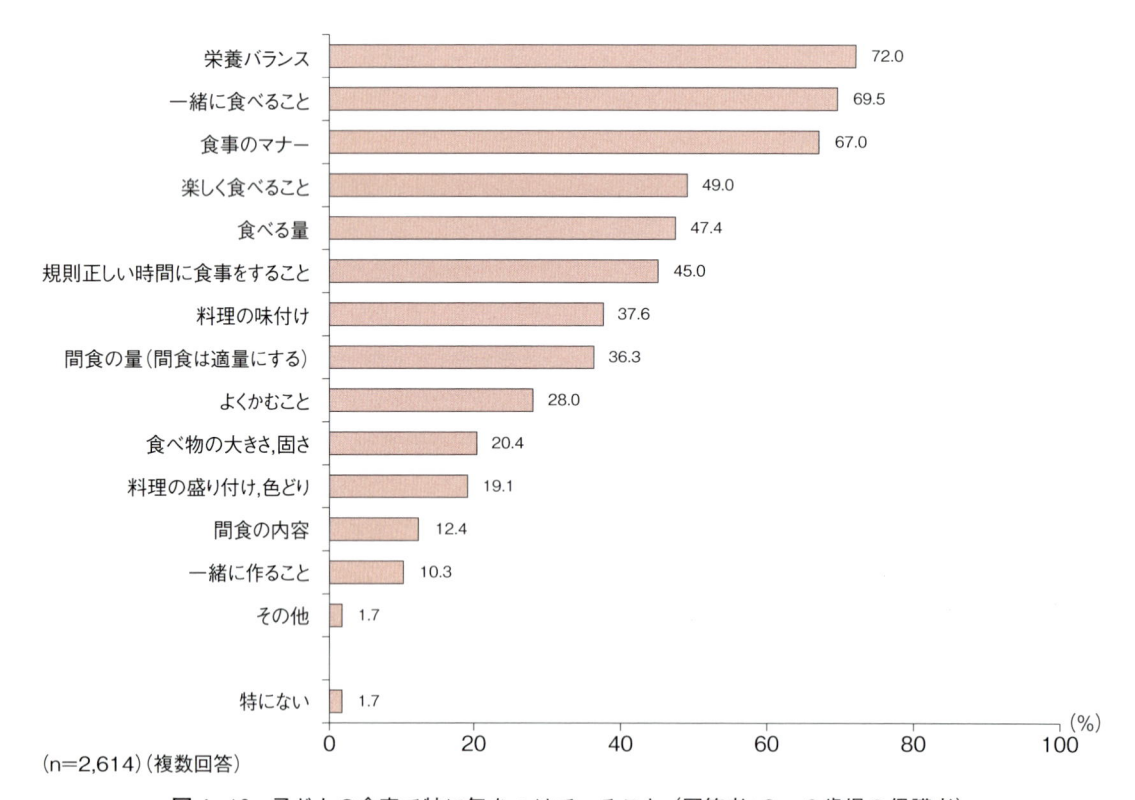

項目	%
栄養バランス	72.0
一緒に食べること	69.5
食事のマナー	67.0
楽しく食べること	49.0
食べる量	47.4
規則正しい時間に食事をすること	45.0
料理の味付け	37.6
間食の量（間食は適量にする）	36.3
よくかむこと	28.0
食べ物の大きさ,固さ	20.4
料理の盛り付け,色どり	19.1
間食の内容	12.4
一緒に作ること	10.3
その他	1.7
特にない	1.7

(n=2,614)（複数回答）

図4-16　子どもの食事で特に気をつけていること（回答者：2～6歳児の保護者）

平成27年度乳幼児栄養調査結果による

<朝食の共食状況>

家族そろって食べる (n=633)	96.8
おとなの家族の誰かと食べる (n=1,316)	94.1
子どもだけで食べる (n=476)	93.1
一人で食べる (n=122)	76.2

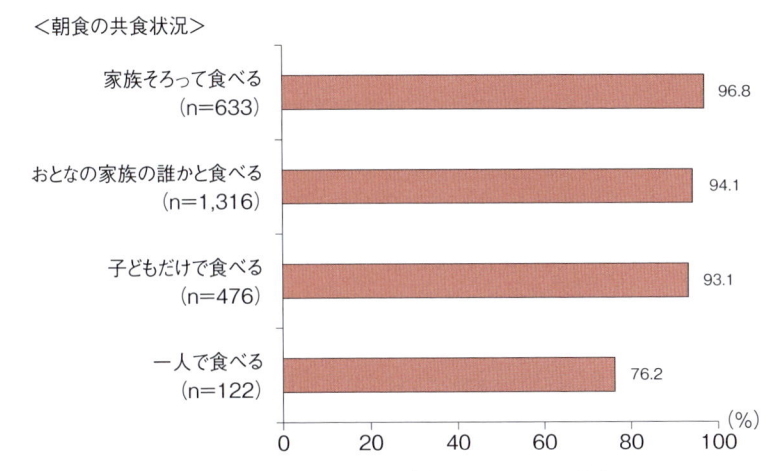

図4-17　朝食の共食状況別　朝食を必ず食べる子どもの割合
(回答者：2〜6歳児の保護者)

平成27年度乳幼児栄養調査結果による

朝食をとるなど，工夫したい．食べる意欲を育てるためにも，幼児のいる家庭では特にその配慮が必要であると思われる．

3) 親の意識と社会環境

幼児の栄養・食生活は，その環境と密接な関係にある．

主要食物の摂取状況をみると，2割以上の者は野菜を毎日は食べておらず，ほとんど食べない者さえいた(図4-18)．幼児というものは野菜嫌いであるからとも捉えられるが，一方で7割の保護者が「栄養バランスに気をつけている」と答えていること(図4-16)と照らし合わせると，幼児の嗜好の問題だけでなく親の意識も深くかかわってくるのではないかと思われる．

一方で，経済的要因別にみると，魚，大豆・大豆製品，野菜，果物の摂取頻度は，暮らし向きにゆとりがあるほど高く，菓子(菓子パンを含む)，インスタントラーメンやカップ麺の摂取頻度は，ゆとりがないほど高かった(図4-19)．

幼児が健康的な食習慣を身につけて成長していくためには，幼児や家庭への食育(栄養教育)だけでなく社会環境の整備も必要で，保育所はまさにその一翼を担っているといえる．

(竹内恵子)

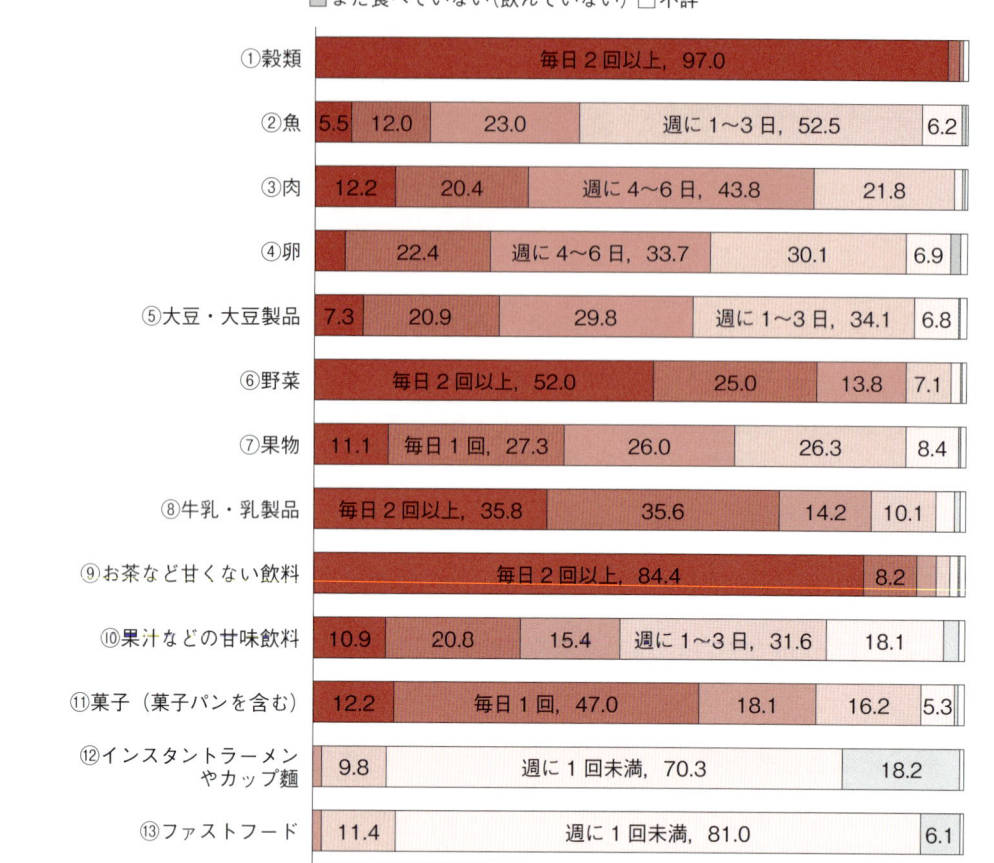

凡例: ■毎日2回以上 ■毎日1回 ■週に4～6日 □週に1～3日 □週に1回未満 □まだ食べていない（飲んでいない） □不詳

食品	毎日2回以上	毎日1回	週に4～6日	週に1～3日	週に1回未満
①穀類	97.0				
②魚	5.5	12.0	23.0	52.5	6.2
③肉	12.2	20.4	43.8	21.8	
④卵		22.4	33.7	30.1	6.9
⑤大豆・大豆製品	7.3	20.9	29.8	34.1	6.8
⑥野菜	52.0	25.0	13.8	7.1	
⑦果物	11.1	27.3	26.0	26.3	8.4
⑧牛乳・乳製品	35.8	35.6	14.2	10.1	
⑨お茶など甘くない飲料	84.4			8.2	
⑩果汁などの甘味飲料	10.9	20.8	15.4	31.6	18.1
⑪菓子（菓子パンを含む）	12.2	47.0	18.1	16.2	5.3
⑫インスタントラーメンやカップ麺		9.8		70.3	18.2
⑬ファストフード		11.4		81.0	6.1

(n=2,623)

図4-18　子どもの主要食物の摂取頻度（回答者：2～6歳児の保護者）

平成27年度乳幼児栄養調査結果による

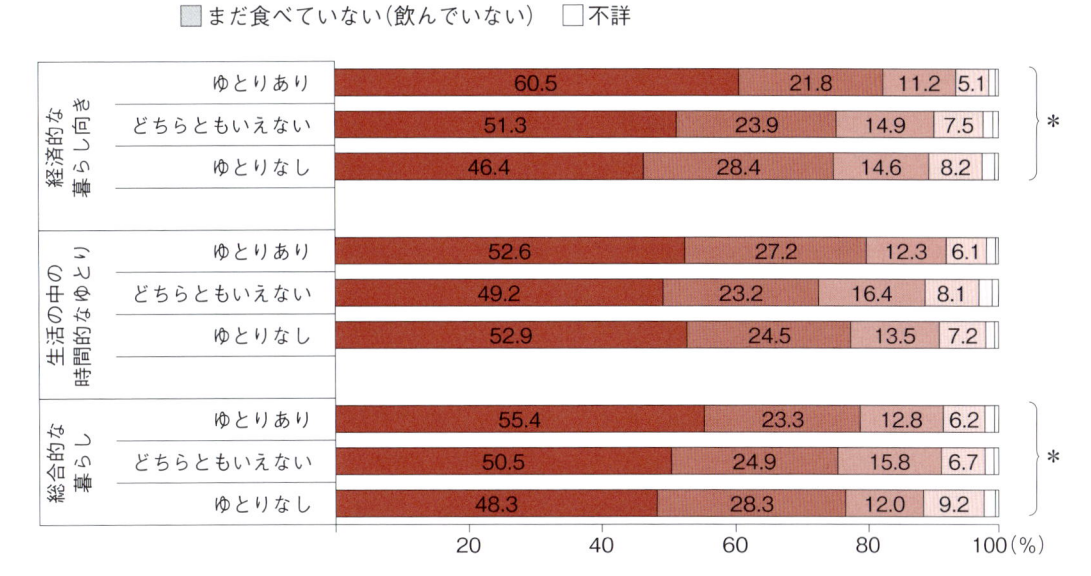

図 4-19 社会経済的要因別 主要食物の摂取頻度⑥野菜（回答者：2～6歳児の保護者）
＊：カイ2乗検定を行い，p 値＜0.05．
平成27年度乳幼児栄養調査結果による

6-幼児期の献立例

　離乳が完了して幼児期になると，ほとんど家族と同様の食事を摂取するようになる．したがって，家族の食事や食生活に問題があれば，それは子どもに即座に影響を及ぼす．とくに，母親の食意識が多様化しているなか，家族や子どもの食事や間食の与え方に種々の問題のあることが指摘されている．そのような現状を踏まえ，幼児食の実際を学ぶ．

1. 望ましい1日の食事を把握する．
   ① ここに示した献立をもとに，食事摂取基準，食品構成と重ね合わせて検討する．
   ② 幼児1（1～2歳），幼児2（3～5歳）の年齢差，さらにおとな（両親）との差による食事量を比較し，望ましい幼児食をとらえる．
   ③ 年齢に応じた調理形態や「薄味調味」を学習する．
2. 幼児期に望ましい間食の内容・量を把握する．
   ① 現代の幼児の間食実態を踏まえた事例（市販の飲料・菓子類の組み合わせ）から，栄養素等摂取上の問題点を把握する．
   ② 上記事例の間食を，栄養学的な側面から改善例を観察し，栄養素等摂取上の相違点を見いだす．
3. 偏食のある子どもの「食」への対応の仕方を学ぶ．
   　加齢とともに偏食を訴える割合が増加すること，偏食として野菜，肉が上位を占めることは，本文中に述べた．
   　ここではこれらの食品を中心に，調理法の工夫の仕方を学ぶ．

●幼児食（春—夏）

	献立名	材料名	分量(g)	目安量	幼児2(3～5歳児) 備考(付加量)
朝食	おにぎり	ごはん	100		＋30
		しらす干し	3	小さじ1	＋1
		のり	適宜		
	お茶				
	巣ごもり卵	うずら卵	10	1個	＋10
		ほうれんそう	30	1株	＋10
		トマト	30	1/6個	＋10
		油	2	小さじ1/2	
		塩	少々		
	果物	りんご	40	1/4個	
昼食	スパゲッティ	スパゲッティ	30	7～8本	＋10
	クリームソース	あさり(水煮缶詰)	5		
		たまねぎ	20	1/10個	＋5
		スイートコーン缶詰 (クリームスタイル)	20		＋5
		グリーンピース	5	大さじ1/2	
		牛乳	100	1/2カップ	
		小麦粉	5	小さじ2弱	
		バター	4	小さじ1	
		塩	少々		
	ミネストローネ	トマト(缶詰)	25		＋5
		キャベツ	15	1/3枚	＋5
		にんじん	5	1切れ(径3×0.5cm)	
		油	3	小さじ1弱	＋1
		スープ	120		
		(スープの素)	適宜		
		塩	1		
3時	牛乳		130	3/5カップ強	
	菓子	ビスケット	10	小3枚	＋5 バナナ50
夕食	ごはん	ごはん	100	子ども茶碗1杯	＋30
	みそ汁	なす	20	1/4個	
		みそ	6	小さじ1	
		だし汁	120		
	かぼちゃの肉あん	豚肉	20		
		かたくり粉	2	小さじ2/3	
		ねぎ	10	6cm	
		油	3	小さじ3/4	
		湯	30	大さじ2	
		しょうゆ	少々		
		かぼちゃ	40	大1切れ	＋10
		油	4		＋1
	フルーツ酢の物	グレープフルーツ	20	1～2房	
		さとう	2	小さじ2/3	
		きゅうり	20	1/4本	
		塩	少々		

●幼児食（春—夏）

<作り方>

❁巣ごもり卵
① ほうれんそうはゆでて 2 cm くらいの長さに切り，トマトは皮をむいてから 2～3 cm 角に切る．
② ほうれんそうを油で炒めて調味し，中央にくぼみを作りうずら卵を落とす．
③ ②の周囲にトマトを散らしてから蓋をし，蒸し焼きにする．

❁スパゲッティクリームソース
① スパゲッティは食べやすい長さに折り，塩湯でゆでる．
② あさりはざるにとって水気をきり，たまねぎはみじん切りにし，グリーンピースはさやから出し色よくゆでる．
③ 鍋にバターを熱してたまねぎを炒め，小麦粉をふり入れさらに炒める．
④ 牛乳を加えてとろみが出るまでかき混ぜ，あさり・スイートコーン・グリーンピースも加え調味する．
⑤ スパゲッティと合わせる．

❁ミネストローネ
① トマトは粗く刻み，キャベツとにんじんは 1～2 cm 角の色紙切りにする．
② 鍋に油を熱してキャベツとにんじんを炒め，トマトと湯少々（分量外）を加えて蓋をし，蒸し煮にする．
③ スープを加えて野菜が軟らかくなるまで煮込み，調味して火からおろす．

❁かぼちゃの肉あん
① 豚肉はせん切りにしてかたくり粉をまぶし，ねぎは 2 cm くらいのせん切りにする．
② 3～4 cm 角のかぼちゃは，皮付きのまま厚さ 7～8 mm にスライスし，素揚げにする．
③ 鍋に油を熱してから一度火を止め，①の豚肉を入れて再び火をつけ，肉の色が変わるまで炒める．
④ ねぎも加え，火が通ったら湯を入れてかき混ぜ，とろみがついたら調味して火からおろす．
⑤ ②のかぼちゃに④の肉あんをかける．

❁フルーツ酢の物
① グレープフルーツは房から出し 1～2 cm の大きさに切り，さとうをふりかけておく．
② きゅうりは少し皮をむいて四つ割りにしてから薄切りにし，塩水につける．
③ 食前に，①のグレープフルーツと②の水気を絞ったきゅうりを合わせる．

		エネルギー (kcal)	たんぱく質 (g)	脂　質 (g)	カルシウム (mg)	鉄 (mg)
幼児1（1～2歳）	●1日合計	1,032	30.3	31.1	385	4.9
	朝食	242	5.4	3.9	33	1.1
	昼食	310	11.1	11.3	141	2.9
	夕食	350	8.7	10.0	35	0.8
	間食	130	5.1	5.9	176	0.1
幼児2（3～5歳）	●1日合計	1,294	36.1	35.5	428	6.0
	朝食	315	7.9	5.4	48	1.7
	昼食	365	12.6	12.5	147	3.1
	夕食	419	9.6	11.1	37	0.9
	間食	195	6.0	6.5	196	0.3

●幼児食（秋—冬）

献立名		幼児1（1〜2歳児）			幼児2（3〜5歳児）
		材料名	分量(g)	目安量	備考（付加量）
朝食	トースト	食パン	45	1斤8枚切り1枚	＋20
		バター	4	小さじ1	＋2
	ミルク煮	ハム	8	1/2枚弱	＋5
		はくさい	30	1/3枚	＋10
		ブロッコリー	30	2株	
		かぶ	10	1/2個	
		牛乳	30	大さじ2	
		スープ	適量		
		塩	少々		
		かたくり粉	少々		
	果物	みかん	40	1/2個	
昼食	納豆チャーハン	ごはん	100	子ども茶碗1杯	＋30
		納豆	8	小さじ1	
		卵	15	1/3個弱	
		小松菜	50	1株	＋10
		油	3	小さじ3/4	＋1
		塩	1	小さじ1/4	
		しょうゆ	3	小さじ1/2	
	お茶				
	ごま煮	かぼちゃ	40	4cm角1切れ	＋20
		だし汁	20		
		さとう	2	小さじ2/3	＋1
		塩	少々		
		ごま	3	小さじ1	＋1.5
3時	スイートポテト	さつまいも	30	1/6本	＋20
		バター	3	小さじ3/4	＋2
		さとう	3	小さじ1	＋2
		卵	3	1/15個	＋2
		レーズン	5	小さじ2	
	ヨーグルト	ヨーグルト	90	1カップ	
夕食	ごはん	ごはん	100	子ども茶碗1杯	＋30
	葛汁	キャベツ	20	小1/2枚弱	
		だし汁	120		
		しょうゆ	2.5	小さじ1/2弱	
		塩	0.5		
		酒	少々		
		かたくり粉	1	小さじ1/3	
	いわしの酢豚風	いわし	25	小1尾	
		塩・酒	少々		
		かたくり粉	3	小さじ1	
		油	3		
		パインアップル（缶詰）	20	1/2切れ	＋5
		たまねぎ	20	1/10個	＋5
		ピーマン	10	1/3個	＋5
		油	3	小さじ1弱	＋1
		さとう	0.5	小さじ1/6	＋0.2
		しょうゆ	2.5	小さじ1/2弱	
		酢	2	小さじ1/2弱	
		スープ	50		
		かたくり粉	1	小さじ1/3	
	炒り煮	切り干し大根	7		
		にんじん	10	径3×1cm	
		だし汁	適量		
		さとう	1.5	小さじ1/2	
		しょうゆ	3	小さじ1/2	

●幼児食（秋―冬）
＜作り方＞

❋ミルク煮
① ハムはせん切りにし，はくさいは茎と葉の部分に分け，それぞれ3cm四方のそぎ切りにする．ブロッコリーは小房に分け，かぶは皮をむいて四つ割りか八つ割りにする．
② 鍋にはくさいの茎の部分を敷いて他の材料を入れ，最後にはくさいの葉の部分をかぶせるようにする．
③ ②に牛乳・スープを入れて火にかけ，煮立ったら弱火にして野菜が軟らかくなるまで煮込む．
④ 調味してから，水溶きかたくり粉でとろみをつける．

❋納豆チャーハン
① 小松菜はゆでてから，葉の部分には縦に包丁を入れ，茎とともに長さ1cmに切る．
② フライパンに油を熱し，小松菜とさっと水を通した納豆を炒め，ごはんも加えてさらに炒める．
③ 溶き卵も加え，よく混ぜ合わせてから調味し，火からおろす．

❋ごま煮
① かぼちゃは，ところどころ皮をむき2～3cm角に切る．
② 鍋にだし汁と調味料を煮立て，かぼちゃを軟らかくなるまで煮る．
③ 煮汁が少なくなってきたら火からおろし，すりごまを加え，鍋をゆすって全体にまぶす．

❋いわしの酢豚風
① いわしは三枚におろして，塩・酒で下味をつけ，10分くらいおく．
② ①の水気をふき取ってからかたくり粉を薄くまぶし，油で揚げる．
③ パインアップル・たまねぎ・ピーマンは2～3cm角の大きさに切り，油で炒め，スープと調味料を加えて煮込む．
④ 野菜が軟らかくなったら②のいわしも合わせ，水溶きかたくり粉でとろみをつける．

❋炒り煮
① 切り干し大根は水につけてもどしてから長さ2～3cmに切る．にんじんは長さ2～3cmのせん切りにする．
② 鍋に切り干し大根・にんじん・だし汁を入れて火にかけ，煮立ったら調味し煮含める．

		エネルギー(kcal)	たんぱく質(g)	脂質(g)	カルシウム(mg)	鉄(mg)
幼児1(1～2歳)	●1日合計	1,036	31.5	27.1	433	5.3
	朝食	219	8.4	7.7	180	0.8
	昼食	306	8.1	7.5	147	2.6
	夕食	357	10.2	8.9	82	1.5
	間食	154	4.8	3.0	124	0.4
幼児2(3～5歳)	●1日合計	1,337	37.3	35.3	495	6.4
	朝食	298	11.2	10.9	91	1.0
	昼食	398	9.7	9.5	186	3.2
	夕食	425	11.1	10.0	85	1.6
	間食	206	5.3	4.9	133	0.6

● **幼児間食**

市販の飲料, 菓子類の組み合わせによる一般的な間食例と, これをもとに幼児期に適切な質と量を考えた組み合わせ例（改良例）を示す.

一般例

献立／材料	目安量	分量 (g)	エネルギー (kcal)	たんぱく質 (g)	脂質 (g)	カルシウム (mg)	鉄 (mg)
＜例1＞ りんごジュース ドーナッツ	3/4カップ 1コ	150 60	291	4.6	7.2	29	1.0
＜例2＞ 乳酸飲料 ポテトチップス	1本 小1/2袋	100 12.5	140	1.7	4.5	45	0.2
＜例3＞ チョコとナッツの トッピングアイス （コーン入り）	1コ	90	265	5.6	13.0	151	0.4

⇩ ⇩ ⇩

改良例

献立／材料	目安量	分量 (g)	エネルギー (kcal)	たんぱく質 (g)	脂質 (g)	カルシウム (mg)	鉄 (mg)
＜例1＞ 牛乳 ドーナッツ	1/2カップ強 1/2コ	130 30	200	6.5	8.4	157	0.2
＜例2＞ フルーツヨーグルト （プレーンヨーグルト・いちご・さとう） ポテトチップス	1/2カップ強 小1/2袋	130 12.5	160	4.5	7.4	127	0.3
＜例3＞ アイスクリーム 桃（缶詰）	1コ 1/2切	90 30	188	3.7	7.2	127	0.2

偏食の献立例

● 野菜嫌い

献立名	材料名	分量(g)
夏野菜のカレー	かぼちゃ	30
	なす	15
	たまねぎ	10
	ピーマン	3
	豚挽き肉	15
	ベーコン	5
	油	2
	スープ	適量
	バター	5
	小麦粉	6
	カレー粉	少々
	Ⓐ さとう	2
	トマトケチャップ	1
	ウスターソース	1
	しょうゆ	少々
	塩	少々

<作り方>
❋ 夏野菜のカレー
① かぼちゃは2cmの角切りに，なすは乱切り，たまねぎ・ピーマン・ベーコンは長さ1～2cmのせん切りにする．
② 鍋に油を熱してベーコンを炒め，たまねぎも加えてしんなりするまで炒める．
③ ②に残りの野菜と豚挽き肉を加えてさらに炒め，スープを加える．
④ 別の鍋にバターを溶かし，小麦粉を炒め，カレー粉をふり入れⒶも加える．
⑤ ④のルーを③の煮汁でのばし，③の鍋にもどして煮込む．

● 魚嫌い

献立名	材料名	分量(g)
いわしのハンバーグ風	いわし	40
	みそ	1.5
	かたくり粉	1.5
	あさつき	5
	油	2

<作り方>
❋ いわしのハンバーグ風
① いわしは三枚におろして包丁でたたき，みそ・かたくり粉・あさつきを混ぜる．
② 小判型にまるめ，油で両面を焼く．

● 肉嫌い

献立名	材料名	分量(g)
チキンローフ	鶏挽き肉	40
	たまねぎ	20
	にんじん	5
	卵	5
	パン粉	3
	塩・こしょう	少々
	パインアップル（缶詰）	40
	Ⓐ パインアップル缶汁	適量
	スープの素	適量
	トマトケチャップ	適量
	水	適量

<作り方>
❋ チキンローフ
① たまねぎ・にんじんはみじん切りにし，パインアップルは好みの形に切る．
② 鶏挽き肉と①のたまねぎ・にんじん・卵・パン粉・調理料をよく混ぜ合わせ，薄く油(分量外)を塗った型に入れて5～10分ほど蒸す（蒸し時間は，作る量により加減する）．
③ 鍋にⒶを合わせ，①のパインアップルと型から抜いた②を入れ，味をからませながら加熱する．
④ 厚めに切り分けて，パインアップルを添え，Ⓐのソースをかける．

(竹内恵子)

Ⅳ. 学童期・思春期

1-学童期・思春期の特徴と食生活

1) 学童期と思春期の定義

　　　学童期は，一般に6歳から12歳までの小学生を指すが，小学校から高校生までを学齢期ともいう．小学校高学年頃より心身に特有の変化がみられるようになり，この時期を思春期という．学童期は，はっきりと年齢区分できるが，思春期における明らかな区分は明確でなく，しかも個人差がある．

　　　心身の変化は，性成熟に伴う現象であり，WHO の思春期の定義は，① 第二次性徴の出現から性成熟までの段階，② 子どもからおとなに向かって発達する心理的プロセス，ならびに自己認識パターンの確立段階，③ 社会経済上の相対的な依存状態から完全自立までの過渡期となっている．

2) 身体の特徴

(1) 身体発育

　　　学童期や思春期における身体発育は，幼児期からの継続した現象であるものの，大きな特徴を示す．学童期前期（小学3～4年生頃まで）までは，比較的穏やかな発育状態であり，体つきは細身を呈している．しかし，学童期後期（小学4～6年生頃まで）の身体発育は急激的であり，中学生時代に最も旺盛な発育が持続する．この急激な発育期を第二身体発育急伸期といい，乳幼児期の第一急伸期と対比できる．**図4-20** は身長の発育曲線であるが，左の図は年齢的移り変わり，右の図は増加速度を表している．なお，男児，女児ともに以前伸びる傾向にあった身長は平成6～13年度

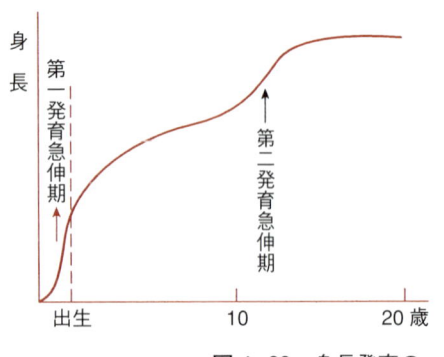

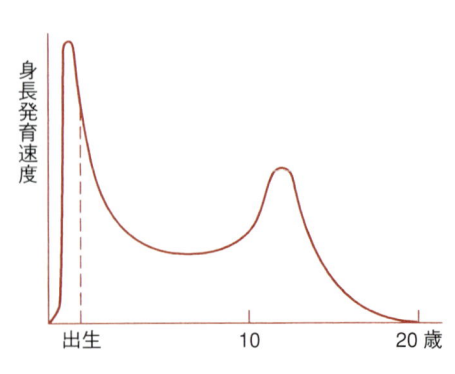

図4-20　身長発育の一般経過（高石昌弘を一部改変）

頃をピークに，その後は横ばい傾向である（表 4-16，図 4-21）．また以前に増加傾向であった体重は平成 10〜15 年度頃をピークに，その後は減少傾向である．

(2) 年間発育量

第二急伸期は，個人差が大きく，女児は男児よりも早くおとずれ，一時的に女児の体位が男児よりも大きくなることもある．図 4-22 は現在の子ども，親世代，祖父母世代の身長，体重の年間発育量を世代間で比較したものである．

年間発育量について例を示す．例えば平成 10 年度に生まれた（平成 28 年度 17 歳）子ども世代の「5 歳児」の時の年間発育量は，平成 17 年度調査で 6 歳の者の身長（体重）から平成 16 年度調査で 5 歳の者の身長（体重）を引いた数値である．現在の子ども（平成 10 年度生まれ）の最大発育量は男児 11 歳時，女児 10 歳時に最大発育量を示しており，女児の方が男児よりも 1 歳ほど早くなっている．そして子ども世代と祖父母世代とを比較すると，男児，女児ともに身長，体重のいずれも現在の子どものほうが早期に増加していることが分かる．

(3) 第二次性徴

学童期・思春期における性徴とは，身体面での変化が最も目立つと同時に，重要な要素であり，性成熟と密接な関係があることは先述したとおりである．性徴とは，男性，女性という性別の身体的特徴である．出生時の性別は外性器による外見上から区別できるが，思春期になると，成人としての性の役割をにない，臓器器官の変化とともに外見上でも明らかな身体の変化が生じる．これが第二次性徴である．

男児は，声変わり，ひげが生え，性毛が生え出す．また，男性ホルモン（アンドロゲン）の分泌によって精巣（睾丸）が大きくなり，副睾丸，前立腺，性嚢腺も発育して，精通が起きる．

女児に性毛の生えはじめるのは男児と同じである．膣の粘膜は厚みと湿潤性，弾性も増し，外陰も全体に柔らかく，またふっくらとしてくる．卵巣は，重量が顕著に増大し，卵胞から女性ホルモンであるエストロゲンが分泌されて子宮の大きさが増すなど，性成熟の促進によって月経が始まる．最初の月経を初経（初潮）という．最初の頃は月々不順であるが，次第に定期的となる．また，乳房が大きくなり，乳腺，そして骨盤も発達してくる．

男児は全体的に骨格が大きく，筋肉が伴った広肩の男性的な体型，また女児は胸幅，腰幅の急増，皮下脂肪の増加などによって丸みのある女性的な体型へと変化していく．いわゆる男性，女性として，生物学的な性の完成にむけた準備期である．

(4) 骨格と歯の発達

骨の成長は，骨端と骨軸とが離れている間は一定の速度で成長を続けているが，骨端と骨軸が結合するとその成長は止まる．骨端の閉鎖年齢は骨の場所によって異なるものの，X 線像をみればはっきりしている．たとえば手根骨の化骨はおおよそ 9〜12

表 4-16　年齢別身長・体重の平均値

区　分		身長 (cm)		体重 (kg)	
		男子	女子	男子	女子
幼稚園	5歳	110.4	109.4	18.9	18.5
小学校	6歳	116.5	115.6	21.4	20.9
	7	122.5	121.5	24.0	23.5
	8	128.1	127.2	27.2	26.4
	9	133.6	133.4	30.6	29.8
	10	138.8	140.2	34.0	34.0
	11	145.2	146.8	38.4	39.0
中学校	12歳	152.7	151.9	44.0	43.7
	13	159.9	154.8	48.8	47.2
	14	165.2	156.5	53.9	50.0
高校	15歳	168.3	157.1	58.7	51.7
	16	169.9	157.5	60.5	52.6
	17	170.7	157.8	62.5	52.9

資料：文部科学省，平成 28 年度　学校保健統計調査．

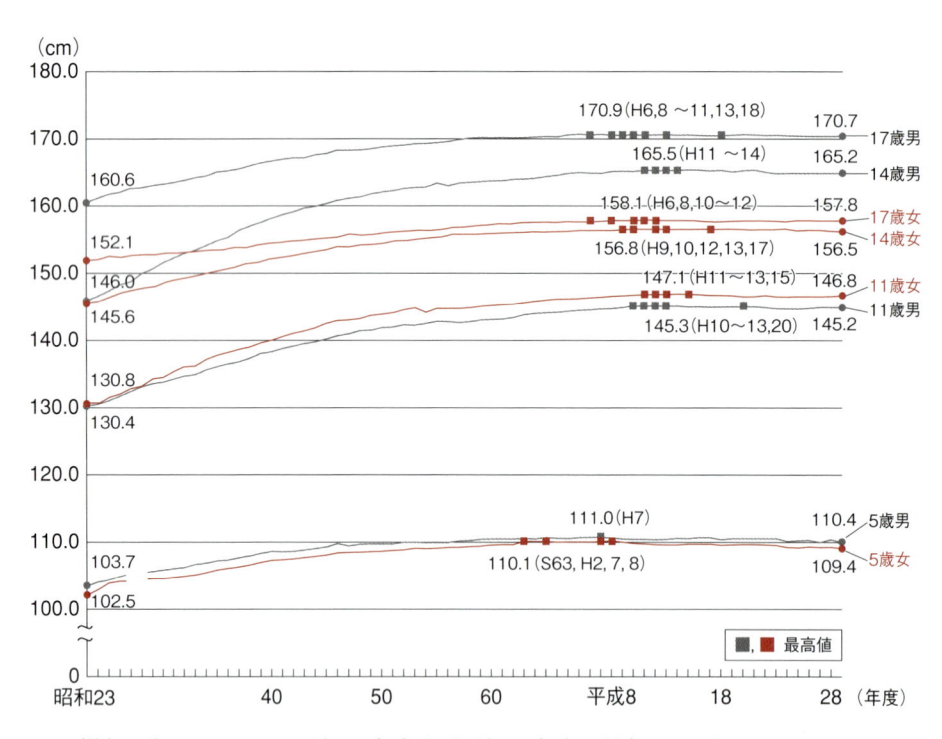

（注）5 歳については，昭和 27 年度及び昭和 28 年度は調査していない．

図 4-21　身長の平均値の推移

資料：文部科学省，平成 28 年度　学校保健統計調査より．

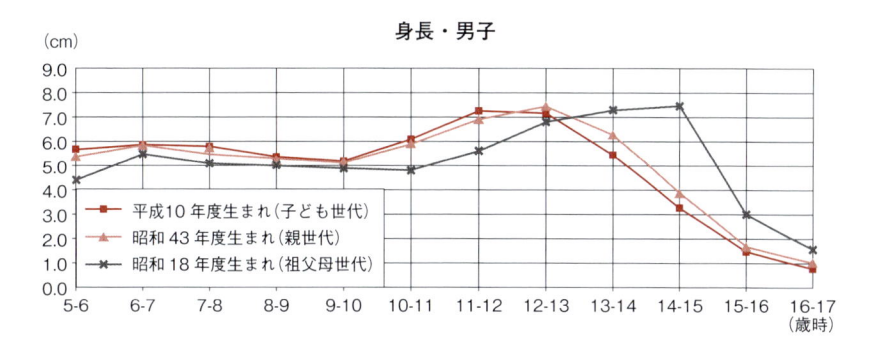

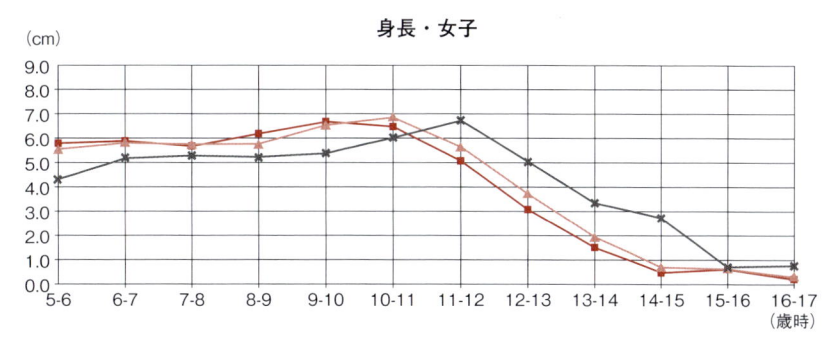

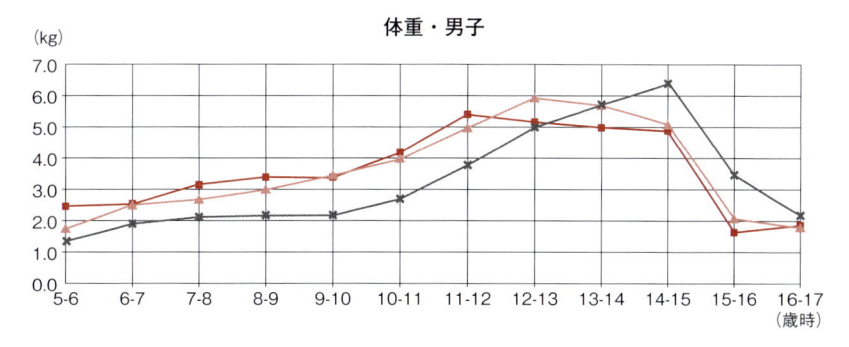

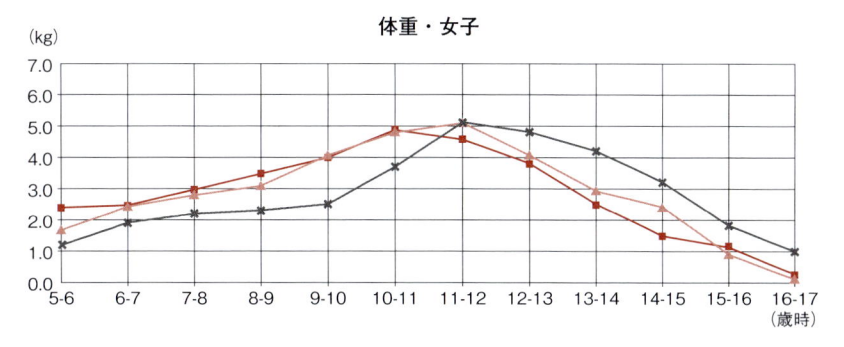

図 4-22　年間発育量の世代間比較（身長・体重）

資料：文部科学省，平成 28 年度 学校保健統計調査．

歳に完了する.

歯牙の発達においても特異的な時期である．乳歯の脱落が7歳前後に始まり，12歳前後で完了すると同時に学童期終わり頃までに第2小臼歯までの24本の永久歯が出そろう．15〜30歳で第3大臼歯が生え，全部で32本となる．

(5) 機能や体力の発達

脳の重量の増加は，幼児期にほぼ完了するために学童期では緩慢であるものの，内部機能の分化は著しく，知的発達を示す．学童期後期は，四肢や筋肉の発達，心臓系血管の筋肉や呼吸筋の発達，心臓や肺の機能の発達と同時に運動神経の発達によって全身の筋肉の協調作用（調整力）が整い，敏速性，瞬発力，持久力，柔軟性など，運動能力の向上もみられる．いわゆる，どんな種類の運動かではなく，どのくらい速く，高く，遠くまで跳ぶかなどである．学童期後期からの運動能力は，全般に男子が優れているが，柔軟性は女子のほうが優れている．中学生になると，全身の筋肉が一層発達し，握力，背筋力，跳躍力が学童期以上に充実してくる．

3) 精神的特徴

(1) 学童期の精神発達

学童期の精神発達の特徴は，自我の発達，情緒表現の抑制，さらに性心理の発達などである．学童期の精神発達曲線は9〜12歳頃に屈曲点があるといわれている．学童は，一般に快の情緒を表し，怒りや嫉妬の感情もよくみせる．怒りは幼児よりも激しくなり，嫉妬もその対象が幼児期の兄弟から友達に移り，持ち物や学業，運動能力などに現わしてくる．知的能力は，幼児期の自己中心的理解力から年齢とともに次第に社会化された客観的な理解力へと発展していく．

社会性の発達は，学童期後期頃からみられ，仲間を通じた本格的な集団性を獲得し，集団のリーダーとしての役割もできるようになる．

知能の重大要素である記憶の発達は，年齢差が大きい．8歳くらいまでは聴覚による記憶，9歳以降は視覚による記憶が優れており，低学年の単純な機械的記憶から理論性をもった論理的記憶へと変化していく．

思考パターンも，低学年の直観的，直接的思考から次第に抽象化した理論的，包括的な思考が可能になる．自我の発達により顕示性が高まって，自己主張や反抗として現れたり，知的発達による思考内容の拡大によって推理，理論化した批判力や創造力，計算能力も加わって問題解決能力につながる．さらに，性心理発達によって自分と他人の心身を比較して悩んだり，不安を感じることもある．

(2) 思春期の精神発達

思春期の精神発達の特徴は自我の発達にあり，性に関する興味も一層高まる．感動したり，反抗したり，怒ったりする感情の表現は，学童期よりも一層顕著となり，争

いや，後悔，罪悪感，不満，劣等感など，「マイナス」的な感情が強く現れやすいのもこの時期である．しかしこれらの感情は絶えず変化し，安定しているものではない．

自我の発達は，思春期には反抗という形で表出することが多い．自己主張は幼児期にもみられるが，思春期の自己主張は，親から独立したいという自立心が強くなり，自我の芽生えに基づいた自己同一性の達成から友達をより求める．依存心と自立心，いわゆる子どもでいたい気持ちとおとなになりたい気持ちが混乱した，両面性をもった不安定な時期であるために精神保健上の問題を起こしやすい．理性に基づく抑制力の発達が十分でないために，今日の社会的問題の発生要因に結びつくこともある．

性心理の発達は，思春期の特徴である．異性に対して性行動に駆り立てられ，独立した性として確認することができる．

身体発育や体つき，性的成熟状態の個人差を原因にした自分と他人との比較により劣等感や不安感をいだいて生活面に支障が生じたり，身体に障害を認めることもある．

(3) 思春期の問題行動

思春期には自我の芽生えや価値観の模索があり，自己矛盾に対する行動は衝動的で，また突発的に生じる傾向がある．また親の過保護，過干渉が自我の発達に影響を及ぼし，心理的発達をゆがめやすく，学習意欲の喪失や，心身症，神経症，精神病様の反応を生じることもある．

さらに逸脱行動がみられることもあり，それは非社会的，反社会的行動に区分される（非行は司法的用語である）．非社会的行動には登校拒否，家出，薬物乱用，性行動などがみられ，反社会的行動には，暴力行為，いじめ，犯罪的行為などがある．今日では，いじめ，家庭内および校内暴力，登校拒否，薬物乱用などが社会的問題として扱われている．しかし18歳以降になると，性の独立期で，親や仲間からも独立した行動となり，道徳的価値観や美意識によって，情緒は安定してくる．

4) 食生活の特徴

(1) 食事摂取基準のポイント

学童期・思春期には，維持量に加え，著しい身体発育，また身体機能の変化に対応した十分な栄養素を摂取しなければならない．年齢別にみて，男児は15〜17歳，女児では12〜14歳の推定エネルギー必要量が最大値である．とくに，エネルギー，たんぱく質，カルシウムの摂取基準は成人よりもこの時期に多い．

食事摂取基準（Dietary Reference Intakes：2015年版）として，エネルギーの指標にBMI（体格）と，参考表として「推定エネルギー必要量」が設定された．栄養素は，健康の維持・増進と欠乏症予防のために「推定平均必要量」と「推奨量」の2つの数値が設定されている．しかし，この2指標を設定することができない栄養素は「目安量」が設定された．また，生活習慣病の一次予防を目的に食事摂取基準を設定する必要のある栄養素は，「目標量」が設定された．過剰摂取による健康障害を

未然に防ぐことを目的に「耐容上限量」も設定されている（詳細は第3章，41頁〜を参照のこと）．

　望ましい栄養摂取として，次の点に留意する．
　① エネルギー
　発育の急進に伴う体成分の増加と身体活動に対応したものでなければならない（48頁）．しかし，現在ではエネルギーの不足している小児は少ないものの，とくに女児のやせ願望による痩身傾向児，反対に，肥満傾向児が増加傾向である．そのため，個人差を考慮した対応が必要である．
　② たんぱく質
　最も多く必要とする時期である．摂取不足は身体に障害をきたすことが多く，とくに思春期には，十分摂取することが大切である．2015年版の食事摂取基準も1〜17歳の小児の推定平均必要量算定の参照値は，たんぱく質維持必要量と成長に伴い蓄積されるたんぱく質蓄積量から要因加算法によって算出された．すなわち窒素出納試験の結果から，窒素出納がゼロ（0）になるたんぱく質摂取量の平均値（0.65g／kg体重）を推定し，これに消化・吸収率（0.90）を考慮して，0.72g／kg体重（＝0.65／0.90）を推定平均必要量とし，さらに変動係数を0.125とし，0.90g／kg体重（＝0.72×1.25）を推奨量とし，これに性・年齢階級別参照体重（45頁）を乗じたものが1日当たりの量である．
　③ カルシウム
　体内のカルシウムの99％は骨・歯の構成成分である．身長の急伸に伴う骨の発育，神経や筋肉の機能，血液凝固，細胞膜の構成，酵素活性など重要な生理作用のためにも十分な量でなければならない．骨にかかる負担が増加すれば，骨の強度が増すためのカルシウムも必要となる．カルシウムの代謝は適応性が高く，成長期など需要が高まっているときの吸収率は高くなり，反面，多く摂取しても尿中に排泄される．
　2015年版の推定平均必要量は，次式によって算定された．
　（体内カルシウム蓄積量＋尿中排泄量＋経皮的損失）／（見かけの吸収率）
　④ 鉄
　男・女児ともに，急速な身体発育に対応して必要量も多い．とくに女児は，月経による損失の分を補う必要がある（思春期の女児は貧血になりやすい）．
　⑤ ビタミン類
　健康な生活を営む上で欠くことのできない酵素作用，代謝調節作用などの生理作用と密接な関係があり，食物の偏りを防ぐためにもビタミン類を適切に摂取する必要がある．とくにビタミンDは，カルシウムの腸管吸収を促進し，また骨からのカルシウムの溶出，骨への沈着を調節する働きがある．

(2) 食生活のあり方

　学童期・思春期は，心身状態や生活に依存と自立との両面をもつ時期であり，これ

らが食生活に影響を及ぼすこともある．併せて，精神発達と性成熟との関係を考慮した食生活が大切である．当然，顕著な身体発育に応じた体成分の維持と補給に対応した食物摂取が不可欠であることはいうまでもない．

この年齢の子どもには，生活の場が家庭と学校にある．学校生活が知的な学習の場であるのはいうまでもなく，健康についての知識や技術の習得，人間関係や，社会性を知る場でもある．小学生・中学生の学校給食は，食生活のあり方を支配する重要な役目を果たしている．子どもの健康のためには，学校給食と家庭における食生活との調整が大切である．栄養教諭のコーディネートによる連携が期待される．

学童期・思春期の精神発達は，子どもの食生活に種々の影響を及ぼす．問題として認識される食事行動は，精神発達を基盤にしたものが多く，情緒面，自我の発達が誘因となって発生する．たとえば，偏食・過食・拒食などの背景には，精神発達に関連した要因を認めることが多い．

この時期には，身体発育や第二次性徴の出現の程度や個人差によって，子どもの不安を強めて，不適切な食事行動に移行することもある．子どもの自立が正しいものであれば問題は少ない．しかし，食事行動の問題として，子どもの生活リズムの不規則から生じる問題，食物の入手にかかわる問題，外食などの家庭以外の食事による問題，やせ願望による問題などがある．たとえば，欠食，孤食，間食や夜食などが，今日の学童期・思春期の子どもの食生活の問題として浮上している．これらは，そのまま子どもの健康に影響を及ぼし，肥満ややせなどの発生につながることもある．

今日の子どもの食生活は，集団レベルでみると栄養面に大きな問題はないようにみえる．しかし個人レベルでみると摂取食品の質・量やバランス面での問題点が数多く見受けられる．

厚生労働省が示している健康づくりのための食生活指針（対象特性別）は，幼児期の「食習慣の基礎づくり」に続き，学童期では「食習慣の完成期」を目標としている．
① 1日3食規則的，バランスのとれた良い食事．
② 飲もう，食べよう，牛乳・乳製品．
③ 十分に食べる習慣，野菜と果物．
④ 食べ過ぎや偏食なしの習慣を．
⑤ おやつには，いろんな食品や量に気配りを．
⑥ 加工食品，インスタント食品の正しい使用．
⑦ 楽しもう，一家団らんおいしい食事．
⑧ 考えよう，学校給食のねらいと内容．
⑨ つけさせよう，外に出て体を動かす習慣を．

思春期は「食習慣の自立期」を目標としている．
① 朝，昼，晩，いつもバランスの良い食事．
② 進んでとろう，牛乳・乳製品．

③　十分に食べて健康，野菜と果物．
　④　食べ過ぎ，偏食，ダイエットにはご用心．
　⑤　偏らない，加工食品，インスタント食品に．
　⑥　気を付けて，夜食の内容，病気のもと．
　⑦　楽しく食べよう，みんなで食事．
　⑧　気を配ろう，適切な運動，健康づくり，となっている．

2－学校給食

1）　目的と意義

　学校給食は，明治22年に山形県で恵まれない家庭の児童を対象に無料で支給されたのが起源である．その後，昭和22年，戦後の食料難の時期に文部・厚生・農林省の通達で，栄養改善を目的として全児童を対象に学校給食再出発の体制が整備され，昭和29年に「学校給食法」の制定によって完全給食は一層拡大し，昭和51年に米飯給食が導入され，今では週に2～3回の米飯給食である学校が多い．平成10年に学校栄養職員と担当教諭がチームを組んで教科指導や給食指導を行うことの重要性が通知（局長通知）されている．平成17年4月から栄養教諭が制度化された．栄養教諭は食に関する専門性と教育に関する専門性を併せもった食育推進の中核的役割として，食に関する指導と学校給食管理を一体化したカウンセラーの役割，さらに学校発の家庭や地域との連携のコーディネーターとしても期待されている．なお，栄養教諭の配属割合は平成22年において28％である（文部科学省）．

　学校給食は，学校給食法に基づいて児童生徒の心身の健全な発達を保障し，生活習慣病の予防を観点とした次のような目標が定められ，学校教育活動の一環として実施されている．

　①　日常生活の食事について正しい理解と望ましい習慣を養う，②　学校生活を豊かにし，明るい社交性を養う，③　食生活の合理化，栄養改善と健康増進を図る，④　食物の生産・配分および消費について正しい理解に導くこと，が掲げられている．

　さらに次項で詳述するように，2008（平成20）年6月，長らく続いた学校給食法が改正された（2009．4．1施行）．学校給食の目標に食育推進の観点から，新たに①　食に関する適切な判断力の滋養，②　伝統的な食文化の理解，③　食を通じた生命，自然を尊重する態度の滋養，などの事項が加えられ，栄養教諭による食に関する実践的指導の明記，地場産物の活用，創意工夫を行うことなどが規定された．

　このように，現在の学校給食はバランスのとれた栄養豊かな食事提供とともに「食べる」体験を通じて望ましい食習慣を身につけるだけでなく，教師と学童，学童相互間の心のふれあい，そして給食の準備や後片づけなどによる共同，協調性の精神の体得など，食事を通じた人間関係を育て，豊かな心を育むなど，生きた教材として活用する健康教育の一環としても極めて重要な役割を果たしている．

表 4-17　食に関する指導の目標

- 食事の重要性，食事の喜び，楽しさを理解する．
- 心身の成長や健康の保持増進の上で望ましい栄養や食事のとり方を理解し，自ら管理していく能力を身に付ける．
- 正しい知識・情報に基づいて，食物の品質及び安全性等について自ら判断できる能力を身に付ける．
- 食物を大事にし，食物の生産等にかかわる人々へ感謝する心をもつ．
- 食事のマナーや食事を通じた人間関係形成能力を身に付ける．
- 各地域の産物，食文化や食にかかわる歴史等を理解し，尊重する心をもつ．

資料：文部科学省，食に関する指導の手引　第一次改訂版．平成22年3月．

2) 学校給食の指導と食育（栄養教育）

　学校における食育は，子どもが食に関する正しい知識を身につけ，自らの食生活を考え，望ましい食習慣を実践することができることをめざし，学校給食を「生きた教材」として活用しつつ，給食の時間や各教科や総合的な学習の時間等における食に関する指導を中心として行われている．

　前述のように平成17年度から，食に関する専門家として児童生徒の栄養の指導と管理を行うことを職務とする栄養教諭が制度化された．学校における食育を推進するためには，栄養教諭を中心に，食に関する指導の全体的な計画に基づいて，すべての教員が共通理解のもとに連携・協力しながら指導を展開することが重要である．

　平成20年6月には学校給食法の改正が行われ（平成21年4月施行），「学校における食育の推進」が明確に位置づけられた．栄養教諭が学校給食を活用した食に関する実践的な指導を行うこと，食に関する指導の全体的な計画の作成を行うことなどが定められた．

　また，つづけて幼稚園教育要領（平成21年度施行）及び学習指導要領の改訂（小学校：平成23年度施行，中学校：平成24年度施行，高等学校：平成25年度施行）が行われ，食育の推進が明確に位置づけられるとともに，食育の観点からの記述が充実した．

　さらに，学校給食法の改正や学習指導要領の改訂を踏まえ，学校における食に関する指導の基本的な考え方や指導方法等を示した「食に関する指導の手引」（平成19年3月作成，平成22年3月改訂，文部科学省）が改訂されている．学校における「食に関する指導の目標」は表4-17のとおりである．児童生徒が食についての理解を深め，日常の生活において実践していくためには，学校教育の中での体系的・継続的な指導を実施するとともに，学校と家庭や地域とが連携して取り組むことも必要である．

3) 学校給食の実際

　わが国の学校給食は，諸外国と比較しても極めて高い普及率であり，学校数での実施率は，小学校99.2％，中学校88.9％，特別支援学校89.3％，夜間定時制高等学校

表4-18　幼児・児童・生徒1人1回当たりの学校給食摂取基準

区分	基準値						
	児童 (6〜7歳) の場合	児童 (8〜9歳) の場合	児童 (10〜11歳) の場合	生徒 (12〜14歳) の場合	夜間課程を置 く高等学校の 生徒の場合	特別支援学 校の幼児の 場合	特別支援学 校の生徒の 場合
エネルギー (kcal)	530	650	780	830	860	490	860
たんぱく質 (%)	学校給食による摂取エネルギー全体の13〜20%						
脂質 (%)	学校給食による摂取エネルギー全体の20〜30%						
ナトリウム (食塩相当量) (g)	2未満	2未満	2.5未満	2.5未満	2.5未満	1.5未満	2.5未満
カルシウム (mg)	290	350	360	450	360	290	360
マグネシウム (mg)	40	50	70	120	130	30	130
鉄 (mg)	2.5	3	4	4	4	2	4
ビタミンA (μgRAE)	170	200	240	300	310	180	310
ビタミンB_1 (mg)	0.3	0.4	0.5	0.5	0.5	0.3	0.5
ビタミンB_2 (mg)	0.4	0.4	0.5	0.6	0.6	0.3	0.6
ビタミンC (mg)	20	20	25	30	35	15	35
食物繊維 (g)	4以上	5以上	5以上	6.5以上	7以上	4以上	7以上

1. 表に掲げるもののほか，次に掲げるものについても示した摂取について配慮すること．
　亜鉛…児童（6〜7歳）2mg，児童（8〜9歳）2mg，児童（10〜11歳）2mg，生徒（12〜14歳）3mg，夜間課程を置く高等学校の生徒3mg，特別支援学校の幼児1mg，特別支援学校の生徒3mg．
2. この摂取基準は，全国的な平均値を示したものであるから，適用にあたっては，個々の健康および生活活動等の実態並びに地域の実情に十分配慮し，弾力的に運用すること．
3. 献立の作成に当たっては，多様な食品を適切に組み合わせるよう配慮すること．
資料：文部科学省，学校給食実施基準．平成21年3月31日．平成30年8月1日一部改正，同年8月1日から施行．

72.6%，総計では95.0%（平成28年5月現在）である．

調理方法は，従来多かった単独校調理方式が効率の面から次第に減少し，共同調理場調理方式（学校給食センター）に変わりつつある．

学校給食の食事内容は，「児童または生徒1人1回当たりの学校給食摂取基準」，「夜間課程を置く高等学校の生徒1人1回当たりの学校給食摂取基準」，「特別支援学校の幼児1人1回当たりの学校給食基準」値が，目安として2009年（平成21年3月）に文科省より示され，2018年（平成30年8月）にその一部が改正された．表4-18は，これらの基準を1表にまとめたものである．この摂取基準は厚生労働省「日本人の食事摂取基準」（2015年版）の考え方と文部科学省の「児童生徒の食生活等の実態調査」の結果を勘案し，児童生徒の健康増進および食育推進を図るために望ましい栄養量を算出したものである．ただし，この基準は全国の平均値であり，適用にあたっては児童生徒の健康状態，生活活動の実態，および地域の実情等に配慮し，弾力的に運用することとなっている．

これらの摂取基準を具体的な献立へと生かすための目安となる食品構成は，食品の

表4-19 学校給食の標準食品構成表（幼児・児童・生徒1人1回当たり）

(単位：g)

区分			幼児の場合	児童(6〜7歳)の場合	児童(8〜9歳)の場合	児童(10〜11歳)の場合	生徒(12〜14歳)の場合	夜間課程を置く高等学校および特別支援学校の生徒の場合
主食	米飯の場合	米	50	50	70	90	100	100
		強化米	0.15	0.15	0.21	0.27	0.3	0.3
	パンの場合	小麦	40	40	50	70	80	80
		イースト	1	1	1.25	1.75	2	2
		食塩	1	1	1.25	1.75	2	2
		ショートニング	1.4	1.4	1.75	2.45	2.8	2.8
		砂糖類	1.4	1.4	1.75	2.45	2.8	2.8
		脱脂粉乳	1.4	1.4	1.75	2.45	2.8	2.8
ミルク		牛乳	155	206	206	206	206	206
おかず		小麦粉およびその製品	4	4	5	7	9	9
		いもおよびでん粉	20	26	30	34	35	35
		砂糖類	3	3	3	3	4	4
		豆類	4	4.5	5	5.5	6	6
		豆製品類	12	14	16	18	18	18
		種実類	1.5	2	3	3.5	3.5	3.5
		緑黄色野菜類	18	19	23	27	35	35
		その他の野菜類	50	60	70	75	82	82
		果物類	30	30	32	35	40	40
		きのこ類	3	3	4	4	4	4
		藻類	2	2	2	3	4	4
		魚介類	13	13	16	19	21	21
		小魚類	2.5	3	3	3.5	3.5	4
		肉類	12	13	15	17	19	19
		卵類	5	5	6	8	12	12
		乳類	3	3	4	5	6	6
		油脂類	2	2	3	3	4	4

備考：1. 1か月間の摂取目標量を1回当たりの数値に換算したものである．
　　　2. 適用にあたっては，個々の児童生徒等の健康および生活活動等の実態ならびに地域の実情等に十分配慮し，弾力的に運用すること．
資料：文部科学省，学校給食食事摂取基準の策定について（報告）．学校給食における児童生徒の食事摂取基準策定に関する調査研究協力者会議．平成23年3月．

種類を幅広く組み合わせることによって食事内容の質の向上と栄養素の均衡を保つことが基本とされている．平成23年に出された文部科学省の「学校給食摂取基準の策定（報告）」で示された標準食品構成表は表4-19のとおりであり，日本型食生活の実践，伝統的な食文化継承に配慮されている．今日の家庭を含めた社会環境の中で，学校給食のない日はある日に比べてカルシウム，鉄，ビタミンなどの微量栄養素の不足，甘い菓子類が多いなどの報告も多数ある．学校給食が質的にも量的にも，その重要性を増していることがうかがわれる．

また「学校給食における食事内容について」（スポーツ・青少年局長通知）においては，成長期にある児童生徒等の健康の保持増進と体位向上のために多様な食品を組み合わせ，栄養バランスのとれた食事となるように努め，児童生徒の発達段階に応じて指導するとともに，次の2点が特に配慮することとしてあげられている．

① 郷土食や地場産物の導入は，様々な教育的意義があり，食に関する指導の生きた教材としてより効果的に活用できることから，地域の実情に応じた活用を十分に工夫し，魅力あるものとなるように努めること．

② 食物アレルギー等を持つ児童生徒に対しては，学校医，校長，学級担任，学校栄養教諭が密接に連携した学校内の体制等を整備して，できるだけ一人ひとりの児童生徒の健康状態や個人差を把握しながら，個人に応じた対応が大切である（181頁〜参照）．

また，米飯給食は，日本の食文化を鑑み，栄養に配慮した米飯の食習慣を身につけさせるものとして実施されている．

4）衛生管理

全国的に発生し，猛威をふるった「腸管出血性大腸菌 O-157」や「サルモネラ菌」による食中毒に対して，学校給食においても，危機意識の必要性，「学校給食衛生管理の基準」（平成9年）の周知など，衛生面での徹底が急務とされている．そのため随時その時の状況に合わせて，平成15年，平成17年，平成20年，平成21年3月に「学校給食衛生管理基準」の一部改正が行われている．

3−学童期・思春期の食生活の問題

1）食事のとり方

学童期後半・思春期は，身体発育が急速に進み，とくに女児は皮下脂肪の蓄積からくる問題を起こしやすい．また思春期には，自主性の確立から自身で食品を選び，不適切な食事内容や乱れた食生活リズムに流されがちという特性がある．女児の場合には，月経到来後に貧血予防が必要にもかかわらず，特有のやせ志向で低栄養状態を起こしやすい．また，運動不足や過食による肥満傾向，あるいは欠食，小食によるやせ傾向にもなりやすい時期である．

身長や体重の増加とともに，皮下脂肪の状態をも含めた「体つき」，顔色，皮膚の状態，貧血予防などを考慮した食生活の確立が重要である．

(1) 欠 食

規則正しい食生活には，生活リズムの確立が基本であり，健康増進の原点ともいえる．しかし，今日では，欠食するものが一層増加している．欠食とは，三度の食事の1回ないしそれ以上を摂取しないことで，とくに，朝食を摂取しないものが多い．そ

の主な原因に夜型生活があげられる．いわゆる朝食をとる時間がないほど，朝の起床が遅くなるためである．その結果，通学・帰宅の途中で間食をとったり，夜遅くに夜食をとることも多くなる．欠食はその日の活動を鈍らせ，栄養のバランスを崩す危険性がある．また長期に及ぶと，発育障害，栄養不足による疾病につながりやすい．

(2) 孤食・買い食い

孤食では食欲不振になりやすく，献立，食事内容や食べ方の偏りから生じる栄養上の問題が多い．また，一人で食べることの淋しさをまぎらわすために過食，拒食，偏食などにつながりやすい．

買い食いは，本人の好みが中心となり，食品選択の偏りや不規則な食事時間をもたらすなど，食事に影響を及ぼし，栄養上の問題が生じやすい．

(3) 偏　食

幼児期における好み中心とは異なった，食品の偏りからくる栄養学的問題が生じやすい．自我の発達と密接な関係があるものの，必ずしも精神的な要因によって偏食になるとは限らない．しかし，孤食や欠食，やせ願望が偏食に拍車をかけることもある．

偏食が精神面の原因にある場合には，食べることの対応よりも，精神面からの対応を先行する必要がある場合もあり，摂食障害として問題となることもある．心の癒しに，ある特定の食物をとることが必要な場合もある．

2) 心と健康の関係

(1) 食欲の低下

精神的要因，たとえば，不安，怒り，悲しみなどによって食欲不振をきたすことがある．自律神経の緊張の高まりによって消化管の運動が抑制され，消化液の分泌が低下する．これが食欲不振の生物学的な背景である．いわゆる心の葛藤が自律神経に影響するためである．

食欲低下の状態が長期間継続すれば，当然，発育障害や健康障害をきたすことはいうまでもない．その原因を早く見つけて的確に対応することが肝要である．

思春期の女児にみられる食欲不振の原因としては，自分自身の体型に不満をもち，やせ願望が強くて，食べない（食べたくない）という例が多い．

(2) 拒食・やせ症

心因性摂取障害の一つで，食べることを拒否している状態をいう．その原因には，上記のやせ願望が昂じたものもあるが，乳幼児期からの養育上の問題，また受験や家族の問題など，思春期特有の心理的要因が引き起こすことも多い．それゆえ，本人の

みに対応するだけではなく，家族全体へのカウンセリングが必要な場合もある．女児において，無月経などの身体所見を生じることもある．近い将来に妊娠・出産する身体であることを心得た対応が重要である．

(3) 過　食

　思春期の過食は，心理的要因によって食欲が過剰となり，食べすぎてしまう現象であることが多い．過食も一種の摂食障害であり，食生活改善のみの対応では十分でない場合がある．心理的要因として，友人関係，学業，親子関係など，多岐にわたる．過食が肥満につながりやすいことはいうまでもない．

3) 身体的問題

(1) 肥　満

　肥満には，何らかの病気を原因とした症候性肥満と，過剰な食物摂取が主な原因である単純性肥満がある（167頁）．単純性肥満は，消費エネルギーが少ないことも原因である．

　学童や思春期の肥満は，脂質異常症（高脂血症），動脈硬化，高血圧などの症状を呈することもある．また糖尿病，肝機能障害を合併したり，生活習慣病に移行することもある．

　肥満は，いじめの対象になったり，心理的障害をきたすこともあり，精神保健面からの対応が必要な場合もある．

(2) 脚　気

　ビタミン B_1 の欠乏による疾患とされる．体内での糖質代謝に必要なビタミン B_1 が，糖質の過剰摂取により失われ，また，激しい運動や筋肉労働によるビタミン B_1 不足が誘因となる．主な原因は偏食で，インスタント食品，清涼飲料，菓子などの偏った食生活が問題であることが多い．

(3) 貧　血

　思春期の女児に多く，月経に伴う場合もある．また，食品摂取の偏りであることも少なくない．男児では，急速な発育に必要な鉄が追いつかない場合にも貧血となる．動物性たんぱく質などを多く摂取して，鉄の供給に努める（73頁参照）．また，過剰な運動からくる栄養不足によっても貧血は発生する．

　鉄欠乏性貧血以外の貧血は，慢性に経過する比較的重症な貧血が多いので，医師の指示に従う（179頁）．

(4) 消化性潰瘍

　心理的疾患の一つである．ストレスなどが原因となって，胃，十二指腸に潰瘍がで

きる．食欲不振に陥ったり，貧血の原因となることもある．反復した腹痛などがみられるときには十分な注意が必要である．

4−学童期・思春期の献立例

学童期から思春期にかけて，身体発育・精神発達が著しい時期であるために十分な栄養素が必要である．同時に課外活動，塾などで毎日の生活が多忙となり，食生活リズムも乱れやすくなることも併せて，欠食や偏食などの食事上の問題も生じやすいことは前述した．ここでは1日に必要な食事のあり方について，以下のことを学ぶ．

1. 望ましい1日の食事について学ぶ．
    献立例を参考に実際に作ってみよう．食事摂取基準や食品構成を考慮した1日に必要な栄養素の質的・量的にバランスのとれた献立・調理法について学ぶ．
2. 学校給食の意義について学ぶ．
    年齢に応じた1人1回当たりの学校給食の摂取基準量，食品構成をもとに作成された献立，調理法について学ぶ．
3. 加工食品（ラーメン，サラダなど）の栄養表示の活用について学ぶ．
    数多く出回っている加工食品の栄養成分表示の見方を学び，1日に必要な食事摂取基準に当てはめてみて，上手な活用法について学ぶ．
4. 学童・思春期の望ましい間食，夜食について学ぶ．
    今日の間食や夜食の多い実態（ファストフード，清涼飲料水）を事例にして，食事を中心とした間食，夜食のあり方について栄養素の面から学ぶ．
5. 学童・思春期に多い朝食欠食や偏食について，その原因と対応について学ぶ．

〔佐藤加代子〕

● 小学校低学年

	献立名	材料名	分量(g)	目安量
朝食	ごはん	精白米	60	
	焼のり	焼のり	1	八切り4枚
	塩鮭	甘塩鮭	30	
	いんげんのごま和え	さやいんげん	50	
		白すりごま	2	
		さとう	1.5	
		しょうゆ	2.5	
	プチトマト	プチトマト	20	
	みそ汁	たまねぎ	20	
		生わかめ	10	
		みそ	12	
		水	120	
昼食	牛乳	牛乳	206	
	きな粉揚げパン	コッペパン（学校給食用）	65	
		きな粉	6	
		グラニュー糖・さとう	各3	
		揚げ油	5	
	ポパイソテー	ほうれんそう	30	
		ホールコーン（缶詰）	20	
		ベーコン	5	
		油	1.5	
		食塩・こしょう	少々	
	はるさめスープ	にんじん	10	
		はくさい	30	
		しいたけ	10	
		にら	5	
		豚肉	10	
		はるさめ	5	
		コンソメ	1.5	
		食塩・こしょう	少々	
		しょうゆ	1	
		水	130	
	キウイ	キウイフルーツ	50	1/2コ
間食	プリン	カスタードプリン	120	
	オレンジジュース	オレンジジュース	150	

<作り方>

❋ いんげんのごま和え

いんげんは，3～4cmの長さに切り，ゆでる．白すりごま，さとう，しょうゆを混ぜ，その中に冷ましたいんげんを加えて和える．

❋ きな粉揚げパン

きな粉，グラニュー糖，さとうを混ぜておく．油を熱し，170℃くらいになったらパンを油の中にさっとくぐらせる（表面がパリッとする程度）．
熱いうちに粉をまぶす．

❋ ポパイソテー

ほうれんそうは4～5cmの長さに切って，塩ゆでし，水にとって冷ます．
熱したフライパンに，せん切りにしたベーコンを加えて炒め，そこへ，ほうれんそう，ホールコーンを加えてさらに炒め，調味料で味つけをする．

❋ はるさめスープ

にんじんは短冊切り，はくさいはざく切り，しいたけは細切り，にらは2～3cmの長さに切る．
はるさめはもどして，4～5cmの長さに切る．
水にコンソメを加えて沸とうさせ，そこへ豚肉，野菜を加える．仕上げにはるさめ，調味料を加える（コンソメに塩分が入っているので，塩，こしょうは加減して入れる）．

Ⅳ. 学童期・思春期　153

夕食	ごはん	精白米	70	
	マーボー豆腐	押し豆腐	50	
		豚ひき肉	10	
		たまねぎ	50	
		たけのこ（水煮缶詰）	20	
		干ししいたけ	1.5	
		にら	10	
		しょうが	1	
		にんにく	1	
		みそ	4	
		さとう	0.6	
		トウバンジャン	0.3	
		酒	2.5	
		しょうゆ	9	
		油	1	
		水	20	
		でん粉	2.5	
		ごま油	0.5	
	ナムル	もやし	50	
		にんじん	5	
		しょうゆ	2.5	
		酢	1.5	
		ごま油	1	
		こしょう	少々	
	大学いも	さつまいも	80	
		油	3	
		さとう	3	
		水あめ	3	
		しょうゆ	0.5	
		みりん	1	
		炒りごま	少々	
	りんご	りんご	50	1/4コ

❋ マーボー豆腐
にんにく，しょうがはみじん切り，にらは，1〜2 cmの長さに切り，それ以外の野菜は，粗みじんに切る．
にんにく，しょうがを炒め，そこへ豚ひき肉，たまねぎ，トウバンジャンを加えて炒める．
次にたけのこ，しいたけを加え，水を入れて少し煮る．
材料が煮えてきたら，みそ，さとう，酒，しょうゆを合わせたものを加え，さらに豆腐を入れる．
仕上げに水ときでん粉と，風味つけのごま油を加える．

❋ ナムル
にんじんは，せん切りにする．もやし，にんじんを歯ごたえがのこる程度に，ゆでる．
荒熱がとれたら，調味料と混ぜて，冷ます．

❋ 大学いも
さつまいもは一口大の乱切りにし，水に10分程度つけておきあくをぬく．水気をよくきる．
揚げ油をあたため，さつまいもを揚げる（竹串がすーっと通る程度）．
調味料を鍋に入れて弱火にかけ，あめをつくる．あめが熱いうちにさつまいもをからめ，ごまをふる．

	エネルギー (kcal)	たんぱく質 (g)	脂質 (g)	カルシウム (mg)	鉄 (mg)
●1日合計	1,697	56.0	45.4	619	7.5
朝食	345	14.4	5.8	82	1.9
昼食	549	19.6	22.7	315	2.3
夕食	589	14.3	10.7	111	2.4
間食	214	7.7	6.2	111	0.9

脂肪エネルギー比（24.0%）

●小学校高学年

	献立名	材料名	分量(g)	目安量
朝食	チーズトースト	食パン	90	
		プロセスチーズ	20	スライス1枚
		バター	5	
	コンビネーションサラダ	レタス	20	
		きゅうり	30	
		トマト	50	1/4コ
		酢	2	
		サラダ油	3	
		食塩	0.4	
		こしょう	少々	
		さとう	0.5	
	オレンジジュース	オレンジジュース	180	
昼食	牛乳	牛乳	206	
	わかめごはん	精白米	100	
		わかめごはんの素	1.5	
	鮭の照焼き	鮭（生）	40	
		しょうゆ	3.5	
		さとう	1.5	
		酒	1	
		油	1	
	きんぴらごぼう	ごぼう	40	
		にんじん	20	
		さとう	1.5	
		しょうゆ	4	
		酒	1	
		油	0.5	
		白ごま	0.5	
		唐辛子	少々	
	みそ汁	小松菜	20	
		だいこん	40	
		みそ	12	
		だし汁	120	
	キウイ	キウイフルーツ	60	1/2コ
間食	ワッフル	ワッフル	60	1コ
	ミルクティー	紅茶葉	5	
		水	100	
		牛乳	50	
		さとう	3	

<作り方>

❋ チーズトースト
パンにバターをぬり，スライスチーズをのせて，オーブントースターで焼く．

❋ コンビネーションサラダ
レタスはちぎり，きゅうりは斜め切り，トマトはくし形に切る．
調味料を合わせてドレッシングをつくる．

❋ わかめごはん
炊き上がったごはんにわかめごはんの素を混ぜる．

❋ 鮭の照焼き
生鮭を調味料につけておく．
天板に油をしき，オーブンで焼く（途中で，調味料をはけでぬると，てりよくできる）．

❋ きんぴらごぼう
ごぼう，にんじんをせん切りにし，ごぼうは水にさらして，あくをとる．
油を熱し，ごぼう，にんじんを炒め，そこへ調味料を加えて，火が通るまで，炒め煮する．
仕上げに，白いごま，唐辛子を加える（歯ごたえがのこる程度に炒め煮する）．

❋ みそ汁
小松菜は，3〜4cmに切り，かためにゆでておく．
だいこんは太めのせん切りにする．
だし汁の中にだいこんを入れ，とうめいになったら小松菜，みそを加えて，ひと煮立ちしたら火をとめる．

夕食	ごはん	精白米	100	
	豚肉のしょうが焼き	豚肩ロース	40	スライス2枚
		しょうが	1	
		しょうゆ	5	
		さとう	2	
		酒	1.5	
		油	1	
	野菜炒め	キャベツ	40	
		もやし	30	
		にんじん	10	
		油	0.5	
		食塩	0.5	
		こしょう	少々	
	粉吹芋	じゃがいも	100	
		食塩	0.4	
		こしょう	少々	
	けんちん汁	豚肉	10	
		豆腐（木綿）	20	
		だいこん	20	
		にんじん	10	
		ごぼう	10	
		ねぎ	10	
		干ししいたけ	1	
		食塩	0.5	
		しょうゆ	3	
		酒	0.5	
		ごま油	1.0	
		だし汁	120	
	りんご	りんご	100	1/2コ

❋ **豚肉のしょうが焼き**
豚肉を調味料につけておく．フライパンに油を熱し，豚肉を焼き，火が通ったら，残っている調味料を肉にからめる．

❋ **野菜炒め**
キャベツは，1cm幅に，にんじんは細めの短冊に切る．にんじん，もやし，キャベツの順に炒め，塩，こしょうで味付けをする．

❋ **粉吹芋**
じゃがいもを3～4cm角程度に切り，ゆでる．火が通ったら鍋から湯だけすて，再び火にかけ（弱火），塩，こしょうをし，鍋を軽くゆすって粉をふかせる．

❋ **けんちん汁**
だいこん，にんじんはいちょう切り，ごぼうはささがきにして水にとり，あくを抜く．干ししいたけはもどしてほそ切りにする．ねぎはうす切りにする．鍋に，ごま油を熱し，そこへ豚肉，野菜を加えて炒める．全体に油がまわったら，豆腐を手でちぎりながら加え，炒め合わせ，だし汁を入れて煮る．あくをとり，調味料を加えて味をととのえる．ねぎは仕上げに入れるか，又は器にもってから，上に散らす．

	エネルギー (kcal)	たんぱく質 (g)	脂質 (g)	カルシウム (mg)	鉄 (mg)
●1日合計	2,057	67.9	50.6	827	6.7
朝食	464	15.0	16.5	184	1.0
昼食	687	26.4	13.1	356	2.9
夕食	709	20.4	14.4	175	2.3
間食	197	6.1	6.6	112	0.5

脂肪エネルギー比（22.1%）

● 12歳男子（中学1年生）

献立名		材料名	分量(g)	目安量
朝食	トースト	食パン	90	4枚切1枚
		イチゴジャム	20	
		バター	8	
	目玉焼き	卵	50	
		油	1	
		食塩・こしょう	少々	
	粉吹芋	じゃがいも	100	
		食塩	0.3	
		こしょう	少々	
	生野菜	きゅうり	30	
		トマト	50	
		マヨネーズ	8	
	紅茶	紅茶葉	5	
		水	150	
		さとう	3	
昼食	牛乳	牛乳	206	
	麦ごはん	精白米	100	
		強化押し麦	5	
	四川豆腐	生揚げ	70	
		a ┌ しょうゆ	4.5	
		├ さとう	2.5	
		└ 水	15	
		豚ひき肉	20	
		たまねぎ	30	
		たけのこ（水煮缶詰）	15	
		にんじん	15	
		干ししいたけ	1	
		ピーマン	15	
		しょうが	0.5	
		にんにく	0.7	
		油	1	
		さとう	2	
		しょうゆ	6.5	
		ごま油	0.5	
		唐辛子	少々	
		水	20	
		でん粉	2	
	ゆで野菜のごまドレッシング	ほうれんそう	40	
		にんじん	10	
		もやし	30	
		しょうゆ	3	
		酢	1.5	
		白すりごま	1	
		油	1	
	みかん	みかん	80	1コ
間食	あんぱん	あんぱん	60	小1コ
	牛乳	牛乳	150	

＜作り方＞

❋トースト
パンをトーストし，バター，ジャムをぬる．

❋目玉焼き
フライパンに油を熱し，卵を落とし蓋をして，白身が白くなったら塩・こしょうをふる．黄身を半熟にしたいときは，この時点で火を止め蓋をしてむらす．

❋粉吹芋→小学校高学年参照

❋生野菜
きゅうりは斜めうす切り，トマトはくし形に切る．

❋四川豆腐
生揚げは，熱湯をかけ油抜きし（余分な油をとること）一口大にする．
調味料aで煮ておく．
にんにく，しょうがはみじん切り，その他の野菜は粗みじんに切る．
鍋に油を熱し，にんにく，しょうがを入れ，香りが出たら豚ひき肉を入れて炒める．
そこへ野菜を加えて炒め合わせる．
野菜がしんなりしてきたら，調味料，水分を加えて煮立たせ，煮ておいた生揚げを加え，仕上げに水ときでん粉，ごま油を入れる．

❋ゆで野菜のごまドレッシング
ほうれんそうは，3〜4cmの長さに切り，塩ゆでし，水にとる．にんじんは細めの短冊にきり，ゆでる．もやしもゆでておく．野菜が冷めたら，合わせておいたドレッシングを和える．

夕食	ごはん	精白米	110	
	魚の立田揚げ	かじき	40	20g×2 コ
		しょうが	0.4	
		しょうゆ	4	
		酒	1	
		みりん	2	
		でん粉	10	
		油	6	
	せんキャベツ	キャベツ	40	
		食塩	0.4	
	ひじきの煮物	ひじき	6	
		油揚げ	8	
		にんじん	15	
		しょうゆ	5	
		さとう	3	
		酒	1	
		だし汁	30	
		油	1	
	みそ汁	さといも	30	
		小松菜	20	
		みそ	12	
		水	120	
	グレープフルーツ	グレープフルーツ	120	1/2 コ

❀ **魚の立田揚げ**
魚に下味をつけておく．
調味料を軽くとり，でん粉をつけて中温の油で揚げる．

❀ **せんキャベツ**
キャベツをせん切りにし，こおり水にくぐらし，水気を切っておく．

❀ **ひじきの煮物**
ひじきは，たっぷりの水で30分程度もどし，食べやすい長さに切る．
油揚げは，熱湯をかけ，油抜きし，短冊切りにする．にんじんも短冊切りにする．
鍋に油を熱し，にんじん，ひじき，油揚げを炒め合わせ，そこへだし汁，調味料を加えて，煮含める．

❀ **みそ汁**
さといもは皮をむき，塩でもんでぬめりをとり，水で洗う．一口大に切る．
小松菜は，3～4 cm の長さに切り，かためにゆでる．
だし汁にさといもを入れ，火が通ったら，小松菜，みそを加え，ひと煮立ちしたら火を止める（さといもは，熱湯でサッとゆでると，さらにぬめりがとれる）．

	エネルギー (kcal)	たんぱく質 (g)	脂質 (g)	カルシウム (mg)	鉄 (mg)
●1日合計	2,376	77.4	70.1	911	10.5
朝食	578	17.3	22.6	73	2.2
昼食	806	28.8	23.6	470	4.4
夕食	723	21.6	15.0	184	3.3
間食	269	9.7	8.9	184	0.6

脂肪エネルギー比（26.6％）

● 13歳女子（中学2年生）

献立名		材料名	分量(g)	目安量
朝食	ごはん	精白米	80	
	卵焼き	卵	50	
		食塩	0.3	
		さとう	1	
		しょうゆ	0.5	
		だし汁	10	
		油	1	
	ごま和え	小松菜	50	
		しょうゆ	3	
		さとう	2	
		白すりごま	2	
	みそ汁	じゃがいも	40	
		たまねぎ	30	
		生わかめ	10	
		みそ	12	
		だし汁	120	
昼食	牛乳	牛乳	206	
	スパゲッティ	スパゲッティ	80	
	ミートソース	油	1.5	
		食塩・こしょう	少々	
		豚ひき肉	20	
		にんじん	25	
		たまねぎ	80	
		しょうが	0.7	
		にんにく	0.7	
		油	1.5	
		トマトケチャップ	30	
		トマトピューレ	5	
		中濃ソース	10	
		食塩	0.3	
		こしょう	少々	
		薄力粉	2	
		パルメザンチーズ	2	
		水	15	
	ツナサラダ	ツナ（缶）	20	
		キャベツ	60	
		ホールコーン（缶）	30	
		しょうゆ	2.5	
		酢	2	
		油	2	
		食塩	0.2	
		こしょう	少々	
	キウイ	キウイフルーツ	50	1/2コ
間食	シュークリーム	シュークリーム	50	1コ
	ミルクティ	紅茶葉	5	
		牛乳	10	
		さとう	3	

<作り方>

❋ 卵焼き

卵をわりほぐし，そこへ調味料，だし汁を加えて混ぜる．フライパンに油をしき，卵液の1/3を入れ，はしで手早く，大きくかき混ぜ，まわりが固まってきたら，手前に向かって折り返すように，巻く．
巻いた卵を向う側によせ，うすく油をしき，空いたところに卵液1/3を入れ，同じように，巻く．
残り1/3の卵液も同様に巻く．
食べやすい大きさに，切る．

❋ ごま和え

小松菜は3〜4cmの長さに切り，ゆでる．
合わせた調味料に水気をきった小松菜を入れて，混ぜる．

❋ みそ汁

じゃがいもは，いちょう切り，たまねぎはくし形に切る．わかめは水洗いをし，ざく切りにする．
だし汁にじゃがいも，たまねぎを加えて煮る．じゃがいもに火が通ったら，わかめを加え，仕上げにみそを入れ，ひと煮立ちしたら火を止める．

❋ スパゲッティミートソース

スパゲッティは塩ゆでし，水気を切り，油・塩・こしょうを混ぜておく．
野菜はみじん切りにする．
油でしょうが，にんにくを炒め，香りが出たら豚ひき肉，たまねぎ，にんじんの順に炒め，そこへ薄力粉を加えて炒める．
水と調味料を加えて煮込み，仕上げにパルメザンチーズの半分を加える（のこりの半分は，食べるときにかける）．

❋ ツナサラダ

キャベツはせん切りにし，ホールコーンは缶汁をきっておく．ツナ（缶）は油を切っておく．
調味料を合わせて，盛りつけたツナ，野菜にかける．

夕食	ごはん	精白米	100	
	いかのかりん揚げ	いか	40	
		しょうゆ	3	
		しょうが	1	
		酒	1	
		でん粉	8	
		油	4	
	ごぼうサラダ	ごぼう	40	
		にんじん	10	
		レタス	10	
		マヨネーズ	10	
		酢	2	
		こしょう	少々	
		唐辛子	少々	
	かぼちゃの含め煮	かぼちゃ	80	
		しょうゆ	4	
		さとう	4	
		酒	1	
		水	20	
	みそ汁	だいこん	40	
		油揚げ	4	1/5 枚
		だし汁	120	
		みそ	12	
	りんご	りんご	50	1/4 コ

❁ **いかのかりん揚げ**
いかに下味をつける．調味料を軽く切り，でん粉をつけて，中温で揚げる．

❁ **ごぼうサラダ**
ごぼう，にんじんはせん切りにし，ごぼうは水につけ，あく抜きをしておく．レタスは太めのせん切りにする．
ごぼうは歯ごたえがのこるように，ゆでる．
野菜と調味料を和える．

❁ **かぼちゃの含め煮**
かぼちゃは一口大に切って，面取りをする．
ひたひたの水と調味料を加えて煮含める．

❁ **みそ汁**
だいこんは太めのせん切り，油揚げは細切りにする．
だし汁にだいこんと油揚げを加えて煮て，だいこんに火が通ったら，みそを入れ，ひと煮立ちさせて火を止める．

	エネルギー (kcal)	たんぱく質 (g)	脂質 (g)	カルシウム (mg)	鉄 (mg)
●1日合計	2,055	66.7	48.9	659	9.6
朝食	472	15.5	8.9	167	3.9
昼食	723	28.2	19.0	349	2.6
夕食	726	19.5	15.0	88	2.6
間食	134	3.5	6.0	55	0.5

脂肪エネルギー比（21.4%）

（佐藤加代子）

第5章
特別な配慮を要する子どもの食と栄養

I．体調不良の子どもへの対応

1−病気と食生活

　人は，子どもに限らず，病気のときにはその病気の状態に応じたエネルギーや栄養素量が摂取されなければならない．その摂取方法は，必ずしも健康時と同じ手段が可能であるとはいえない．また，同じ食事内容が提供できないこともある．とくに子どもの場合には，病気そのものに対応することとともに，発育発達や心理的な問題の発生を防ぐことにも留意する必要がある．

　病気のときには，まずその病気の治療を第一の目標とすることはいうまでもない．それゆえ，食事は治療を妨げないことが必要であるとともに，病気の回復を早めることを目的とする．経口的に食事を摂取できず，必要な栄養が得られないと判断された場合には，食事の形態を非経口的なものに変えたり，薬剤によって非経口的に投与する，経管栄養といわれる方法や，注射や点滴などによる輸液が採用される．

　経口的に摂取が可能な場合であっても，病状に応じて，食事の形態や量を変えること，病気によって喪失されるエネルギー栄養素の補給を目的とする内容を追加すること，などの対応を行う．

1）子どもの病気の特徴

　子どもの病気は，年齢によっては未熟性であるがために，かかりやすい病気が異なり，おとなと比べて種類が多い．また，別の病気でも全身的な同じ症状を急に示すことがある反面，治りは比較的早いという特徴がある．

　病気にかかってしまった場合は，早期発見，早期治療を心がけ，急性期は安静と保温，また食生活への配慮が必要になる．しかし，子どもは成長・発達していく存在であり，体調が回復してきたら早めに通常の生活に戻したい．

2）体調不良の子どもの発見

　日頃よく子どもと接している親や保育者などの養育者は，子どもの様子がいつもと違う感じであることに気づきやすく，それが体調不良の子どもの発見につながる．子どもの表情，顔色，機嫌，活発さ，食欲，便通，発疹や発熱の有無などを日常，養育

者は無意識に観察している．

　ときには意識的に子どもを観察して，それらの見落としを防ぐ努力も望まれる．食事，排泄，入浴するときなど時刻を決めて，また保育所などの施設では職員の勤務交代のときなどに意識して観察したい．

　子どもの顔つきや身体などをよく観察し，鼻水，目やに，発疹などの有無，そして身体や衣服の清潔にも注意したい．食事の食べ具合，午睡後は，睡眠の充足さ，表情，機嫌，元気さなどを観察し，いつもと異なる場合は必要に応じて，安静，水分補給，体温計測，医療機関の受診などを行う．

　とくに慢性疾患をもっている子どもは，異常に対して反応が鈍かったり，症状が出てきたときには病気が進行している場合がある．子ども一人ひとりの体質傾向や基礎疾患を理解したうえでの健康観察が望まれる．

3) 病気のときの食事のポイント

　病気のときには，その病気の治療が第一であるので，無理に食事を与える必要はない．水分（電解質や糖分を含む水分）さえ飲めていれば，子どもは何日間かは生活できる．そして，治療を妨げない食事，また，病気の回復を早める食事を心がけたい．

　一般的には，脱水症にならないように注意することが一番であるので，子どもが欲する範囲では水分は十分与える．水分が飲めなくてぐったりしている場合は，早めに医療機関を受診しなければならない．

　しかし，本人が欲しがる場合は，消化が良くて食べやすい内容を少量，頻回に与える．体調が良いときと異なり，時間は決めないで欲しがるときに少しずつ与える．これは消化器系の負担を減らす意味である．欲しがるだけ一度にたくさん食べさせると，吐く心配がある．

　吐いて飲めない，また食べられない場合は，医療機関を受診しなければならない．必要に応じて吐き気止めの座薬を使用したり，静脈に針をさして点滴したり，水分や電解質等を補う．吐き気がおさまれば，通常，点滴は終了する．その後の水分補給や食べさせ方は，担当医の指示に従う．

4) 慢性疾患や障害のある子どもへの対応

　慢性疾患のある子どもが病気になったときの注意点は，一人ひとり異なる．その注意点は，治療方針を決めている主治医の指示に従わなければならない．子どもと接する親や保育者などの養育者は，あらかじめその注意点をきいて，理解しておきたい．病気になったときは，その注意点を再確認して早めに対応する．また，必要に応じて主治医に連絡して，さらなる適切な指示に従う．ただし，個人情報保護の必要性から，保育者は，親の了解を得た範囲内での対応になる．

　近年，障害や慢性疾患のある子どもたちが，衛生環境や治療法の向上のおかげで，以前より多く一般社会の中で生活している．この場合でも，社会的に温かく配慮し，すべての子どもが持って生まれた能力の可能性を十分に発揮できるようにしたい．

5）回復時の対応

　　病気の回復にあたっては，子どもの特性を十分に理解して，その食生活を考えなければならない．とくに急性疾患の場合，病状の変化は早く，回復においても同じことがいえる．

　　すなわち，子どもは身体発育が旺盛であり，病後は，病気中の発育の停滞を取り戻すような急激な発育現象がみられる．そのために，必要な栄養を十分に早期に補給する必要がある．

　　また，精神的に不安定なこともあり，そのために食生活に影響のでることもある．病気により食生活の乱れが生じることも多く，回復の程度に応じて生活全般の確立を図ることも必要である．そして，体調が回復してきたら，少しずつ普段の食生活に戻していく．自宅に帰れた場合，体調の回復は早いことが多いので，子どもの様子を十分観察しながら無理のない範囲でいつもの食生活に戻したい．

2−病気の原因ともなる食生活

　　適切でない食生活は，健康障害の原因となることはよく経験される．食物そのものが病気の原因となることもあるが，食べ方（食べさせ方）が健康を損なう原因のこともある．いうまでもなく，心の健康についても同じことである．

　　食物そのものが，病気の原因となる場合には，次のものがある．
　① 食物の成分が原因となる：例）アレルギー．
　② 調理から食べるまでの間に原因が発生する：例）食中毒．

　　さらに，食べ方（食べさせ方）が子どもの健康に問題を生じる場合としては，以下のものなどがある．
　① 子どもの食生活に関するおとなの知識，技術の不足：例）献立の貧弱，調理技術の拙劣．
　② 食事のときのおとなの態度や雰囲気：例）食べることを強制したり，食べさせない．
　③ 子ども自身の食べ方：例）偏食．

　　食物，食生活の弊害には，身体面では，肥満・やせを含む身体発育障害，貧血などの栄養素の欠乏症，アレルギー疾患，食中毒などの経口感染症（伝染病），栄養失調症などがあり，さらに心理面からは，子どもの食生活を破綻し，健康の障害をもたらすことになる．

1）心理面からみた食生活

　　食生活が乱れ，健康障害が発生する誘因として，心理面の問題があげられる．食欲がなくなる，偏食がみられる場合，子どもの心理面からの影響が及んだ結果とみなすことができる．その原因は，多くの場合育てることを担当している「おとな」にある

ことがある．

　食べさせ方，食事の提供，雰囲気づくりなどは，おとなの能力に負うところが大きい．神経質な子どもはいうまでもなく，子どもが情緒の安定を図ることができないような態度は，食べる意欲を失わせるだけではなく，嘔吐，下痢，便秘などの症状をもたらすこともあり，健康障害の誘因となる．

2) 心の健康づくりと食生活

　前述のように，食生活は心理的に影響を与え，望ましくない食生活は「心の健康」に障害をもたらす．それゆえ，食生活を介した「心の健康づくり」は，非常に大切な意義をもつことになる．

　食生活を通じた心の健康には，まず食べることへの満足感，食べることの楽しさを与えられることが必要である．それには，以下の点を十分に検討しなければならない．

① 適切な時間に規則正しい摂取．
② 食欲に応じた適切な量．
③ 発育発達に応じた適切な摂取方法．
④ 食べるように強制しない，などの適切な雰囲気づくり．

さらに次のことも必要である．

① 子どもについての理解：発育発達の状態，健康，生活状態など．
② 養育の環境の理解：季節，気候，生活場所．
③ 子どもの食事の理解．

　心の健康が阻害された場合，食生活と関連して，食欲不振，偏食，心身症（嘔吐，下痢，便秘），拒食，過食などがみられる．

3) 不適切な養育

　子どもの心身や食生活についての「おとな」の知識が欠乏しているために，不適切な育児が行われることはよく経験される．しかし，子どもにとって望ましくない事態が発生する危険性について，ある程度は認識していても，不適切な養育を行う場合もある．たとえば，一般に虐待といわれているものが，それに相当する．

　虐待は，暴力による身体の傷害，言葉などによる心理的虐待，食事を与えないなどのネグレクト（不適切な養育），そして，性的虐待の四つに分けられている．心理的虐待においても，食欲不振や偏食が発生するであろうし，身体的虐待においても，食事が十分に摂取できないことは容易に想像できよう．

　不適切な養育をする「おとな」は，単に子どもの食生活にだけ不適切ということはあり得ない．多くの生活面において，不適切な育児態度をみせている．その生活における態度が誘因となって，子どもの食生活を望ましくない方向に誘導している．

4) 食事療法

　子どもに限らず，病気に罹患している場合の食事には，二つの意義がある．その一つは全身の栄養状態を向上させることによって，その病気の回復を早めること，また，治癒時以降の活動性や発育発達を順調なものにすることがある．もう一つの目的としては，食事内容や食事方法によって病気そのものを治癒に導くことがある．その病気に特有の食生活が必要となることになり，これを特別治療食ということができる．

　一方，前者の場合には，庇護食，栄養強化食の意味をもつこともあり，一般治療食といえる．

　治療を目的として与える食事は，高エネルギー食・低エネルギー食，高たんぱく食・低たんぱく食，高糖質食・低糖質食，低脂肪食，食塩制限食（減塩食），低プリン体食，低フェニールアラニン食，などがあげられる．

　低フェニールアラニン食は，先天性代謝異常症の一つであるフェニールケトン尿症の治療のために与える食事で，その他の先天性代謝異常症に対する治療用食品（特殊ミルクは91頁参照）も作られている．

3－主な症状と食生活

1) 食欲不振

　食欲は多くの原因で変化する．とくに，病気のときには，食欲が低下すること（食欲不振）が多い．この場合，まったく食べようとしない（飲みたがらない）こともあれば，期待されている分量を摂取しないこともあり，その程度は多様である．また，食べる意欲，食べたい気持ち（空腹であること）があるにもかかわらず，摂取できないこともある．

(1) 食欲のメカニズム

　どのようにして食欲が起こるかをみると，食欲は大脳の視床下部にある摂食中枢と満腹中枢により調節されるほか，大脳皮質も関与し，感情と摂食の調節や嗜好と食べ物の選択に関係している．

　前者に関して，摂食中枢は，血液中のブドウ糖の量が減ると刺激されて食欲が起こる．また，低エネルギーの食物は多く食べ，高エネルギーの食物は少なく食べて，総摂取エネルギーがほぼ一定になる自己制御メカニズムが幼児にも備わっている．

　後者に関連して，見た目がおいしそうである，楽しく食事ができる，食事の雰囲気がよい，家族関係がよい，食べ物の色彩がきれいである，いい匂いがする等の場合は，食欲が増進する．

(2) 食欲不振の分類

食欲不振は，大きく次のように分類できる．

① **心因性食欲不振**：育て方に問題があることが多く，食事の強制がその代表である．摂取量の少ないことを恐れて，食べるように強制する，一定量の摂取を強いる，食事のマナーが厳しい，など，子どもの食べる意欲を失わせてしまう．また，子どもの性格も関係し，神経質で落ち着きがない，イライラしやすい，飽きっぽい，などがみられる．

心因性食欲不振と併せて，神経性嘔吐や下痢，不登校（園）などがみられることもある．思春期にもみられ，とくにやせ願望の強い女性に多い．

② **体質性食欲不振**：先天的に食が細い．何らかの病気が存在していることも少なくない．

③ **症候性食欲不振**：病気が原因で食欲不振が発生するもので，先天性心疾患などが多い．また，小児期に多い急性疾患などには，食欲不振が必発するといっても過言ではない．口腔や咽頭が痛い，胃腸が痛いといった，食べることに関連した原因による食欲不振だけではなく，元気がなくても食欲は低下する．その場合，意欲（意思）があっても摂取できない，食べたいという気持ちが起きない，といった状態がみられる．

【食事・食生活上の対応】

乳幼児期にみられる心因性および体質性食欲不振児への対応は，幼児期の特徴に配慮して行う．

(1) **注意したい食欲不振**

普段に比べて食欲がない，様子がおかしい，元気がない等の場合は，主として心理的な原因がないか，また，食欲不振のみでなく，体重増加不良，顔色が悪い，疲れやすい等の場合は身体的な原因がないか注意したい．発熱や嘔吐など明らかに他の症状を伴う場合は，医師の診察を受ける．

(2) **食欲不振への対応**

① 子どもが食べたくないときに，無理に食べさせようとすると，かえって食事に対する悪いイメージを子どもに与えてしまう．遊び食いを始めたり，口の中に食べ物を入れたまま飲み込まないときは，「ごちそうさま」をして，次の食事，またはおやつのときまで，食べ物をあげないようにする．空腹感を子どもに感じさせることも大切である．

② 食事やおやつは，だいたい時間を決めてあげる．だらだら食べていると食事のときにおなかが空かない．

③ 牛乳やヨーグルトの望ましい量は，一日 200〜300ml である．多くても 400ml くらいまでにしたい．

④ 子どもはあまり辛い食品や，味付けの濃い食品，また硬くて噛めないものはいやがることが多い．あまり辛くない，薄味の，適度な硬さの食品をあげたい．

また，見た感じをおいしそうに盛り付けると食べることもある．
⑤ なるべく外で元気に遊ばせると，運動量が多くなり，おなかが空く．
⑥ 幼児期は，テレビを見ながらの食事をやめる．
⑦ 暑いと，おとなも子どもも食欲がなくなりやすい．無理に食べさせることはない．涼しくなるまで待っていてもよい．
⑧ 小さいからだの子どもは，必要な栄養量が少ない．無理に食べさせない．
⑨ かぜをひいたり，おなかをこわしたときなどは，その病気の治療が大切である．

2) 肥満

からだの脂肪，ことに皮下脂肪が過剰に増加した状態を肥満という．身長に比べて体重が重すぎる場合，必ずしも脂肪が沈着しているとは限らないが，一般的にはこのバランスを指標に肥満の有無を考える．

肥満の原因としては，病気が原因であるもの（症候性肥満）と，生活習慣，とくに食生活に問題があるもの（単純性肥満）がある．

症候性肥満は，内分泌系の疾患，中枢神経系異常などが原疾患となる．また，知的障害のある人にも肥満がみられることもある．

単純性肥満は，摂取エネルギーが消費エネルギーよりも大きいことにより発生する．摂取エネルギーが大きくなるのは，とくに糖質が過剰となる過食に由来する．一方，消費エネルギーが少ない場合は，子どもでは，活発な運動や遊びが少ないことに原因がある．体型は，遺伝的要因が関与し，肥満も家族集積性がみられ，父または母の片方，またはその両方が肥満である．生活様式が同一であることも，関係があろう．

過食になる誘因として，家族または保育所などでの育て方や「おとな」の態度，子ども自身の性格も無視できない．最近，家族の就労や子ども自身の生活パターンから，一人で食事をすること（一般に孤食といわれる）も少なくない．そのような例では，過食に陥ったり，偏食になることもある．孤食の子どもに肥満が多くみられることも指摘されている．

(1) 体重・身長のバランスと肥満の判定

子どもの体重や身長の計測値そのものは，年齢とともに大きくなるので，年齢を知らずに計測値をみても栄養状態は判定できない．そこで，それらのバランスをみることが多い．一人ひとりの計測値を，母子健康手帳に載っているパーセンタイル曲線や身長体重曲線に図示するとわかりやすい．

肥満またはやせの場合，これらの数値は，基礎疾患の有無を確かめながら，食事内容が適切か，運動不足がないか考慮する指標となる．
①**パーセンタイル曲線**：体重や身長のパーセンタイル曲線上に記入すると，それらの大小や経過だけでなく，バランスもわかる．
②**身長体重曲線**：幼児の身長体重曲線（身長70〜118cmのみ）に，体重と身長の交

差点を記入すると太っているか，やせているか経過がわかる（図2-3，19頁）．
③**カウプ指数**：体重kg/(身長m)^2＝カウプ指数（body mass index：BMI）は，乳幼児期ほぼ一定の値を示すので，栄養状態を知る便利な体形指数である．乳幼児のカウプ指数は，15～19くらいがほぼ正常域である（19頁）．
④**肥満度**：男女別，年齢別，身長別の標準体重をもとに，（実測体重－標準体重）/標準体重×100%＝肥満度（%），標準体重比を計算する．一般的には，肥満度20%～30%未満を軽度，30%～50%未満を中等度，50%以上を高度の肥満とする．

(2) 肥満の問題点

　最近は3歳以降の肥満の増加，また肥満度50%以上の高度の肥満の増加が指摘されている．この肥満は，本人が劣等感をもったり，運動能力が低下したり，さらに成人の肥満に移行して，動脈硬化症や糖尿病などを引き起こす誘因になることが問題である．

(3) 肥満の注意点

　3歳以下の乳幼児の肥満では，乳幼児自身の肥満による悪影響より，将来の肥満の基礎になるかどうかが議論の中心である．ことに乳児の肥満は，極端な場合を除けば，成長後の肥満に必ずしも結びつかない．したがって，乳児に対する乳汁栄養は原則として制限しない．しかし，あまり多くの量を飲まないようには注意する．離乳食は，かゆなどの炭水化物だけ多くすることを避け，副食も並行して増やしていくことが大切である．

　幼児期以降の肥満に対しては，過食を避け，ことに炭水化物を食べ過ぎないよう，また運動を活発に行うよう注意する．すなわち，食事は米飯やめん類に偏らず，たんぱく質や野菜，果物を多くする．間食では砂糖が多い菓子や清涼飲料類を制限する．エネルギー源とならない海藻，こんにゃく，きのこ類も利用するとよい．脂肪はとくには制限しない．公園など戸外で遊んだり，歩く機会をつくり，からだを動かすことを毎日続けられるような規則正しい日常生活を送る．肥満児および家族が，いかに治療に対する強い意欲をもつかが大切である．しかし，これらの注意点は，肥満のない乳幼児に対しても大切なことがらであり，肥満児がとくに差別されないよう気をつけたい．また，頻度は少ないが病気が原因となっている症候性肥満にも注意したい．

【食事・食生活上の対応】
　幼児期の肥満は学童期肥満へ移行し，学童の肥満は思春期・成人での肥満へと移行するので，幼児期の肥満児の生活・食生活には注意を払う．しかし，幼児は成長期にあるので，成人肥満に行われる減食は禁物である．
　① 遊びを奨励する．
　② 食生活習慣を点検し，問題がみられたら改善する．生活リズムの乱れに派生して欠食が習慣化していないか，食べたい時間に好みに任せて食べていないか，間食やジュース等飲料の過剰摂取，夜食の摂取状況などをみる．

表5-1　小児肥満症の食事療法の基本

1. 乳児肥満症
　　1歳未満ではカロリー（エネルギー）制限は行わない
　　　6か月未満：理想体重1kg当たり110kcal
　　　6か月以上〜1歳：理想体重1kg当たり90kcal
2. 幼児学童の肥満症
　　a）3大栄養素のうち糖質を制限する

	普通食	小児肥満食
糖　　質	60〜65%	40〜50%
たんぱく質	15%	20%
脂　　肪	20〜25%	30〜40%

　　b）5歳以上の小児では年齢相当のカロリー（エネルギー）の20〜25%を制限する．または身長に対する理想体重1kg当たり60kcalとする
3. 思春期の肥満症
　　栄養素の配分は2.と同様にし，糖質を少なくし，かつ低カロリー（エネルギー）食とする
　　　500kcal/日〜1,500kcal/日

（前坂機江による）

③　家族の食習慣や食事の質的バランスを点検し，問題があれば改善する．穀類や動物性たんぱく質（魚は除く），油脂類の摂取が多く，野菜，海藻類の摂取が少なくないか，など．
④　嗜好傾向を点検する．甘味嗜好，濃厚な洋風味嗜好になっていないか．
⑤　強度な肥満，または悪性肥満の場合には，医師の指導のもとに食事療法を行う．この場合，糖質，たんぱく質，脂肪の配分比を変更する．5歳以上の場合にはエネルギー制限をする（**表5-1**）．

3）や　せ

　やせは，肥満とは反対の現象であり，身長に相当する体重よりも実測の体重がはるかに小さいものをいう．やせの原因として，摂取エネルギーが少ないこと，消費エネルギーが大きすぎることがあげられるが，各種の疾患により様々な程度のやせが発生するので，身体発育の経過，また他に何か症状があるかどうかに注意したい．

　消化不良症など一時的な急性疾患が原因によるやせは，原因疾患の治療が大切である．しかし，最近は飽食の時代になっているので，単なる食事の過誤や栄養不良によるやせは，児童虐待を除けばほとんどみられない．

　主な原因からみたやせの種類には，次のものがある．

（1）**心因性のやせ**：思春期の女児にみられるやせ症などはこれに相当する．心因性食欲不振の結果としてのやせは，乳幼児期から発生する．その原因に，不適切な養育，子ども自身の性格をあげることができる．虐待による発育障害は，不適切な養育

の現れであり，心理的虐待，食物を与えない養育態度である．

(2) **栄養失調**：不適切な養育によることが多いが，海外では社会的要因によることも少なくない．

(3) **症候性のやせ**：やせを主症状とする疾病異常がある．食欲不振が生ずるためである場合が多く，さらに，下痢や嘔吐などの症状が原因となる場合もある．急性・慢性を問わず，食欲不振が誘因となる．その場合，回復すれば従来の体型に戻ることもあるという，一過性のものが多い．

先天性心疾患，内分泌系疾患などではやせが主症状であることは少なくない．とくに乳幼児の慢性的，かつ病的なやせの原因として一番頻度の高いものは，先天性心疾患である．この場合，乳幼児健診などで医師の診察により，心雑音があることで気づかれ，専門医が経過観察していることが多い．

その他の病的なやせは，児童虐待，1型糖尿病などの有無に注意したい．慢性的な消化器疾患や免疫不全症は，下痢や易感染性など他の症状で気づかれていることが多い．

【食事・食生活上の対応】

今日においては，やせの原因となる疾患が認められない場合には，栄養不足によるやせはみられない．体質性やせの場合には良質なたんぱく質を含むエネルギーの高い食事を基本とする．また，以下のようなことがらに気を配る．

①小食に対する工夫

あまり食欲がないときでも，友達といっしょに食べる，弁当形式にして雰囲気を変える，外食してみる，まわりでおいしそうに食べてまねさせる等，工夫することにより子どもの食欲が増進することがある．無理のない範囲でいろいろ試したい．

②年齢に応じた調理形態

子どもの年齢に応じた調理形態の食べ物をあげたい．奥歯が生えそろっていない幼児期前半では，硬い肉や脂肪の固まり，またごぼう等の硬い食べ物は食べにくい．幼児には，形のある多少硬めの食べ物を与えて，歯やあごを使わせることも必要であるが，幼児が噛んで飲み込める食べ物にしたい．

③生活リズムを整えて

だらだらと食べて，血液中の血糖濃度がいつも高めであると，おなかが空かない．食事時刻や，就寝・起床時刻はだいたい決めて，一日の生活リズムを整えたい．そうすることによって，体内のホルモン分泌は良好になり，体調をよくする．

④外遊びを取り入れよう

家の中で遊ぶだけでは，どうしても運動不足になる．暑すぎず寒すぎず天気の良い日は，子どもを外に連れ出し，元気に運動させながら遊ばせたい．よく運動するとおなかが空いて食欲が増し，各種臓器の成長・発達にもよい．

⑤食事のしつけ

幼児は，食べながら別のことをいっしょにすることは難しい．食事やおやつの時間はだいたい決めて，遊びながら食べたり，テレビを見ながら食べることはやめさせる．

4) 発　熱

　子どもには，最も頻回にみられる症状である．小児期の体温は，変動しやすい．体動・啼泣・食事（哺乳）・病気などの身体面の原因，気温・季節などの環境要因が体温を変動させる．

(1) 体温測定時の注意

　一般的によく使用される予測式の電子体温計は，便利であるが不正確になりやすい．電子体温計に表示された値と，肌を触った感じとが違う場合は，測定し直すべきである．

　正常な体温においても，個人差が認められるので，一人ひとりの正常な体温（いわゆる平熱）をよく知っておくことが必要である．平熱時の体温を，例えば朝起床時にふとんの中で測るなど，条件を一定にして測定しておき，その測定値と比較するとよい．

(2) 原因と対処

　発熱の原因となる病気では，感染症が最も多い．感染症では，その高低はあるものの，発熱しやすい．細菌，ウイルスによる感染が多いが，原虫，寄生虫の感染でも発熱をみる．その他に，発熱を伴う病気は多いが，白血病などの悪性新生物，中枢神経系の疾患でも発熱を伴うことがある．

　発熱した場合，生後 3 か月以降の子どもは上気道感染症による発熱が多い．また，高温多湿の環境下にいるときに，うつ熱状態となり，体温が上昇する．これを夏季熱ということもある．涼しい環境下に安静に寝かせ，水分を十分に補給する．年長児での熱中症（熱射病），日射病では，水分と電解質のバランスの崩れを正すことが必要である．

　発熱以外に，咳，鼻水，咽頭痛などを伴えばかぜを，嘔吐，下痢，腹痛などがあれば消化不良症を，発疹があれば麻疹，風疹，水痘などの感染症を疑う．

　発熱時は体力の消耗を防ぐため安静と保温に気をつけ，飲める範囲で水分を与える．室内の温度や湿度を快適に保ち，換気に気をつけ，子どもが気持ちよければ氷枕を使用する．発熱は，体の炎症反応や免疫応答に深く関連した生体防御機構の一つであり，解熱薬を使用して無理に下げる必要はない．しかし，38.5℃ 以上あるために，安眠できない，頭痛がする，ぐったりするなどの場合は，一時的に解熱薬を使うことがある．

【食事・食生活上の対応】

　発熱すると発汗し，また発熱とともに食欲不振を起こす．発汗，食欲不振により脱水状態になると唾液の分泌が減少し，口腔内が乾燥する．この結果，一層，食欲不振に陥ることになる．また，発熱している場合，新陳代謝が旺盛になっているのでたんぱく質やビタミン C の補給も必要であり，さらに体温が 1℃ 上昇するとエネルギーの

必要量は 12％増加するといわれている．それゆえ，これらの状況を踏まえて食事の対応を行う．

① 水分の補給．湯冷まし，番茶，麦茶，乳児用電解質飲料など．
② 水分の多い，さっぱりした食物の供与．牛乳，フルーツ牛乳，果物のペースト（かぜを伴う場合，柑橘類は吐き気を誘発することがあるので注意する），ドリンクヨーグルト，ミルクセーキ，アイスクリーム（低脂肪），シャーベットなど．
③ 食欲の回復とともにエネルギーを補給し，状態によりたんぱく質の補給を心がける．消化しやすく，冷たく調理した食物を供与する．ブラマンジェ，くず餅，冷やしそうめん，冷たい卵豆腐・プリン・茶碗蒸し，冷たいポタージュ，冷たい野菜料理など．

5）吐き気，嘔吐

嘔吐は，胃の内容物が胃壁の強い収縮によって，噴門を通り，食道—口から排出される状態をいう．その場合，腹筋も強く収縮する．

乳児では，初期のうちは胃の形態が円筒状を呈し，牛角状になっていないことがある．そのために，飲み込んだ乳汁が胃から逆流することが，ときどきみられる．これを溢乳といい，嘔吐のような苦痛な様相は呈さず，病的なものとはいえない．胃の形が整い，胃内の停溜時間も延びると溢乳はなくなる．

嘔吐は，消化器系の疾患の主要な症状の一つである．胃や腸管の炎症，通過障害，腹膜の病気が代表的といえる．しかし，消化器疾患以外の病気のときにも嘔吐は発生し，その頻度は決して少なくない．たとえば，上気道炎，咽頭炎などの呼吸器疾患，脳炎，髄膜炎，さらに脳腫瘍などの脳・中枢神経疾患，などがある．また，心因性嘔吐もよく経験される．食物によって発生する嘔吐（におい，味など），養育にかかわる嘔吐，対人関係などとさまざまの理由がある．

子どもは，低年齢であるほど吐き気や嘔吐を生じやすい．一時的で，すぐ元気になり食欲が出てくれば様子をみるだけでよい．しかし，何回も吐いたり，ぐったりしたり，他の症状を伴う場合，また茶褐色の胆汁，黒または赤い血液が混入している場合は，医師の診察を受ける．嘔吐では，嘔吐の発生したときの状況や随伴症状をしっかりと観察しておくこと．とくに，食事との関係，体動との関係などを把握しておく．吐物の観察は不可欠な条件である．吐物に混じっているもの（たとえば，胆汁，血液など）やにおいも大切である．

【食事・食生活上の対応】

吐き気のために水分の摂取が不可能になったり，急性胃腸炎の場合にみられる嘔吐では下痢を伴い，いずれの場合にも脱水症状を起こす．授乳や食事に関して以下の注意を行う．

(1) 乳　児

① 吐き気の強い間は何も与えず絶食とする．

② 吐き気がおさまったら少量の湯冷まし，薄い番茶，麦茶など，刺激のないものを少量与える．
③ 吐かなければ母乳，ミルクを少量，頻回に与え，様子をみながら量を100m*l*程度まで増やす．
④ 食欲に合わせながら野菜スープ，乳児用電解質飲料，重湯，白がゆ，煮そうめん，煮野菜を与える．
⑤ 早期に日常食に戻す．

(2) 幼 児

① 吐き気，嘔吐のある場合には絶飲，絶食とする．脱水症がある場合には輸液を行うが，患児がどうしても何かを欲しがる場合には，小さな氷片を含ませることもある．
② 嘔吐がおさまったら，白湯，番茶，麦茶，りんごジュース，野菜スープ，電解質飲料などを与えて水分と無機質の補充をする．
③ 下痢を伴う場合には，腸を刺激しない食物を消化よく調理したものを少量与える．詳細は「下痢」の項を参照のこと．
④ 回復とともに早期に日常食に戻す．

6) 下 痢

便が軟らかく，水分が多い状態をいい，排便回数が増えることが多い．便の性状は，平常よりやや軟らかい状態から，粘土状（泥状）を呈したベットリした感じのもの，水様性の場合など，多岐にわたる．腸の蠕動運動が亢進されて，食物が腸管を早く通過する状態になっている．便の性状としては，軟らかさが増しただけではなく，においにも変化が生じていることが多い．たとえば，腐敗臭，酸臭が認められる．さらに粘液が多く混じり，血液や膿も混じることがある．

(1) 下痢の分類と原因

下痢だけが主な症状で，機嫌がよく，食欲も普通で他に症状のない乳幼児の下痢は，単一症候性下痢といい，治療の必要はなく心配ない．

病的な下痢では，食べ過ぎと胃腸炎，消化不良症が多い．下痢とともに水分が失われて脱水状態になる心配があるので，吐き気や嘔吐がなければ水分や電解質の補給に気をつける．嘔吐や発熱を伴っていたり，全身状態不良の場合は医師の診察を受ける．嘔吐や下痢の原因がノロウイルスの場合は，感染力が非常に強いので，吐物や下痢便の処置にはとくに注意したい．

下痢の原因としては，腸管に直接感染が起こる場合，病原体に汚染された食物が摂取される場合が最も多い．感染する病原体としては，病原性大腸菌，サルモネラ菌，赤痢菌などの細菌類，エンテロウイルスなどのウイルス類がある．また，腸管外に感染があったときにも，下痢の発生は多い．とくに，上気道炎の際に下痢を伴うことも多く経験される．感染の場合，特有の便の性状になることがある．血便は腸管出血性

大腸菌，赤痢菌の感染，白色便性下痢はロタウイルスの感染に注意したい．

病的な原因としてアレルギーによる場合，粘液が多く含まれたり，血便を伴うこともある．また，特殊な身体の状態，たとえば，ある栄養素に対応する酵素が欠如しているとき（乳糖分解酵素の欠如）では，乳糖不耐性下痢が起こる．

下痢にも心因性のものがあり，緊張しすぎて下痢が発生する神経質な子どももいる．また，子どもの摂食機能の発達程度に比して不適切な食物の摂取では，下痢の発生をきたすことが多い．さらに糖質，脂肪の過多は下痢を招く．糖質は，腸管の蠕動運動を亢進し，脂肪は消化および吸収の障害を起こす．

(2) 下痢への対応

下痢も一種の生体防御反応であり，腸管内の余分な物質（ウイルスや細菌も含む）を外に出すので，無理には止めない．必要に応じて健胃消化薬，整腸薬を使用する．ただし，重症の下痢では，脱水状態をきたすこともある．さらに，嘔吐が合併すれば，より容易に脱水は発生する．皮膚，口唇・口腔内粘膜の乾燥状態，表情，目のおちくぼみをよく観察し，できれば尿量を調べて，注意深い経過観察を要する．

【食事・食生活上の対応】

下痢により程度の差はあるが嘔吐，嘔気，腹痛がみられる．また，嘔吐，嘔気，下痢の程度により脱水症が起こる．脱水症により食欲が減退したり，下痢の程度により腸管の消化吸収力が低下する．

乳児で比較的軽症の下痢では母乳は中止せず，食欲があればそのまま続ける．人工栄養の場合，ミルクは薄める必要はない．いずれも授乳間隔をきちんとあけ，授乳の合間に空腹を訴える場合には，以下に記す水分補給を行う．

① 水分補給．白湯，番茶，麦茶，乳児用電解質飲料，野菜スープなど．
② 胃腸の消化吸収力に応じて食物を供与する．胃内停滞時間の短い食物，食物残渣の少ないもの，消化エネルギーの小さい食品を選ぶ．
　・かゆ，めん，パン，いもなどの穀類を与える．
　・豆腐や卵料理，食物繊維の少ない野菜類を添える．
　・回復とともに脂肪の少ない白身魚，鶏ささみ肉などを用いる．
　・二次性の乳糖不耐症による下痢の場合には乳糖を含まないミルクを用いる．
　・整腸作用のある果物（りんご）や野菜（にんじん）を使う．
　・脂肪の多い食品，柑橘類，ヨーグルト，瓜類，食物繊維を多く含む食品に注意する．また，糖分の多過ぎる食品や食事は，下痢を長引かせるので注意する．

7) 便　秘

　便の水分量が少なく，硬くなった状態をいい，排便時にいきみや苦痛を伴う．単に硬い便を便秘とはいえない．排便回数は，一般に少ない．

(1) 原因

　腸管の蠕動運動が弱く，食物が腸管，とくに大腸に停滞する時間が長くなり，そのうちに水分が吸収されてしまう．大腸の運動障害を伴う病気としては，巨大結腸，ヒルシュスプルング病などがあげられる．また，不適切な食物の摂取によることもある．排便を嫌う神経質な子どもでは，結果として便秘の状態をもたらすことになる．すなわち，心因性便秘である．

　排便回数が少ない状態では，一時的な多量の排便をみることもあるが，便量も少ないこともある．便量が少なくても，その排泄時には苦痛（怒責）を伴わないことがある．たとえば，摂取された食物の残渣がごく少ないときには，便量が少なくなる．このようなときにも，便秘として訴えられることがある．もちろん，摂取する食物量が少ないときには，排便回数が少ない．このときにも苦痛を伴わないで排泄されることが多い．

　不適切な食物摂取により，便秘をきたすこともある．糖質の不足，たんぱく質摂取の過多が便秘の原因となる．また，水分摂取が不足しているときにも，便秘となる．これらの場合には，腸管の蠕動運動が少ない状態を導き出す．

　生活様式も便秘の原因となることもある．たとえば，運動量が不足しているときも便秘になる．腹筋の緊張が低下していることが原因といわれる．それゆえ，肥満児では便秘がみられることも多い．

(2) 便秘の治療

　治療は，食事療法，運動療法，生活指導に分けられるが，改善しなければ下剤を使用する．食事に関しては栄養のバランスをとることが大切である．

【食事・食生活上の対応】

　病的でない便秘の場合，生活習慣や食事で改善する努力を払う．食欲不振や偏食の有無を考え，腸に機械的刺激を与え蠕動運動を促す食物（繊維の多いもの，葉菜類，いも類，豆類，有機酸を含む果物など）を多く食べるとよい．戸外で活発に運動すると食欲が増し，また腸の動きも活発になり，排便しやすくなる．また，規則正しい生活を行い，排便時刻がだいたい決まると便秘が軽快することもある．

① 規則的な排便習慣をつける．朝食後にゆっくりトイレに行く時間をとり，これを習慣化する．
② 朝，空腹時に冷たい水，牛乳などを摂取する．

③ 食事に注意する.
- 食事の質的バランスに注意する．とくにたんぱく質性食品を過剰に摂取すると，過剰のたんぱく質が大腸に達して細菌の分解を受けてアミン体を作り，これが腸の蠕動運動を抑制する．
- 食物繊維の多い食品を使う．とうもろこし，さつまいも，豆類（大豆，納豆，枝豆），もやし，ブロッコリー，ごぼう，ほうれんそう，海藻類など．
- 抱水量の多い寒天を使った料理，オリゴ糖を使った食品，プルーンを使う．
- 腸内発酵を起こしやすいもの，たとえば砂糖，ヨーグルト，牛乳などを使う．
- 脂肪を多めに使う．
- 水分を十分に補給する．

8) 腹痛

2，3歳までの「ポンポン痛い」は，体調が悪い，または甘えの表現であることが多い．子どもの言うことをよく聞いて対処する必要はあるが，抱いたりなだめたりしておさまれば，あまり心配ない．言葉より，本当に痛そうにしているか，また他に症状がないかよく観察したい．

子ども，とくに幼児は便秘を訴える．言葉で訴えることができない乳児や幼児期初期でも，腹痛は発生するし，思春期においても発生する．幼児期の腹痛の訴えのなかには，必ずしも腹部そのものの疼痛を指しているとはいえず，他の部位の疼痛を腹痛と訴えることも少なくない．幼児期になると，実際に腹痛を感じなくても，腹痛があるがごとく訴えをすることもある．本人にとって好ましくない状態からの逃避を目的とする「知能犯的」な訴えとして留意しておきたい．幼稚園や学校に行く前のみであれば，行きたくないという表現のことが多い．

しかし，元気がない，吐き気，下痢など他の症状を伴う場合は医療機関を受診する必要がある．

(1) 原因

腹痛の原因は，腹部臓器器官の疾病異常によることが最も多い．腹部臓器器官の疾病異常としては，感染症，胃腸の通過障害（たとえば，腸重積・腸閉塞），ヘルニアの嵌頓，消化管の潰瘍，腹膜の疾病，腹腔の悪性新生物などがあげられる．また，尿路感染症の場合にも腹痛が発生することもある．乳幼児期では，臍疝痛といわれる現象もあり，便秘に合併することもある．

てんかんの一種で腹痛を認めることもあり，腹性てんかんという．心因性の腹痛もあり，その場合，器質的異常は認められない．

(2) 腹痛への対処

一般に，腹痛の原因によって，食事の対応が異なるが，空腹時に腹痛を感じることがある．これは食物を与えることによって軽快する．

腹痛の場合には，その発生時の状態，持続の状態，痛さの程度と種類（鈍痛か疝痛かなど），苦悶状態の有無などを確認しておくことが必要である．これらの適切な観察が，食事への対応方法の決定につながる．

【食事・食生活上の対応】

ウイルス，細菌などによる急性胃腸炎の場合の対応を述べる．

① 腹痛が強い場合には，半日くらい絶食にする．
② 絶食により脱水傾向になるため，絶食後，少量の水分を与えて腹痛がそれほど生じない場合には，白湯，番茶，麦茶，乳児用電解質飲料を与える．最初は50 ml前後を20～30分ごとに供与する．
③ 腹痛もおさまり，食欲が出てきたら消化のよい食物を与える（下痢の項，174頁を参照）．

9) 口腔の異常

口腔は，食物を摂取する「入口」である．その異常は，正常な食生活に障害をもたらす．

(1) 口唇裂・口蓋裂

口腔の形態異常として頻度が高いのは，口唇が裂けている口唇裂および上口蓋が裂けている口蓋裂であり，合併することも多い．発生学的には発生しやすい先天性奇形である．胎内で胎児の顔は，上からくる顔の一部と，右からの顔と，左からの顔とが合わさって形成されるが，それらがうまく結合しないと発生する．程度はいろいろであるが，口唇が少しくびれているだけの軽度の口唇裂まで含めると，200～300人に1人の割合で生まれてくる．手術によって根治できるが，それまで各種の配慮が必要になることが多い．

口唇裂の場合にも，単に唇だけに異常があるだけではなく，歯肉まで分裂があり，歯列にも乱れが生じることもある．同じように，口蓋裂も硬口蓋のみの分裂と軟口蓋までに達した分裂があり，主として正中線上の分裂が多い．この異常によって，吸啜，嚥下，摂食障害が生じる．また，発音などの言語障害も合併することもある．手術によって根治できるが，その時期までの摂食方法が問題であり，その方法に応じた食物を配慮したい．

(2) 口内炎など

　口腔粘膜の疾病もしばしばみられ，感染に伴う症状が生じることが多い．咽頭痛や口内痛に関しては，のどの奥が赤ければ咽頭炎，扁桃が赤く腫脹し膿があれば扁桃炎，のどの奥が赤くその中に白い点状のアフタがあればヘルパンギーナ，口内全体にアフタがあればアフタ性口内炎，アフタとともに手足に小水疱があれば手足口病，のどが真っ赤でいちご舌があれば溶連菌感染症を疑う．

　強い痛み，膿，発熱などを伴う場合，またのどが真っ赤だったり，いちご舌があれば細菌感染症の可能性があるので，医師に診てもらい抗生物質を内服する．弱い痛みのみなら，うがいをしたり，トローチをなめたり，無理しない，疲れないようにして様子をみる．口内炎，アフタ，鵞口瘡などに食事との関係が認められ，結果として食欲不振となる．痛さなどの不快感がもたらすと考えられる．口内炎などには，異常な流涎が認められることが多い．

(3) 歯科疾患

　歯牙，歯周の疾患・異常も，子どもには少なくはない．生歯によって，咀嚼が完全に可能になるわけではないにしても，食べることに障害が生じる．その結果として，消化がよくできないこと，吸収も不十分で下痢になること，痛さや不快感に伴う食欲不振がみられること，などにより，栄養障害の発生も念頭におく必要があろう．また，う歯や歯周炎などが病巣となり，全身病の原因となることもある．たとえば，腎炎などの発生である．

　歯列異常も食生活に障害をもたらすことがある．咀嚼の障害が最も発生しやすいが，このような状態にまで発展するのは，高度の歯列異常である．歯の外傷も子どもではときどきみられる．

【食事・食生活上の対応】
(1) 口唇裂・口蓋裂

　口唇裂の手術は生後3〜4か月以降，体重が6kg以上に達した時点で手術が行われ，口蓋裂は1歳半頃を目安に行われる．手術するまでの栄養法の留意点は以下のごとくである．

① 軽症の口唇裂だけで，特別の配慮を行わなくても授乳ができる場合には，正常児と同様に扱う．
② 哺乳時の姿勢は，多少起こし気味に授乳した方がむせないことが多い．
③ 口唇裂，口蓋裂児は，正常児に比べ授乳時にすぐ疲れたり，哺乳量が少ないことが多い．したがって，乳汁は少量ずつ回数を多く与える．
④ 授乳中，空気を一緒に飲み込み満腹になりやすい．授乳の合間で排気をさせる．
⑤ 混合，人工栄養の場合には乳首，哺乳びんを選択する．どのような乳首がよいかは乳児の哺乳能力によるので，かなりの幅がある．乳首の穴の大小，穴の

数，その位置で哺乳状況は変化するが，乳首の底部のふくらみが大きく，舌や顎などで軟らかい部分を押しつぶして飲みやすいもの，乳孔の位置が頂上部でなく，口蓋に面した側に開孔したものがよいといわれている．哺乳びんについては，一般にガラス製よりも加圧によって哺乳を容易にするプラスチック製のものが用いられている．

(2) 口内炎など

鵞口瘡，アフタ，ヘルパンギーナなどの口内炎の場合，口の中が痛むので食物や飲み物の摂取量が減少して脱水症を起こしたり，状態により発熱することがある．

アフタがあって痛い場合は，しみない食物，軟らかい食物，熱すぎず冷たすぎない食物，すっぱくない食物，味付けの濃くない食事を与える．

脱水状態になっている場合には白湯，麦茶，番茶等で水分を，発熱している場合には水分補給とともに咀嚼の必要がなく，少量で栄養価の高いものを与える．食事を与える場合，以下の注意を行う．

① 少量ずつ回数を多く与える．
② 食べやすい素材を用いる．卵，牛乳，豆腐，じゃがいも，さといも，バナナ，めん類，桃の缶詰など．
③ 最初は液状に調理し，次第に濃度をあげる．とろみのある状態，ゼリー状，クリーム状に．
④ 口当たりを良くする．小麦粉，片栗粉，コーンスターチ，ゼラチン，寒天などを使用する．
⑤ 調味は薄味とし，酸味，香辛料は避け，温度は体温程度に仕上げる．
⑥ 食後はぬるま湯で口をすすぐ．

10) 貧 血

外見上は，皮膚や粘膜が蒼白で，赤みが薄い，血中の赤血球やヘモグロビンの量が少ない状態をいう．その原因としては，血液成分そのものが少ない状態で，赤血球が作られる能力が低下している状態，血液を生成する成分が不足している状態，出血などによる赤血球が不足している状態をあげることができる．

子どもでは，赤血球数 350 万/μl 以下，または血色素量 10g/dl 以下を貧血としている．体内の鉄不足によって赤血球の産生が障害されて生じる鉄欠乏性貧血が最も多い．急速に成長して鉄需要が多い乳児期と思春期に発生しやすい．鉄分に富んだ食物摂取を心がけ，必要に応じて鉄剤を内服する．

鉄欠乏性貧血以外の貧血は，慢性に経過する比較的重症な貧血が多いので，医師の指示に従う．

赤血球を作る機能は骨髄に存在するが，骨髄の働きが低下している白血病や再生不良性貧血のときに貧血がみられる．血液生成成分として，ヘモグロビンに関与するものは鉄に代表される．その他，ビタミン（葉酸，ビタミン B_{12} など）があるが，これらの不足が貧血をもたらす．とくに，鉄不足をきたす食生活，肝障害などが原因とな

る．出血による赤血球の不足は，外傷や内出血，溶血が原因となる．

【食事・食生活上の対応】

　白血病や再生不良性貧血など赤血球を作る機能障害は別として，発育期にみられる貧血の多くは鉄欠乏性のものが多い．とくに，加速度的に身長や体重が増加する思春期では鉄の需要が高まるが，それに反して欠食やダイエットなど，食生活上さまざまな問題が台頭する．日頃，鉄欠乏性貧血の予防または治療にあたって以下の点に留意する．

① 1日3食，規則的に食事を摂取する習慣をつける．

　朝食を摂取する時間がない，食欲がわかない，スリムになりたいなどの理由で欠食したり，または食事を菓子類などですませると，当然鉄の摂取量は減少する．

② たんぱく質を十分に摂取する．

　ヘモグロビンは鉄とたんぱく質が結合して作られる．とくに動物性たんぱく質を十分摂取することが大切である．

③ 鉄含有量の多い食品（73頁）や鉄吸収率の高い食品を摂取する．

　食品中に含まれる鉄には吸収率の高いヘム鉄と吸収率の低い非ヘム鉄とがある．魚，肉の筋肉や肝臓，血液などはヘム鉄の占める割合が高いが，卵，野菜・海藻類，豆製品などの鉄は非ヘム鉄である．

④ 鉄の吸収率を高めるビタミンC，B_6，B_{12}，葉酸，銅を含む食品を同時に摂取する（36，38頁）．

　非ヘム鉄でもたんぱく質やビタミンCを同時に摂取することにより，鉄の吸収率が高まる．これらの栄養素は以下の食品に多く含まれる．

　　　ビタミンC：果物類，野菜類．
　　　　　B_6：魚介類，肉類，卵，穀類，野菜類．
　　　　　B_{12}：レバー，貝類．
　　　葉酸：レバー，肉類，緑黄色野菜，落花生．
　　　銅：かき（貝），レバー．

⑤ 鉄を強化した食品を利用する．

Ⅱ. アレルギーのある子どもへの対応

　アレルギーは，生体反応の一つで，その原因が乳汁をはじめとする食べ物であるものを食物アレルギーという．同じ食品でも，調理法によって同じ症状を呈するとは限らない．

　アレルギーの発生機序は次のようになる．生体内に抗原が取り込まれると，生体にそれに対する抗体ができる．再度抗原が入ったとき，先に形成された抗体との間に反応が生じて，異常な反応となることがある．

　アレルギーの原因となる物質をアレルゲンといい，食物アレルギーは特定の食物がアレルゲンであるということができ，個人差があることはいうまでもない．アレルゲンは，主としてたんぱく質が多く，乳児期では人工乳の原料である牛乳がまず早期のアレルゲンとなる．動物性たんぱくのことが多いが，植物性たんぱくがアレルゲンとなるものも少なくない（表5-2）．

1-食物アレルギーの原因と症状

　アレルギーの原因となる特定の食品を食べた後，吐き気，嘔吐，下痢（アレルギー性下痢症），腹痛，皮膚の発疹（紅斑，じんま疹など），ぜんそく発作（気管支喘息）などが生じる病気を食物アレルギーという．食べた後数分ないし24時間以内に症状が出ることが多いが，2～3日後のこともある．

　乳幼児では，食物が十分分解されずに消化管から吸収されることがあり，アレルギーを生じやすい．乳児期の離乳は，一品ずつ食品を増やしてアレルギー症状が生じないことを確かめながら進めるとよい．症状が生じる可能性のある食品は，乳児では数か月間，幼児では半年～1年間くらい制限して様子をみる．

　症状がショック，喘鳴など全身症状として出現する場合は厳格に除去する．しかし，極端な食事療法は，栄養障害，成長障害を起こす危険性があるので，慎重な対応が必要である．自己流の食物制限を避け，医師や栄養士の指導に従って治療する．

1）発症頻度

　平成21年度の日本保育園保健協議会での調査によれば，食物アレルギーの発症は0歳児7.7％，1歳児9.2％，2歳児6.5％，3歳児4.7％，4歳児3.5％，5歳児2.5％，また，学童以降は推定1～2％といわれている．

2) 食物アレルギーの分類

食物アレルギーは即時型が主であるが，以下のように分類される．

表5-2 食物アレルギーの分類

臨床型		発症年齢	頻度の高い食物	耐性の獲得（寛解）	アナフィラキシーショックの可能性
新生児消化器症状[1]		新生児期	牛乳（育児用粉乳）	多くは寛解	(±)
食物アレルギーの関与する乳児アトピー性皮膚炎[2]		乳児期	鶏卵，牛乳，小麦，大豆など	多くは寛解	(+)
即時型症状（じんま疹，アナフィラキシーなど）		乳児期～成人期	乳児～幼児：鶏卵，牛乳，小麦，そば，魚類，ピーナッツなど 学童～成人：甲殻類，魚類，小麦，果物類，そば，ピーナッツなど	鶏卵，牛乳，小麦，大豆などは寛解しやすい その他は寛解しにくい	(++)
特殊型	食物依存性運動誘発アナフィラキシー[3]	学童期～成人期	小麦，エビ，イカなど	寛解しにくい	(+++)
	口腔アレルギー症候群[4]	幼児期～成人期	果物・野菜など	寛解しにくい	(+)

1) 新生児期および乳児期早期に育児用粉乳および母乳に対して血便，嘔吐，下痢などの症状が現れる．
2) 慢性の下痢などの消化器症状，低たんぱく血症を合併する例もある．
   すべての乳児アトピー性皮膚炎に食物が関与しているわけではない．
3) 原因となる食物を摂取して2時間以内に激しく運動をすることによりアナフィラキシー症状を起こす．
   運動量が増加する中学生に最も多くみられ（中学生6,000人に1人程度），発症した場合は呼吸困難やショック症状のような重篤な症状にいたるので注意が必要である．
4) 食後5分以内に口唇・口腔内の症状（ヒリヒリする，イガイガする，腫れぼったいなど）が，出現する．

3) 原因（アレルゲン）

原因（アレルゲン）となる食品は多岐にわたるが，乳幼児では鶏卵が最も多く，次いで乳製品，そして，小麦，大豆製品，ピーナッツ，そば，魚類などである．学童以降では，小麦，甲殻類（エビ，カニ），魚類，果物類，そば，木の実類などが比較的多い．最近の調査結果は表5-3のとおりである．

4) 症状

食物アレルギーの症状はいろいろな臓器に認められる．皮膚・粘膜，消化器，呼吸器，さらに全身性の場合もあるが，最も多い症状は皮膚・粘膜症状である．複数の臓器に症状が急激に出現する状態をアナフィラキシーと呼び，呼吸器症状の出現はさらにアナフィラキシーショックへ進展するリスクが高まり，注意が必要である．

表 5-3 即時型食物アレルギーの年齢別新規発症例

	0歳 (678例)	1歳 (248例)	2, 3歳 (169例)	4〜6歳 (85例)	7〜19歳 (105例)	20歳以上 (90例)
No.1	鶏卵 55.6%	鶏卵 41.5%	魚卵 20.1%	そば 15.3%	果物類 21.9%	小麦 23.3%
No.2	牛乳 27.3%	魚卵 14.9%	鶏卵 16.6%	鶏卵 14.1%	甲殻類 17.1%	甲殻類 22.2%
No.3	小麦 9.6%	牛乳 8.9%	ピーナッツ 10.7%	木の実類 11.8%	小麦 15.2%	果物類 18.9%
No.4	…	ピーナッツ 8.5%	牛乳 8.9%	果物類 魚卵 10.6%	鶏卵 10.5%	魚類 12.2%
No.5	…	果物類 小麦 5.2%	小麦 8.3%		そば 魚卵 6.7%	…

(平成20年・全国モニタリング調査による)

注:分析可能症例 2,449 例のうち,新規発症例 1,375 例 (56.1%) を対象とした.
　　誤食症例は 1,074 例 (43.9%) であった.
資料:厚生労働省研究班による「食物アレルギーの診療の手引き 2011」

表 5-4 食物アレルギーの発症部位と主な症状

発症部位	主な症状
◆皮膚粘膜症状	
皮膚症状	かゆみ,じんま疹,むくみ,赤み,湿疹
眼症状	白目の充血,ゼリー状の水ぶくれ,かゆみ,涙,まぶたのむくみ
口腔咽喉頭症状	口の中・くちびる・舌の違和感・腫れ, 喉のつまり・かゆみ・イガイガ感,息苦しい,しわがれ声
◆消化器症状	腹痛,気持ちが悪くなる,嘔吐,下痢,血便
◆呼吸器症状	
上気道症状	くしゃみ,鼻水,鼻づまり
下気道症状	息がしにくい,せき, 呼吸時に「ゼーゼー」「ヒューヒュー」と音がする.
◆全身性症状	
アナフィラキシー	皮膚,呼吸器,消化器などいくつかの症状が重なる.
アナフィラキシーショック	脈が速い,ぐったり・意識がない,血圧低下

それぞれの臓器の症状は表 5-4 のとおりである.

2-食物アレルギーへの対応

1) 治療

「原因となる食物を摂取しないこと」が治療の基本である.
そして,万一症状が出現した場合には,速やかに適切な対処を行うことが重要である.じんま疹などの軽い症状に対しては,抗ヒスタミン薬の内服や経過観察により回

復することもあるが，ゼーゼー・呼吸困難・嘔吐・ショックなどの中等症から重症の症状には，アナフィラキシーに準じた対処が必要である．

2）アナフィラキシーへの対応（エピペン®の使用について）

(1) 症状のグレード分類

アナフィラキシー症状は非常に多彩であり，皮膚症状が最も多いが，全身にあらゆる症状が出現する可能性がある．その重症度は，症状によって大きく3段階（下記グレード分類）に分けて対応を考えるとよい（表5-5）．
【グレード1】軽い症状で，慌てる必要はない．誤食したとき用の処方薬がある場合は内服させる．
【グレード2】全身性の皮膚および強い粘膜症状に加え，呼吸器症状や消化器症状が増悪してくる．医療機関を受診する必要がある．
【グレード3】強いアナフィラキシー症状であり，緊急に医療機関を受診する必要がある．子どもに処方された「エピペン®」があれば，速やかに注射する必要がある．

(2) エピペン®とは

アドレナリンは，副腎髄質から分泌されるホルモンで，主に心臓の働きを強めたり，末梢血管を収縮させたりして血圧を上げる作用がある．また気管・気管支など気道（肺への空気の通り道）を拡張する作用もある．「エピペン®」はこのアドレナリンを注射の形で投与できるようにしたもので，食物アレルギー，ハチ刺傷などによるアナフィラキシーに対し，緊急補助的に使用される医薬品である．アナフィラキシーを起こす可能性のある場に常備して，アナフィラキシー発症時に，医療機関搬送までの悪化防止に役立てる．

参考）厚生労働省「保育所におけるアレルギー対応ガイドライン」平成23年3月：http://www.mhlw.go.jp/bunya/kodomo/pdf/hoiku03.pdf

【食事・食生活上の対応】

食物アレルギーの原因となる食品は表5-3のようにいろいろあるが，医師の診断のもとにアレルギーの原因が食物であることが判明した場合には，治療として除去食を行う．除去食は医学的・栄養学的管理のもとに栄養量の不足をきたさないよう行わなければならない．乳児期および低年齢幼児では，食物が小腸で十分分解されずに吸収されることがあり，体が感作されて食物アレルギーを起こしやすい．しかし，年齢とともに，すべてが小単位の栄養素に分解されてから吸収することが多くなるので，食物アレルギーは起こりにくくなる．乳児から幼児早期の即時型反応の主な原因である鶏卵，乳製品，小麦は，その後加齢とともに80〜90％が耐性を獲得すると報告されている．

表5-5　アナフィラキシーのグレードと症状，および対応

グレード		1	2	3
皮膚症状	赤み，じんま疹	部分的，散在性	全身性	…
	かゆみ	軽度のかゆみ	強いかゆみ	…
粘膜症状	口唇・目・顔の腫れ	口唇・まぶたの腫れ	顔全体の腫れ	…
	口，喉の違和感	口，喉のかゆみ，違和感	飲み込みづらい	喉や胸が強く締めつけられる，声枯れ
消化器症状	腹痛	弱い腹痛（がまんできる）	明らかな腹痛	強い腹痛（がまんできない）
	嘔吐，下痢	嘔気，単回の嘔吐，下痢	複数回の嘔吐，下痢	繰り返す嘔吐，下痢
呼吸器症状	鼻水，鼻づまり，くしゃみ	あり	…	…
	咳（せき）	弱く連続しない咳	時々連続する咳，せき込み	強いせき込み，犬の遠吠え様の咳
	喘鳴，呼吸困難	…	聴診器で聞こえる弱い喘鳴	明らかな喘鳴，呼吸困難，チアノーゼ
全身症状	血圧低下	…	…	あり
	意識状態	やや元気がない	明らかに元気がない，横になりたがる	ぐったり，意識低下〜消失，失禁
対応	抗ヒスタミン薬	○	○	○
	ステロイド	△	△	△
	気管支拡張薬吸入	△	△	△
	エピペン®	×	△	○
	医療機関受診	△	○（必要に応じて救急車）	◎（救急車）

注：上記対応は基本原則で最小限の方法である．状況に合わせて現場で臨機応変に対応することが求められる．
　症状は一例であり，その他の症状で判断に迷う場合は中等症以上の対応を行う．
資料：H. Sampson：*Pediatrics*.2003; 111; 1601-8. を（独）国立病院機構相模原病院改変．

　　　　　アレルゲンとなるものは年齢の経過によって変化し，1歳以降になると次第に食物からダニ，ほこりなどの生活環境因子に変わることもある．それゆえ，定期的に医師の診断を受けて，アレルゲンに対して耐性が獲得されたことが確認されたら段階的に除去を解除する．
　　　　　アレルゲンとなるものを完全に除去する場合には，以下の点に留意する．
　　　① アレルゲンに代わるたんぱく質性食品や穀類を使う．この場合，栄養量等価表を策定すると便利である．
　　　　　卵アレルギー…大豆・大豆製品，魚，牛乳・乳製品，肉

乳製品アレルギー…卵，大豆・大豆製品，魚，肉
小麦アレルギー…米・とうもろこし・いも類およびこれらの製品
② 加工食品，菓子類，油脂類，調味料を使う場合には，原材料表示を確認する．
③ 市販されている食物アレルギー用の食品を用いる．
牛乳アレルギー用治療乳，ミルクノンパン，ミルクノンマーガリン，ミルクノンビスケット，ミルクノンウエハース，大豆ノンみそ，大豆ノンしょうゆ，大豆ノンソース，ヒエしょうゆ，アワしょうゆ，大豆ノンせんべいなど．

3−加工食品のアレルギー表示

1) 食品表示法

加工食品の表示については，従来，食品衛生法，JAS法，健康増進法の3法で規定されていた．平成27（2015）年4月1日に，これら3法の表示に関する部分を一元化して，新たに食品表示法が施行された．アレルギー表示は，食品表示項目のなかでも安全性にかかわる重要項目として，それまでは食品衛生法で規定されていたが，現在は食品表示法に移行された．

2) 表示の対象品目と主な変更点

アレルギー表示対象品目は参考表に示すように，義務表示7品目，推奨表示20品目の計27品目と，従来どおりで変わりない．

主な変更点としては，食品衛生法で定められていた特定加工食品（例えばマヨネーズのように卵を含むことが容易に予測できるので，マヨネーズの表示で，卵と表示しなくても可な食品）が廃止され，「卵を含む」の表示が必要となった．同様に，パン，うどんなどは「小麦を含む」の表示が，生クリーム，ヨーグルトなどは「乳成分を含む」の表示が必要となった．

（加藤忠明・髙野　陽・水野清子）

《参考表》アレルギー表示対象品目

表示	用語	食品名
義務づけ	特定原材料（7品目）	卵・乳・小麦・落花生・えび・そば・かに
推奨	特定原材料に準ずるもの（20品目）	いくら・キウイフルーツ・くるみ・大豆・バナナ・やまいも・カシューナッツ・もも・ごま・さば・さけ・いか・鶏肉・りんご・まつたけ・あわび・オレンジ・牛肉・ゼラチン・豚肉

Ⅲ. 障害のある子どもへの対応

1-障害児の食生活の特徴

1) 障害児の特徴

(1) 障害児とは

　国際障害者年以降，WHOが示す定義によると，障害児とは保健分野において損傷（impairment），能力不全（disability），ハンディキャップ（handicap）のために他の人々と社会生活に参加する機会を失う，または制約されている状態にあるものと述べられている．いわゆる身体の形態的異常，機能異常，心理面の異常など，心身に何らかの障害があるために日常生活や社会生活に制限がある子どものことをいう．そして，障害者基本法（心身障害者対策基本法）の第2条に「障害者とは身体障害，知的障害又は精神障害があるため，長期にわたり日常生活又は社会生活に相当な制限を受ける者をいう」と定義されている．

(2) 障害の種類

　障害の種類は，肢体不自由，視覚障害，聴覚・平衡機能障害，音声・言語機能障害，固定的臓器障害（心臓機能障害，呼吸機能障害など），知的障害が含まれる．
　医学の進歩によって，従来では生存不可能とされていた未熟児や先天異常児の生命が救われるようになり，新生児死亡・乳児死亡は著しく減少した．しかし，生命が救われた子どものなかには心身に何らかの障害を残して成長する者も少なくなく，疾病の後遺症，事故によるものなど，多岐にわたる原因によって障害児と呼ばれる状態になっている．いわゆる障害の原因には，先天的なものと後天的なものがある．
　障害につながる子どもの疾患について，まずは可能な限り疾患そのものを予防する必要がある．しかしすでに罹患している子どもの場合には，後遺症の予防が大切である．
　先天異常の場合には，早期発見，早期治療に努め，障害を残さないように，もしくは障害の程度の軽減に努めることが大切である．
　事故による障害の予防は，当然ながら事故そのものの予防であり，健常児が障害をもつことのないようにすることである．しかし，すでに障害が明らか，また障害の残ることが明らかである子どもに対しては，各々の障害が最小限に抑えられるような対応に努めることが大切である．

(3) 障害児の生活

　障害児の中にはほとんど24時間の援助を必要とする子どもから，障害の程度が軽く，健康児とほとんどかわらない生活が可能で，少ない援助ですむものまで，その幅は広い．また障害の内容やその程度によっては，多職種の専門的な援助を必要とする子どもからその必要のないものまで，その幅も広い．

　障害児は，可能な限り家庭で療育されることが望ましい．しかし，障害の程度や家庭状況によっては施設での生活を営んでいる子どもも少なくない．

　障害児に対する援助で大切なことは，障害の種類，程度，年齢，家庭状況などによって異なるものの，残された機能を十分に育てること，また可能な範囲における自立により，日常の生活行動ができるように支援することである．

　障害のある子どもにとっての食生活は，栄養や水分を補うことだけでなく，「食べる」ことを通じて，おいしさを味わい，ゆっくりと心くつろいだ楽しい時間であると同時に，可能な限りの摂食機能の発達を導くことである．

2) 摂食機能の発達と食物の役割

　食物を噛む機能（咀嚼）と飲み込む（嚥下）機能の多くは，出生時に感覚・運動系の繰り返しの体験学習によって獲得される．ごはん，パン，うどん，野菜，肉，菓子など，食物のすべてが学習の教材であり，教材によって咀嚼や嚥下機能が発達していく．同じ食べ物でも，形，硬さ，粘稠性を調理の段階で変化させることは教材を変えることである．いわゆる食事作りは教材作りである．また食事の介助を行う家族や保育・療育担当者は，摂食機能を導く教師である．子どもの障害の程度，摂食機能の発達過程に合わせた，あるいは機能の発達を導くような教材となる食物でなければならず，教師による介助が必要である．

　発達の遅れや障害のある子どもにとっての「摂食機能」と「食物」との関係は，口腔諸器官の協調状態やその発達過程，そして障害の程度などがお互いに深くかかわりあっている．

3) 摂食機能の発達と障害

　脳性麻痺などによって，運動発達に遅れのある子どもや，多岐にわたる原因によって知的発達に遅れのある子どもには，摂食機能の発達や摂食行動にまでも遅れや異常のみられることが多い．とくに手と口の協調動作を必要とする食物を口にとり込む時の口唇と顎の動き，またスプーンなどの食器使用時などにその遅れがみられる．

　健常児の場合には，乳児期から幼児期にかけた約1年半くらいで固形食を自分で食べることができるようになる．いわゆる，食物摂取機能や摂食行動を獲得する．しかし，発達速度のゆるやかな障害児にとっての摂食機能は，指導による学習効果が大きいために，これらの機能を数年以上かけてやっと獲得する例も少なくない．障害が重度である場合には，途中までの発達で止まる例もみられる．

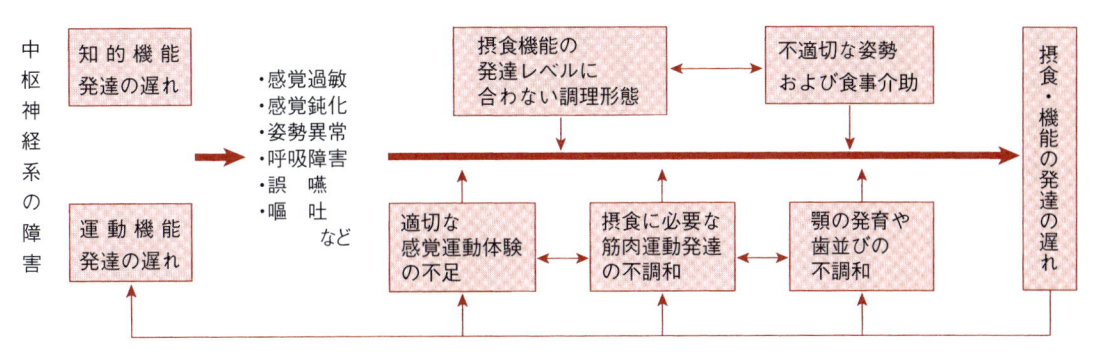

図 5-1　摂食機能の障害に関与する原因と結果
　　　（東京都教育委員会：からだに障害のある人たちの食生活ガイドブック（1995）一部修正による）

　図 5-1 は摂食機能の障害に関与する原因と結果である．上手に摂食できない障害児は，摂食機能が発達段階におけるどこかで足踏みの状態にあるといえる．以下に摂食機能の障害の内容を示す．

(1) 感覚過敏

　顔や唇，歯ぐき，舌などに触れると，緊張が高まって，顔や口，首などをかくしたり，痙攣したりすることがある．またスプーンを入れると反射的に噛むこともある．物に触れる体験が少ないために，刺激に対する敏感な反応が起こる．

(2) 感覚鈍化

　過敏とは逆に，顔や唇，口の中などを触れても何の反応も示さない場合がある．この場合，舌の動きが不活動であることが多く，唾液による口の中をきれいにする働きも十分でないことが多い．

(3) 姿勢異常

　食事はからだを起こした状態で食べさせる方法が望ましい．しかし首や体がねじれた状態で正面を向けない場合や，脊柱が弯曲している時は，無理のない範囲で両手を前に出し，体を真っすぐにしてあげる．すると，口もとの緊張がほぐれ，食事の介助がしやすく，食べる機能や行動の発達も促される．

(4) 呼吸障害

　気道が狭くなっているためにガーガーと音をたてた呼吸となって，舌はのどの奥の方にいき，下顎が後ろに引っ張られるなど，呼吸に伴った特徴のある動きがある．このようなときは姿勢を整え，痰をとるなどして呼吸を楽にすると食べやすくなる．

(5) 誤嚥

　飲み込みが上手にできず，食べ物が気管に入ったりすることを誤嚥という．咳で異

物を上手に出せない場合に，気管支炎，肺炎を起こしたり，窒息になりかねず，細心の注意を払った食事の介助が大切である．

(6) 嘔　吐

　食べ物に対するアレルギーや嚥下障害による嘔吐，さらにわがままや，精神的ストレスで起きることもあり，まずは原因を見極めた，適切な対応が必要である（172頁）．

4) 摂食機能の障害に関与する要因

　摂食機能の障害に関係ある発達上の要因として，「感覚運動の体験不足」と「不適切な食環境」があげられる．健常児の場合に気づきにくいこの二つの要因の改善が，障害児にとっては重要な役割を担っているといえる．食物を咀嚼するには，上下の顎，歯並びの整い，かみ合わせが必要であり，これらが整わない場合に摂食機能発達の障害となることもある．

(1) 感覚・筋肉運動の体験不足

　障害児が食物を摂食する機能の多くは反射運動でなく，自らの意思で動く随意運動である．口唇，頬，舌，顎などは，食べる目的に応じた各々の役割で動く．いわゆる食べることの遂行のためには，口腔領域の諸器官を協調させた動きを幾度も繰り返した練習が必要である．練習にはかなりの時間や期間を要し，また上手な介助が必要である．一方，摂食機能の発達は食事時に限られたものでなく，乳児期にみられる指しゃぶりや，玩具飴などの口を使った遊びも摂食機能発達のための感覚運動としての体験学習といえる．手指を動かすことが不自由な脳性麻痺などの肢体不自由児や，口を使った遊びの少ない知的発達の遅れのある子どもなどは，覚えるのが苦手な上に摂食機能を発達させる感覚刺激の体験学習が極度に少ないために，摂食機能発達に遅れがみられたり，あるいは足踏み状態となっていることが多い．また盲児などは，口の動きを導く刺激を受ける機会の少ないことが原因となって，摂食機能の発達に遅れがみられることもある．したがって，食べ物の「大きさ」,「硬さ」,「温度」,「粘性」,「味」，さらには口のあけ方，咀嚼の方法などについて，なるべく早い時期からの学習体験を心がける必要がある．

(2) 不適切な食事環境

　食べる機能の未熟な時期，および胃や腸などの消化器官の発達が未熟な時期は，離乳食と呼ばれる特別に調理した食物が必要である．障害児の場合は発達途中で足踏みしていることも多いために，その配慮に長い期間を必要とする場合もある．しかし，長すぎてくるとその配慮に欠けてしまうこともある．そしてこの間に歯が生えそろうこともあり，摂食機能の発達過程よりも，むしろ形態的な成長に基準を合わせた食品の選択や調理形態になりがちである．障害児にとっては，食事環境の不適切が原因となって摂食機能発達の障害となることもある．障害児の摂食機能発達を導くために

は，暦年齢よりも摂食機能に関する発達年齢を基準にした調理形態や食品選択が何よりも重要である．食事環境で問題となるのは，食べるときの姿勢，食べさせ方，食物の調理形態，食器の形（スプーン，フォークなど），食事時の雰囲気などである．

① 不適切な姿勢および食事介助

食事時の姿勢が整わないときや手・口の動きが未発達状態のときに，スプーンやフォークなどの食品を無理に使用すると，摂食機能発達に妨げを生じやすい．早食い，丸呑み，こぼしなどは無理な対応が原因であることが多い．

② 発達段階に合わない調理形態

食べ物の「硬さ」，「大きさ」，「粘性」などが摂食機能の発達程度に合っていないと，発達の妨げとなったり，誤嚥などの事故につながることもある．

2-障害児の食生活の実際

1) 摂食機能の発達

食べるためには，食べ物を口の中にとり込み（捕食），大きさや硬さに合わせた咀嚼と嚥下が必要である．また一人で自立した食事に向かうには，スプーン，フォークなどの食器が使えることも必要である．一人で自立した食事ができるようになるまでの摂食行動には，摂食機能の発達の過程がある（**図5-2**）．障害児の場合は毎日の食事を通じて，摂食行動と摂食機能がどの段階にあるのかを確認しながらも，最も適した食物の提供と介助が必要である．その最適な対応がさらなる発達にも結びつく．**表5-6**は摂食機能を導くための食事の目安，目標，食べさせ方，調理形態について表しており，以下は表に基づいて説明を加える．

(1) 食べる準備期

食べ物を口から食べるには，自分の意思で口を動かすという食べる準備が必要であ

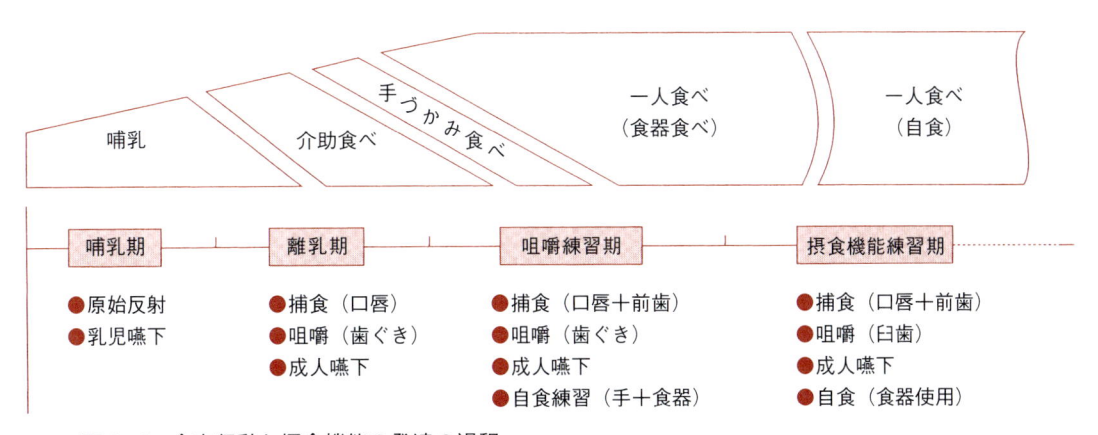

図5-2 食事行動と摂食機能の発達の過程
（東京都教育委員会：からだに障害のある人たちの食生活ガイドブック（1995）による）

る．食べている間は鼻からの呼吸となり，鼻と口の協調が必要である．また口に入った食物の味，温度，硬さなどの刺激を受け入れることも必要である．指しゃぶりやおもちゃなめの行動は，食べる機能発達のための準備行動である．

(2) 嚥下機能の発達期（初期）

口の中の食べ物を舌の動きで気管に入り込まないようにのどまで送り，口唇を閉じて飲み込むこと，この動きを「嚥下」といい，呼吸との協調が必要である．

嚥下機能は，咀嚼を必要としない離乳食のようなドロドロ状の食べ物で，繰り返し練習で獲得できる．口唇を閉じたままゴックンと飲み込む時こそ，摂食機能発達への第一歩である．嚥下が上手になると，むせる，こぼすが少なくなる．

(3) 口唇でのとり込みと舌での押しつぶし機能の発達期（中期）

嚥下ができれば，スプーンの上の食べ物を上下の口唇で挟んで，口の中にとり込む

表5-6 摂食機能を導く食事の目安

発達段階	目安	目標	食べさせ方	調理形態
経口摂取準備期	口腔周囲に触れても過敏症状を呈さない	口に食物がはいっても嫌がらない 口を閉じて鼻で呼吸ができる 唾液の嚥下ができる	手指やおもちゃを使って口で遊ばせる 味の刺激で食物の感覚に触れさせる	トロリと流れるような食物
初　期	口を閉じられ下唇が内側にはいり込む動き	口唇を閉じて飲み込む （とり込まれた食物を口を閉じて嚥下反射が誘発される部位まで移送する）	姿勢に注意する 顎を閉じさせる介助を行う	ベタ状のペースト食
中　期	上下唇がしっかり閉じる 左右口角部が同時にほぼ水平に伸縮する	口唇で食物をとり込む 舌前方部で口蓋ヒダに食物を押しつけてつぶす	スプーンを下唇にのせ，口を閉じるのを待つ 上唇で食物をとり込む動きを介助する	やわらかいつぶし食
後　期	咀嚼側の口角が頬と協調して縮む動き	食物の臼歯咬合面上に頬と舌で保持する 下顎の側方運動	前歯を使ってとり込ませる（噛み切らせる）	やわらかいほぐし食
自立期	前歯で一口で食べられる量を調節して噛み取れる 食物の硬さ，大きさに応じて咀嚼できる	食器（スプーン，フォークなど）を使って食べる コップを使って自分で飲める	手づかみ食べをさせ，目・手・口の協調をうながす スプーンが上手になってフォークを使わせるのを原則とする	食べやすい軟食 ↓ 普通食

（向井美惠：食べる機能をうながす食事．医歯薬出版（1994）による）

動作と，軟らかいものであればとり込んだ食物を舌で押しつぶしてモグモグとした咀嚼が可能となる．初期にはあまり動かなかった上口唇も，次第に口を閉じるようになり，こぼすことは一層少なくなる．いわゆる舌と顎の協調，上唇と下唇とが協調した機能発達である．

(4) 咀嚼機能の発育期（後期）

食べ物を歯や歯ぐきですりつぶしたり嚙み砕いて唾液と混ぜ合わせたりして，飲み込みやすくする一連の動きを咀嚼という．食べ物を奥歯で嚙むには，歯，顎，唇，舌，頬などの各々が複雑に協調しあった動き，およびそれに伴った筋肉の働きが必要となる．高度な機能である咀嚼の獲得は，障害児にとってかなりの努力や長期の練習・訓練が必要となる．

(5) 手づかみ食べ，前歯遊び（自立準備期）

介護者の介助による，食べ物を口に入れてもらっての咀嚼機能を獲得すると，次は自分の手で食物を口に運ぶなどの自立に向けた段階へと発達する．摂食に関して，口の動きの発達は手・指よりも早いために，手に持った食べ物を口が迎えにいく行動がみられるが，これは手と口の協調運動による自立した摂食行動の準備期である．この時期には食物や玩具などを口に入れて，前歯を支点にして引っ張るような行動がみられ，これは摂食機能に歯を参加させた行動である．

(6) 手づかみから食器食べへの発達（自立前期）

食物を手指で直接に感知しながら手づかみして口に運び，食物の大きさや硬さに応じて前歯で嚙み切る動きを学ぶ．手づかみ食べで手と口の協調した運動を獲得したら，今度はスプーンやフォークなどの食器を使えるように備える必要がある．たとえ上手に使えなくても，食器の便利さや満足感を味わわせることも大事である．食物の硬さの違いを歯から受ける感覚発達の導きには，前歯による経験を十分行った後で臼歯を使った咀嚼の練習が必要であり，かなりの時間を要する．

(7) 各種食器食べへの対応（自立後期）

手づかみ食べによって上肢・手指と口の動きの協調した運動が獲得されたら，次は食器を用いた摂食機能の発達期である．摂食時の発達過程は，肘関節が体幹から次第に離れ，前方への動きが可能となり，スプーンが前方から口の中央に入るようになる．障害児は握る力が弱かったり，上肢に運動制限があることもあるためにスプーンの握りの部分を太くしたり，スプーンの先を曲げるなどの工夫も必要であるが，繰り返しの練習で上手に使えるようになるものが多い．次第に，食物の種類や調理形態に応じた食器選びや食事のマナーが育つなど，食事を通じた繰り返しの経験によって，摂食機能は少しずつ習熟する．やがて食物の硬さ，粘度，形や味，おいしさを味わいながらおとなと同じ食物を十分に嚙んで食べることが可能となる．

表 5-7 摂食機能の発達段階別調理形態のめやす（東京都特別支援学校給食の例）

	初期食	中期食	後期食	完了食
対応	捕食練習期	押しつぶし練習期	咀嚼練習期	自立準備期
特徴	ゴックン口唇食べ期	モグモグ舌食べ期	カミカミ歯ぐき食べ期	カチカチ歯食べ期
食べる機能の発達段階	経口摂取準備期 嚥下機能獲得期 捕食機能獲得期	捕食機能獲得期 押しつぶし機能獲得期	すりつぶし機能獲得期 自食準備期 手づかみ食べ機能獲得期	食具食べ機能獲得期
主な発達の特徴	・口唇を閉じて飲み込む（随意的閉鎖） ・舌の前後運動 ・上唇の形が変わらない ・下唇が内側に入る ・口角はあまり動かない	・口唇をしっかり閉じたまま、顎の上下運動 ・舌の前後・上下運動 ・顎の上下運動 ・口角が左右で対照的に外側に動く	・口唇をしっかり閉じたまま咀嚼運動 ・舌の前後、上下・左右運動 ・顎の上下・左右運動 ・唾液と混ぜて食べられる ・上下唇がねじれながら協調する	・咀嚼運動の完成 ・舌は自由に動く ・顎は自由に動く ・歯が萌出するに従い咀嚼運動が完成する
咀嚼能力	・ドロドロのものを飲み込める ・成熟嚥下	・数回モグモグして舌で押しつぶし咀嚼する	・歯ぐきで咀嚼	・歯が萌出するに従い咀嚼運動が完成する
主な障害の症状	・口唇からこぼれる ・過開口 ・舌が出る ・スプーンを噛む	・丸飲み ・舌が出る ・口腔内で食塊に形成できない	・丸のみ ・口角からこぼれる ・口の中に食べ物をため込む	・いぬ喰い ・口の中に押し込む ・流し込む ・こぼす
目安	○口唇をとじてゴックンと飲み込み、そのまま嚥下できる軟らかさ （何もせずにゴックンと飲み込める形態）	○上顎に舌で押しつぶして飲み込める ○舌で形を崩して飲み込める ○上下唇を使って挟み込んで摂り込む	○舌ではつぶせない歯ぐきでつぶして食べられる ○歯ぐきに置いた食物を落とさないように頬や舌で挟み込みすりつぶす ○一口量が噛みとれる	○前歯で噛み取り、奥歯ですりつぶして食べられる （赤ちゃんはまだ奥歯が生えていないので噛みちぎるようなものは難しい）
調理形態	・ドロドロ状 ・ベタベタ状 ・水分少なめ ・ペースト状 ・粒なし	・親指と小指で軽く押してつぶれる程度 ・舌でつぶせる軟らかさと大きさ ・形はあっても箸や指でつまめない	・親指と中指で軽く押してつぶせる程度 ・歯ぐきにのる大きさ ・歯ぐきではようやく形が崩せる軟らかさ	・歯が生えるに従い、歯で噛みつぶせるくらいの軟らかさに変える ・フォークでさせる
トロミ	必要	必要	場合により必要	
形態の例	・ヨーグルト状 ・マヨネーズ状 ・ペースト状 ・ポタージュ状	・プリン状 ・ゼリー状 ・絹ごし豆腐状 ・煮かぼちゃ	・にんじん軟らか煮 ・二度挽き肉の料理 ・えびせん	・煮野菜ステック ・薄切りチーズ ・棒チーズ
食べさせ方	下唇にスプーンをのせパクパクしながら口に入れるのを待つ	下唇にスプーンをのせパクッと上唇ではさみとらせる	食べ物を前歯でかじりとる練習が必要な時には、手づかみ	手づかみ食べ、一口の量に注意する

①食事時間	○一回の食事にかける時間は 30～40 分以内に食べられる形態，量がよい	
②味つけ 五感で味わう	○好ましいもの	・食材の天然の味がわかるもの　・風味のよいもの（香り） ・味覚の形成（体験）ができるもの　・薄すぎず，濃すぎない味
	○きらいなもの	・風味の悪いもの　　　　・酸味や苦み，刺激，匂いの強いもの ・極端に味のないもの　・味がミックスしたもの ・家庭の味でないもの　・食べ慣れない味 ・濃すぎる味のもの
（味の工夫）	○レモン，柚子，ごまなどの芳香食品を利用する ○マヨネーズ，ケチャップを利用する ○季節や色彩を大事にする調理方法を工夫する	
③要点	○形状の均一性　　○粘稠性　　○外観　　○色彩　　○味　　○匂い	

2) 摂食機能の発達段階に応じた調理の基本

「噛む力を育てる．発語を促す」には，硬いものを積極的に食べさせたほうがよいという考え方が多いのが実情である．しかし，食べる機能は生まれたときから備わっているものではなく，それぞれの器官の発育と，外部からの環境因子などの相互の働きかけによって発達し，獲得していくものである．しかし一度獲得しても，何らかの障害によって機能を喪失してしまう場合もある．

食べるたびに咳込んだり，丸呑みをするようなときに普通の食べ物を与えても咀嚼することはできない．また，食べることの上達にもつながらない．したがって，摂食機能を導くには，発達段階を考慮した調理形態が大切である（**表5-7**）．

(1) 食べる準備期の食事

チューブによって栄養を補っている時期には，食物の味覚，温度，触覚などを口に感じさせることからはじめる．棒付きキャンディで甘さを感じさせたり，裏ごしの食物を少量ずつ与えるなど，少しずつ慣らしていく．

(2) 嚥下機能（捕食）練習期（初期食）

舌の動きで咽頭腔に食物を送る練習である．健康児の離乳初期食と呼ばれる，適度に粘稠度のあるドロドロ状態の調理形態が嚥下機能獲得の基本となる．また食べるときの姿勢（上体が若干後傾）の考慮も必要である．

(3) 押しつぶし機能練習期（中期食）

年齢によって口の大きさに違いがあるものの，食物の形を感じながら舌でつぶす動きを引き出すためには，ある程度の形ある大きさと軟らかい調理形態であることが基本である．軟らかさは，指で挟み，軽い力でつぶれる程度を目安とする．また食べ始めの時期には，トロミを加えるとむせの予防には効果的である．

(4) 咀嚼機能練習期（後期食）

普通食よりも軟らかく，舌でつぶせない程度の硬さが必要であり，奥歯にのりやすく，また噛むことを配慮した少し大きめの調理形態が基本である．しかし，繊維質の食物や硬すぎるものは不適当である．咀嚼の練習の初期には，前歯で噛み奥歯でつぶす程度の調理形態から，少しずつ硬さを増す調理上の配慮が望まれる．

(5) 自立準備の練習食

自分の手で食べられる食事形態とする．また手づかみで持ちやすい大きさ，前歯で噛み切れる程度の硬さの調理形態が適当である．

(6) 自立前期の練習食

手づかみやスプーンの使用，そして食物を前歯で噛み切ることはできるものの，咀嚼力はまだ十分でない．レタスなどの葉菜類は厚さ，大きさ，硬さを感じにくく，咀嚼しにくい食物である．筋肉が弱かったり，臼歯の噛み合いが悪かったり，協調運動が得意でない障害児には食品の特性や調理形態に十分な配慮があってこそ自立が可能である．しっかり噛んで食べるには，自立前期頃までは介護者の指導が必要である．

(7) 自立後期の練習食

調理形態は普通食と呼ばれるものになる．しかし障害児の場合，咀嚼する筋肉や歯数，噛み合わせ，また一定時間に食べられる調理形態の工夫がまだ必要である．小児の状態に合った調理形態ならば楽しく，食事マナーを学ぶ余裕もできる．

3）摂食機能障害に対応する調理法

(1) 特別支援学校での給食調理の考え方を一例として

学校は教育の場であって医療の場ではないが，児童・生徒の口腔機能の発達，望ましい食物形態や食事指導の方法を正確に知ること，食環境を整備することは食事指導を行ううえでの重要な課題である．食べる機能に応じた食事の工夫は，友達や介助者との楽しい雰囲気の中で，食べる意欲を引き出し，生涯にわたる健康な生活を送るための基礎を培うなど，生きた教材としての役割を果たす．

特別支援学校で実施する摂食機能と発達段階に応じた食物の形態別調理（初期食・中期食・後期食・普通食）とは，離乳食を基本に，軟らかさ，硬さ，大きさ，水分量，トロミ（粘稠性）などを一人ひとりの摂食機能を考慮して作る調理法である．その方法は，再調理と別調理の2つがあり，摂食嚥下障害のある小児には，①軟らかい形状　②口の中やのどを通るときに食物が変形しやすい形状　③口中でまとまりやすい形状　④べたべたしない，等の形態で調理することが大切である．

(2) 別調理と再調理

「別調理」とは，下処理の段階から食材ごとに初期食，中期食，後期食，普通食に分けて，形態別に調理する方法であり，特別支援学校での給食の形態である（表5-8）．別調理による初期食では，普通食と同じ食品を使用し，軟らかさ，滑らかさ，水分量，粘稠性などを考慮し，いろどりや味の調整が容易にできる．

「再調理」とは，一度調理されたものをすり鉢やミキサー，ミルサー，フードプロセッサー，調理ばさみなどを使用して，後期食，中期食，初期食に合わせ食べやすい状態にする方法，また，トロミやソース等を使用して軟らかさを調整する方法である（表5-9）．食べるその場でスプーン等でつぶしたり，はさみで刻むなど食べやすくする工夫も再調理の一つの手法で，手元調理ということもある．

再調理による初期食は，食材を細かく粉砕しても繊維が残り，味が複雑で濃くなって，色彩も悪く素材の識別がしにくいために，誤嚥防止の工夫が必要である．また，トロミの調整が難しく摂食量が少なくなることがあるので，トロミづけは再調理の大切なポイントになる（表5-10）．

表5-8　摂食機能の発達段階別「別調理」の作り方　（東京都特別支援学校給食の例）

	初期食	中期食	後期食	普通食
穀類	おかゆはミキサーにかける 必要があれば裏ごしする	おかゆ 水：米＝5〜7：1	おかゆ 水：米＝3〜5：1	ごはん 水：米＝1.5：1
穀類	水分量は米の種類や季節などにより違う			
穀類	・パンはパンがゆ（中期食と同じ）を作り，ミキサーにかける．場合により裏ごしをする	・パンはパンがゆ 普通食と同じパンをフードプロセッサーにかけ，4倍の沸騰した水分を加えて30分程浸してから蒸す．または煮る	・パンは牛乳に10分くらいつける ・パンの耳なし軟らかフレンチトースト ・後期食で仕上げた具を使用して作るピザ風	・何でも使用できる
穀類	うどん類，そば，中華めん，マカロニやスパゲティは軟らかくゆで，ミキサーにかける	冷麦，そば，中華めん，マカロニ，スパゲティはつぶれるくらい軟らかくゆでる．つぶれない場合はフードプロセッサーにかける	うどん類，そば，中華めん，マカロニやスパゲティ等をクタクタに煮る	・何でも使用できる
穀類	コシの強いめん類は形態別調理の使用は難しい			
豆・豆製品	・豆類は軟らかくゆでてミキサーにかけて裏ごしをする ・豆腐は絹ごしを使用 豆腐は水切りしてミキサーにかけ，葛粉を加え，弱火で練る	・豆類は皮をむきつぶす．または皮付きのままミキサーにかける ・絹ごし豆腐は水切りしてミキサーにかけ，葛粉を加え団子にしてゆでる．または，バットに流して蒸す	・豆類は皮をむいて使用 ・刻み納豆の使用 ・絹ごし豆腐は水を切り，角切りにして使用 ・ゆばの使用	・豆類は軟らかくゆでる ・油揚げ，生揚げの使用ができる

（次頁につづく）

表 5-8（つづき）

	初 期 食	中 期 食	後 期 食	普 通 食
いも類	・じゃがいも，さつまいもは軟らかくゆでて裏ごし器で裏ごしをする（蒸してもよい）.	・じゃがいも，さつまいもなどは軟らかくゆでてザルで裏ごしをする（蒸してもよい）.	・じゃがいも，さつまいもは軟らかくゆでる．または蒸して煮る．季節によりつぶす	・何でも使用できる
	・こんにゃくはよくゆでミキサーにかけ，トロミをつけてから調味する	・こんにゃくはよくゆでミキサーにかけ，トロミをつけてから調味する	・こんにゃくはよくゆでミキサーにかけ，トロミをつけ団子にし，ゆでて調味する	・そのまま使用できる
	・長いもは裏ごし，さといもはミキサーにかける	・さといも，長いもは軟らかくゆでて煮込む．蒸してもよい	・さといも，長いもは軟らかくゆでて煮込む．蒸してもよい	・そのまま使用できる
	・はるさめ（普通はるさめ，でん粉はるさめ）は軟らかくゆでミキサーにかける．トロミに使用する	・はるさめは崩れる程度にゆでる．トロミに使用する	・はるさめは崩れるくらい軟らかくゆでる	・でん粉はるさめと緑豆（りょくとう）はるさめが使用できる
野菜	・野菜，きのこ類は鍋や圧力鍋で軟らかくゆで，または蒸してミキサーにかけ，味をつけ，トロミをつける	・ごぼう，たけのこ，はす，ふき等，繊維の多い野菜は初期食と同じ ・上記以外は鍋や圧力鍋で軟らかくゆでる．または蒸して色紙切りにし，調味してトロミをつける	・繊維の多い野菜は鍋や圧力鍋で軟らかく蒸すと使用できることがある ・他は鍋や圧力鍋で軟らかくゆでる．または蒸して短冊切り，乱切りなど普通食に合わせる	・何でも使用できる
果物	・柿，びわ，さくらんぼは生のままミキサーにかける．その他は生で，または煮てミキサーにかけトロミをつける	・柿，びわ，さくらんぼは生のままミキサーにかける．他は生で，または煮る ・初期食と同じ作り方もある	・実の軟らかい物はスライスする．他は軟らかく煮る ・中期食，初期食と同じ作りにする果物もある	・グレープフルーツとキウイフルーツは投薬の副作用を考慮し使用しない
肉・魚類	生肉，生魚をフードプロセッサーにかけ，長いも，葛粉をつなぎとして入れ，蒸す．またはゆでる でき上がりをミキサーにかけ，滑らかさを調整する	生肉，生魚をフードプロセッサーにかけ，長いも，葛粉をつなぎとして入れ蒸す．または，団子にしてゆでる	・肉は2度ひき肉を使用する ・魚はかじきやいか等はフードプロセッサーにかけ，軟らかハンバーグ状にして蒸す．または団子にしてゆでる	・何でも使用できる
卵類	・鶏卵に1/3〜1/2のだし汁または牛乳を加え，トロミをつけて仕上げ，ミキサーにかける ・卵豆腐，ふわふわ卵，スクランブルエッグ，ゆで卵などは水分を調整してミキサーにかける	・初期食と同じに作る ・スクランブルエッグ，ゆで卵などは水分を調整してミキサーにかける ・茶わん蒸し ・ふわふわ卵 ・かきたま風	・軟らかい調理法で作る スクランブルエッグや卵とじ ・ぼそぼそした卵焼きやゆで卵などは水分を調整してミキサーやフードプロセッサーにかける	・何でも使用できる

（小暮美代子）

表 5-9　再調理の具体例

<主菜>

調理法・調理名	再調理の方法	ポイント
揚げ物（衣のある揚げ物も含む） ・鶏から揚げ ・豚カツ ・フライ類 ・天ぷら　など	①衣を取り，ひたひたの汁に十分浸してから，ミキサーやミルサー，フードプロセッサーにかける ②肉や魚をミキサーやミルサー，フードプロセッサーにかけ，湯またはおかゆを加えて再びミキサーやミルサー，フードプロセッサーにかける．水分を調整しながら再調理する．初期食は裏ごしをする ③ソースやしょうゆをかけ，トロミ加減を調整してもよい ④コロッケは，衣を剥がし，中身を裏ごし，または，ショートカットでミキサーやミルサーにかける	・衣を取ってミキサー等にかけ，さらにトロミをプラスする ・食べやすく仕上げるには，水分の少ないおかゆを裏ごししたもの（初期がゆ）や寒天やトコロテンの活用で滑らかにする．
ひき肉料理，焼き肉，ソテーなど ・ハンバーグ ・焼き肉 ・かじきのソテーなど	①肉や魚をミキサーやミルサー，フードプロセッサーにかけ，湯またはおかゆを加えて再びミキサーやミルサー，フードプロセッサーにかける．かゆや寒天ペーストの量や水分を調整しながら再調理する ②仕上げを初期がゆや寒天ペーストにすると滑らかになる ③ソースでトロミを調整してもよい	・ミキサー等にかけたものをかゆや寒天ペーストでトロミ調整
・焼き魚 ・煮魚 ・蒸し魚	①骨と皮を除く ②初期食：魚をミキサーやミルサーに滑らかになるまでかけ，かゆや寒天ペーストの量でトロミを調整して裏ごしをする 　中期食：魚をミルサーやフードプロセッサーにかけながら，かゆや寒天ペーストの量でトロミを調整 　後期食：身の軟らかい魚はほぐして，おかゆであわせる．おかゆや寒天ペーストであわせてもよい 　　　　　身が硬い魚はフードプロセッサーにかけながら，トロミで調整する	・魚の脂肪分や水分によって再調理法を使い分ける
煮物・汁物 ・にんじん，はす，たけのこ，だいこん，ごぼう，こんにゃく，しめじ等の野菜の煮物 ・きんぴらごぼうなど	①きんぴらごぼうのように唐辛子などが含まれている場合は，水に浮かして，極力取り除く ②ごぼう，はす，たけのこは再調理の難しい食材なので，軟らかさや繊維の状態をよくみる 　食物形態ごとに仕上げるのは無理 ③にんじんやだいこんは軟らかさをみて食物形態ごとに再調理する 　・初期食：ミキサーやミルサーにかけ，おかゆペーストか寒天ペーストであわせる 　　　　　軟らかければ裏ごしをする 　・中期食：ミルサーやフードプロセッサーにかけ，おかゆペーストか寒天ペーストであわせる 　・後期食：軟らかければ，かじり取りができる大きさに切る 　　　　　スプーンでつぶして，おかゆペーストか寒天ペーストであわせる ④こんにゃくやしらたきは，ミキサーやミルサーにかけ，寒天ペーストであわせ，トロミにする ⑤しめじなどのきのこ類は，ミキサーやミルサー，フードプロセッサーにかける．きのこ特有の苦みや渋みがあるので，湯でさらしアクを抜く．味の調整をしてからおかゆペーストや寒天ペーストであわせる	・食材ごとに取り出して，ミキサー，ミルサー，フードプロセッサーにかける ・トロミはかゆペースト，寒天ペーストのほか，トロミのある物を使用する ・初期食はミキサー，ミルサーにかけて裏ごしをすると，滑らかになる ・中期食はミルサー，フードプロセッサーにかける．素材によっては裏ごしをする ・後期食は食材の軟らかさを確認する．スプーンでつぶせる物はフードプロセッサーにかけない

（次頁につづく）

表 5-9 (つづき)

<副菜>

調理法・調理名	再調理の方法	ポイント
サラダ類 ・生野菜サラダ	①野菜が生の状態の場合は，材料をゆでてから再調理する． ②軟らかさをみて，食物形態ごとにミキサーやミルサー，フードプロセッサーにかけ，寒天ペーストを混ぜトロミを調整する ③野菜をペースト状（硬めのジュース状）にして，寒天ペーストを加え再びミキサーにかける 　・初期食：裏ごしをして，寒天ペーストとミキサーにかける 　・中期食：そのままで，寒天ペーストとミキサーにかける 　・後期食：食べやすさの確認（大きさ，軟らかさ） ④マヨネーズ，ケチャップなどをトロミに利用する（使いすぎないこと）	・きゅうり，キャベツ，レタス，にんじん，トマト等の生野菜は，再調理で扱うのは難しい素材なので，無理しない
・ポテトサラダ	①じゃがいもを抜き取り，鍋に入れてゆでる ②食物形態ごとに水分を調整しながら①を初期食は裏ごし，中期食はザルごし，後期食はマッシュにする ③他の野菜は生野菜と同じ方法で再調理する ④最後にマヨネーズで和える（使いすぎないこと）	
和え物など	①白ごまなど粒状のものが入っている場合は，水に浮かせて取る 初期食・中期食は十分に形態をチェックすること ②生わかめなど硬いものが入っている場合は，抜き取って軟らかくゆでてからミキサーにかける．後期食，中期食は段階ごとに調整し，初期食は丹念にミキサーにかけ，ざらつきのないペースト状にする． ③他は，生野菜と同じ方法で再調理する	硬い素材は抜き取って使う

(小暮美代子)

表 5-10 トロミづけの方法

- くず粉，かたくり粉，コーンスターチでトロミをつける
- ソース，マヨネーズ，ホワイトソースを利用する
- おかゆを利用する．おかゆをミキサーにかけペースト状にしておく（温かい料理の再調理に使用する）
- トコロテンや寒天を利用する．ミキサーにかけペースト状にしておく（冷たい料理の再調理に使用する）
- 食品を嚥下しやすくする市販の嚥下補助食品（増粘剤等）を利用する

4) 障害児の栄養摂取

　日本人の食事摂取基準に基づいた障害児童・生徒の栄養摂取基準と地域支援学校給食栄養摂取量の考え方の例を表5-11に示す．

　障害のある児童・生徒の体格や障害の状況はさまざまであり，摂食嚥下機能の面でも個人差が大きい．したがって集団とした食事の質や量の摂取基準を定めることはなかなか困難である．とくに身体活動量や筋緊張，呼吸状態に関わるエネルギー消費の把握は難しく，個人の体重の増減等をみながらの調整が必要である．

　障害の重い，日常生活動作がほとんどなく，全介助の児童・生徒の場合の1日の最低必要量は，1,000〜1,300kcal程度の低エネルギーで扱われることが多いが，たんぱく質，無機質，ビタミン類や微量栄養素に十分な配慮が必要である．

　集団給食とした対応には，障害のある児童・生徒一人ひとりの栄養状態，身体状況，食生活状況などについて十分に把握したうえで，健常児の食事摂取基準を参考に調整する必要がある．発育・発達による摂食機能や食生活状況などの変化，また指導介入による変化の評価を定期的に，随時行うことも大切である．状況把握や評価には，担任，自立活動教員，養護教諭，看護師，栄養士，口腔歯科医，保護者等の関係者との連携が欠かせない．

　児童・生徒の栄養摂取基準作成に必要な状況把握や介入評価内容の例を下記に示す．
(1) 栄養状態（低栄養，経管栄養，必要栄養量，調理形態など）．
(2) 身体状況（身長・体重，体重の増減，筋緊張，呼吸状態，口腔・歯の状況，運動機能，摂食機能，病気や体調などの健康状態など）．
(3) 生活習慣（食習慣，身体活動，休養，睡眠など）．

5) 学校・地域・家庭との連携

　食べる機能は生まれつき備わっていない．食事を通して自らの健康管理ができるようになることは，障害の種類を問わず大切なことである．食物や調理方法，食器や介助者の介助方法などの食事環境づくりは，発達段階を見極め，適切な時期に無理なく，持ち味を生かした指導ができるようにすることが大切である．

　障害のある子どもは，毎日，毎回の食体験を通じて少しずつ発達が促され，機能を獲得していく可能性をもっている．摂食嚥下機能が未発達の状態で，介助者の食べさせたい，栄養を確保したいという気持が先走ると，本来歯で噛んでから飲み込まなくてはならない食品をそのまま，あるいはあまり噛まないで飲み込んでしまう丸飲み等につながり，誤嚥や低栄養になりやすい．口唇・舌・顎・頬が十分に機能をはたし，呼吸と協調できる食べる機能が，安全な食生活や食習慣の推進，生活習慣病の予防につながる．また，食事で形成される人間関係は，心理的な安心感や生きる目的にもなる．

　地域において保健所，幼稚園，保育園，学校，地域医療機関や施設が，障害のある子どもの問題を見極めて摂食嚥下機能のことを正しく理解し，発達段階に応じた指導方法の診断から，家庭への支援までを図ることができる体制作りが求められる．

202　第5章　特別な配慮を要する子どもの食と栄養

表5-11　食事摂取基準に基づいた地域支援学校給食栄養摂取量の考え方の例
（児童・生徒1人1食当たり：男女同数の場合）

身体活動レベル	障害種別（例）	学部別		エネルギー kcal	脂肪%エネルギー	カルシウム mg	鉄 mg	食塩 g	ビタミンA μg/RE	ビタミンB₁ mg	ビタミンB₂ mg	ビタミンC mg	食物繊維 g
1.7	ろう	幼稚部		440		200	2.0	1.4	100	0.2	0.3	15	4.4
		小学部	低学年	510		210	2.1	1.6	125	0.3	0.3	20	5.1
			中学年	610		250	2.9	1.9	142	0.4	0.4	23	6.1
			高学年	730		320	3.8	2.3	175	0.4	0.5	27	7.3
		中学部		810		310	4.2	2.4	208	0.4	0.5	33	8.1
		高等部		810		330	3.6	2.4	217	0.5	0.5	33	8.1
1.5	ろう	幼稚部		350	15以上25未満	200	2.0	1.4	100	0.2	0.3	15	3.5
	盲病弱児知的障害	小学部	低学年	450		210	2.1	1.6	125	0.3	0.3	20	4.5
			中学年	540		250	2.9	1.9	142	0.4	0.4	23	5.4
			高学年	650		320	3.8	2.3	175	0.4	0.5	27	6.5
		中学部		720		310	4.2	2.4	208	0.4	0.5	33	7.2
		高等部		720		330	3.6	2.4	217	0.5	0.5	33	7.2
1.3	盲病弱児知的障害肢体不自由	小学部	低学年	390		210	2.1	1.6	125	0.3	0.3	20	3.9
			中学年	470		250	2.9	1.9	142	0.4	0.4	23	4.7
			高学年	560		320	3.8	2.3	175	0.4	0.5	27	5.6
		中学部		620		310	4.2	2.4	208	0.4	0.5	33	6.2
		高等部		620		330	3.6	2.4	217	0.5	0.5	33	6.2
1.1	肢体不自由	小学部	低学年	330		210	2.1	1.6	125	0.3	0.3	20	3.3
			中学年	400		250	2.9	1.9	142	0.4	0.4	23	4.0
			高学年	480		320	3.8	2.3	175	0.4	0.5	27	4.8
		中学部		530		310	4.2	2.4	208	0.4	0.5	33	5.3
		高等部		530		330	3.6	2.4	217	0.5	0.5	33	5.3

＊日本人の食事摂取基準（2015年版）を基準として扱った。
＊身体状況および児童・生徒の構成状況によって異なる。
＊学校給食の栄養摂取量は1日の約1/3とし、男女の平均で算出した。
＊障害種別は目安としている。

＊身体活動が低く、エネルギー量が少なくなるため、脂肪エネルギー比率は普通基準より5％さげた。
＊障害のある児童生徒は便秘になりやすいため食物繊維は第6次の摂取基準を使用し、エネルギー量の10％とした。

(1) 校内連携

学校での食事指導の効果を上げるためには，他の教員間や部署，職種間の連携・共通理解が不可欠である．適切な食物形態の提供には学校栄養教諭や給食調理員との連携，また安全に食べる面では保健室との連携が必要である．

(2) 地域との連携

食べる機能の障害への取り組みは，ライフステージに沿った適切対応がポイントとなる．保育園や通園施設など就学時前の機関，および卒後の通所施設などとの情報交換や連絡調整を行うことが求められている．また教育期間中も児童・生徒の生活の場は家庭，地域であり，学校と地域の保健・医療・福祉分野のそれぞれの役割を担った連携体制を積極的に働きかける必要がある．

(3) 家庭との連携

保護者は栄養や食事に関して様々な不安を抱えていることが多い．また特に学齢期に達する頃に独自の食べ方が身につき，その方法が口腔機能発達の阻害，誤嚥の危険性を高める結果になっていることも少なくない．学校と家庭での食物形態や介助方法が異なると，障害が重いほど戸惑いや給食拒否などが生じやすい．家庭での食事機会が多いことを念頭に誤学習の修正，発達を促すための指導を効果的に行うためにも頻繁な連携が必要である．

（佐藤加代子）

＊第5章 Ⅲ．障害のある子どもへの対応 執筆協力：小暮美代子（元東京都町田養護学校）

3−障害のある子どもの献立例

障害のある子どもにとっての毎日の食事は障害の程度，摂食機能の発達の程度に合わせた，あるいは摂食機能の発達を導くようなものでなければならない．これらのことを考慮しながら以下の点について学ぶ．

1. 学校給食を含めた障害のある子どもの1日の食事摂取基準と食品構成を知る．
2. 咀嚼機能と嚥下機能の発達段階（哺乳期，離乳期，咀嚼練習期，摂食機能練習期）に合わせた，あるいは摂食機能を導くような献立，調理方法（初期食，中期食，後期食）について学ぶ．
3. 障害のある子どもが，食べることを通じておいしさを味わい，心くつろいだ楽しく安心できる時間となるために必要な食事環境（食べさせ方，介助方法，雰囲気）について学ぶ．

●6歳〜7歳

朝昼夕	献立名	0.3 知的障害（1,310〜1,450kcal）					肢体不自由（中期食の場合）	
		食品名	分量(g)	目安量	作り方	要点
朝食	ごはん	米	50	ごはん小茶碗1杯		おかゆ 米：水＝1：5
	みそ汁	かつお節 水 みそ 生わかめ さといも	3 100 8 8 20			1 わかめは崩れるくらいにゆで細く切る． 2 いもは崩れるくらいにゆでる．じゃがいもは空気にふれると硬くなるので注意する．
	豆腐のおかか炒め	木綿豆腐 もやし にんじん にら 生しいたけ 糸けずり しょうゆ しょうが（汁） 炒め油	60 15 6 6 3 1.5 1.5 1 2	1/5〜1/7丁	1 豆腐は押して拍子木切り 2 にんじんは短冊切り，にらは2cm，しいたけは線に切る． 3 野菜をかたい順に炒め，豆腐を加えて味をつけ，しょうが汁と糸けずりを最後に加える．	豆腐のおかか炒めは豆腐団子の野菜あんかけにする． ≪作り方≫ 絹ごし豆腐50gをミキサーにかけ，重量の8％のコーンスターチを加えてよく混ぜ，味をつけただし汁にスプーンですくっておとす．にんじん，たまねぎ等を軟らかくゆであんを作る．
	即席漬	はくさい にんじん 塩	20 5 	野菜を線に切り，軽く塩をふる．	即席漬けは軟らかくゆで5mm角に切り，味をつけさっと煮る．	
	果物	みかん（小）	1コ			ジュースでゼリーにする
	牛乳	牛乳	100			100cc
昼食（学校給食）	牛乳	牛乳	150			150cc
	パン	ロールパン	粉30g	焼き上がり45g		パンがゆまたはパンペースト
	かぼちゃコロッケ	かぼちゃ 豚二度ひき肉 たまねぎ ピーマン 炒め油 塩/こしょう 小麦粉 鶏卵 パン粉 揚げ油 中濃ソース ケチャップ キャベツ	60 18 18 6 1 0.3/ 3 4 7 5 4.5 4.5 25		1 かぼちゃは蒸して皮をむき，つぶす． 2 たまねぎ，ピーマンをみじん切りにし，ひき肉と一緒に炒め，塩・こしょうをする． 3 1に2を合わせて小判型にまとめ，小麦粉・鶏卵・パン粉の順につけ揚げる． 4 中濃ソースとケチャップを合わせ煮てソースを作る． キャベツはゆでて添える．	かぼちゃコロッケはかぼちゃのテリーヌにする． ≪作り方≫ かぼちゃはゆでて裏ごしする．鶏肉は生のうちにフードプロセッサーにかけ粒のない状態にする．たまねぎは軟らかくゆで細かく切る．材料を混ぜ，容器に分けて20分くらい蒸す． ◇初期食はミキサーにかけてなめらかにする．
	いか入りあえもの	いか（皮なし） さけ/でんぷん きゅうり 赤ピーマン しょうゆ 食酢	12 1/0.5 20 6 1.6 0.5	1/5〜1/6本	1 いか短冊は酒につけ，でんぷんにからめ，さっとゆでる 2 きゅうりは短冊切り 3 赤ピーマンは線切り 4 しょうゆ・酢・さとう	いかは鶏肉と同じようにフードプロセッサーにかけ長いもとコーンスターチを合わせ蒸す．きゅうりは皮をむきゆでる．赤ピーマンはゆでて皮をむく．

		さとう	0.5		を合わせて火にかけ、さとうを溶かし、しょうが汁を入れる。	いか蒸しの分量 ┌いか 10g 長いも 5g │水 10cc └コーンスターチ 1.2g 初期食はミキサーにかける
		しょうが（汁）	0.5			
	はるさめスープ	はるさめ	2		1 ゆでて2〜3cmに切る。 2 長ねぎは斜め線切り、キャベツ、にんじんは細い短冊切り。	はるさめは日本はるさめを使用する。よくゆでると崩れてくる。 長ねぎの替わりにたまねぎ。野菜は軟らかくゆで、2〜5mmに切る。 ベーコンはミキサーにかける。 汁にコーンスターチでとろみをつける。
		たけのこ	10			
		長ねぎ	15			
		にんじん	6			
		ベーコン（せん）	3			
		┌鶏骨/くず野菜	20			
		└水	90			
		塩/こしょう	0.6			
		酒/でんぷん	1.2/1.2			
おやつ	プリン	鶏卵	25	1/2コ		
		牛乳	60			
		さとう	8			
		お茶				
	果物	みかん缶詰	25			
夕食	ごはん	米	50			おかゆ
	ハンバーグ	豚ひき肉	20		1 たまねぎはみじん切りにして炒め冷ます。 2 豚肉・牛肉を混ぜてよくこねたまねぎ・パン粉・溶いた鶏卵・塩・こしょうをよく混ぜ小判型にし、焼く。 3 ケチャップとソース、さとうを煮立ててソースを作る。	蒸しビーフテリーヌ 牛肉 15g、鶏肉（皮なし）25g、長いも 15g、コーンスターチ 5g、大豆缶詰 10g、たまねぎ 20g、鶏卵 5g、塩、こしょう 《作り方》 ・一口大に切った牛肉と鶏肉をフードプロセッサーにかけなめらかなペーストにする。 ・長いもは皮をむきおろす。 大豆はゆでミキサーにかける。たまねぎは軟らかくゆで刻む ・材料全部をフードプロセッサーにかけ、容器に入れて蒸す。
		牛ひき肉	15			
		たまねぎ/油	25/1			
		鶏卵/パン粉	3.5/7			
		塩/こしょう	0.2/			
		┌焼き油	1.5			
		│ケチャップ	6			
		└ソース/さとう	6/0.5			
	マッシュポテト	じゃがいも	35		じゃがいもはザルで裏ごしすると簡単にマッシュにできる。	
		塩/こしょう	0.1			
		バター	2			
		牛乳	10			
	にんじん甘煮	にんじん/さとう	30 0.1/1.2	乱切り	・材料全部をフードプロセッサーにかけ、容器に入れて蒸す。	
	ほうれんそうほたて貝あえ	ほうれんそう	40		ほうれんそう、にんじん、しめじはゆでる。	・ほうれんそう、にんじんは軟らかくゆでて刻む。 ・しめじはみりんとしょうゆ薄味をつけミキサーにかける ・ほたて貝はフードプロセッサーにかける。
		ほたて貝缶詰	10			
		にんじん	10			
		しめじ	10			
		糸けずり	0.7			
		しょうゆ	3			
		みりん/からし	1/0.4			

● 10歳～11歳

朝昼夕	献立名	0.3 知的障害 (1,480～1,790kcal)				肢体不自由（中期食の場合）
		食品名	分量(g)	目安量	作り方	要点
朝食	ごはん	米	65			おかゆ
	みそ汁	小松菜 えのきだけ 煮干し/水 みそ	20 10 3/150 10		短冊切り	小松菜は軟らかくゆでみじん切り．えのきだけはフードプロセッサーにかける．
	納豆	ひきわり納豆 ねぎ しょうゆ	30 5 3	大1/3パック		納豆は煮てつぶす． ねぎは使用しない．
	だいこんのきんぴら	だいこん/葉 にんじん ベーコン/油 セロリ さとう/みりん しょうゆ/ごま	40 5 4/1 5 0.8/0.8 2.5/0.5		ベーコンを線切りし炒め，だいこん，にんじん，セロリの線切りを油を加えて炒め，味をつける．	ベーコンはミキサーにかける． セロリはゆでてミキサーにかける． だいこん，にんじんは軟らかくゆでてから切る．
	果物	みかん	80	小1コ		白桃缶詰のミキサー
昼食	牛乳	牛乳	150			150cc
	パン	黒砂糖パン	62	粉40g		パンがゆ
	まぐろのオーロラ	かじきまぐろ しょうが しょうゆ/でんぷん 油 みそ/さとう ケチャップ/水	50 0.4 2.5/5 1.5 2/3.5 5/6		かじきはしょうがじょうゆに30分つけ，でんぷんをからめて焼く． みそ，さとう，ケチャップ，水を鍋に入れて煮立てソースを作り魚にかける．	魚40g，長いも20g，コーンスターチ5g，だし汁40ccでテリーヌ状に作る（魚は生のうちにフードプロセッサーにかける）．容器に入れて蒸す．
	ポパイサラダ	ほうれんそう 塩 らっきょう にんじん 干ししいたけ さとう・だし汁 しょうゆ プロセスチーズ レモン汁 塩/こしょう サラダ油 らっきょう汁	60 0.1 5 10 0.5 0.5/ 0.7 10 1 0.4/1 2.5 2		1 ほうれんそうをゆで2cmに切る． 2 らっきょうはみじん切り． 3 にんじんとしいたけを線切りにし煮る． 4 チーズは小さめの角切り． 5 レモン汁，塩，こしょう，サラダ油，らっきょう汁でドレッシングを作る． 6 1～4をあえる． 7 トマトは飾り	ほうれんそうは軟らかくゆで極みじんにする．らっきょうは使用しない．しいたけは薄味に煮てミキサーにかける．にんじんは軟らかく煮る．ほうれんそうとにんじんの牛乳煮にする．
	バポテト	じゃがいも バター 塩/こしょう	50 5 0.2/		適当な大きさに切り蒸す．熱いうちに溶かしバターを混ぜ合わせる．	マッシュポテト

	わかめ汁	庄内麩 生わかめ みつば ┌かつお節/昆布/水 │しょうゆ └塩/酒	1 2 5 150 1.2 1/3			麩とわかめはだし汁で軟らかくゆでみじん切り みつばは葉先を使用
	果物	りんご	1/4			煮りんごにする．
お や つ	五平餅	残りごはん ┌赤みそ │さとう │みりん │だし汁 └白ごま	40 4 2 1 1.5 1		ごはんをすりこぎなどで半搗きにし小判型にする． 焼き網にのせ両面をこんがりと焼く． みそだれの材料を煮詰め，ごはんに塗る．	みそ入りかゆにする．
	牛乳	牛乳	150			
夕 食	しそ飯	米 塩/酒 しその葉 にんじん	65 0.7/3 1.5 8		しその葉は線切りにし刻む． にんじんは線切りにし炊き込む．	にんじんは軟らかく煮てみじん切りにし，かゆに混ぜる．
	鶏肉の照り焼き	鶏もも肉 しょうゆ 酒 みりん/さとう 油	60 2.5 1 1/0.2 1		鶏肉は調味料に30分くらい漬け焼く．	鶏肉，長いも，だし汁，コーンスターチのテリーヌのあんかけにする．
	ごぼうサラダ	ごぼう にんじん アスパラガス マヨネーズ ごま しょうゆ	30 15 10 6 2 3		ごぼうは笹がきにしてゆでる． にんじんは線切りにしてゆでる． アスパラガスはゆでて斜めに切る． ごまは炒る．	ごぼうは軟らかくゆでミキサーにかける． にんじんは軟らかくゆでて切る． アスパラガスは穂先を使用する． ごまは練りごまにする．
	袋卵煮	鶏卵 油揚げ だし汁/みりん さとう/しょうゆ さやいんげん	25 8 40/1 1/2 5	1/2コ 1/4枚	油揚げを1/2に切り，切り口を開き袋する．この中に鶏卵を割り入れ，だし汁の中で煮る．	鶏卵はふわふわ． 油揚げは絹ごし豆腐に代えて煮る．
	みそ汁	さつまいも ねぎ にら 煮干し/水 みそ	20 10 5 3/150 10		いちょう切り 小口切り	さつまいもは軟らかく煮る にらはにんじん等にかえる． コーンスターチでとろみをつける（初期食は材料ごとのペーストにする）．

● 12歳〜14歳

朝昼夕	献立名	0.3 知的障害（1,750〜2,200kcal）					肢体不自由（中期食の場合）
		食品名	分量(g)	目安量	作り方			要 点
朝食	ツナサンド	食パン マーガリン ツナ じゃがいも たまねぎ マヨネーズ	80 7 25 30 10 7	1/8枚切り2枚 大さじ1/2 大さじ1/2	食パンにマーガリンをぬる ツナ，じゃがいも，たまねぎでサラダを作り，パンにはさむ．			パンがゆ じゃがいもは裏ごしにし牛乳を加えてマッシュポテトにする．ツナは包丁で刻みペースト状にしマヨネーズであえる．
	野菜サラダ	にんじん キャベツ だいこん トマト 食酢/しょうゆ ごま油/塩	10 20 20 30 4/3 3/	 1/6〜1/4				にんじん，キャベツ，だいこんは軟らかくゆでる． トマトは皮をむき種を取り，細かく刻む．または赤ワイン，さとうを加えて煮る．
	ポタージュ	クリームコーン たまねぎ/バター 牛乳 ガラスープ 塩/こしょう 生クリーム	40 20/2 80 80 1/ 10		たまねぎをバターで炒めガラスープで煮る．牛乳とクリームコーンを加え，塩・こしょうをし仕上げ，ミキサーにかける．生クリームは盛り付けてからかける．			ミキサーでていねいにかける．
昼食（学校給食）	牛乳	牛乳	200					
	カレーうどん	生うどん 豚もも肉 干ししいたけ たまねぎ にんじん ねぎ 小松菜 かつお節/だし昆布 水 さとう/しょうゆ 塩/みりん 酒/カレー粉 油/でんぷん	100 30 2 50 20 15 10 5/1 330 0.5/20 0.4/2 2/0.7 2/5		めんをゆでる． しいたけのもどし，たまねぎ，にんじんは線切りにする．ねぎは斜め切り．小松菜はゆでてから切る． 材料を炒めだし汁で煮る．調味料を入れ，溶いたカレー粉で調味し，でんぷんの水溶きでとろみをつける．			うどんは冷麦にかえる．冷麦は一度ゆでこぼしてから軟らかくゆでる． 豚肉は生のうちにフードプロセッサーにかけ，すり流しにする． しいたけは味をつけミキサーにかける． ねぎは使用せずたまねぎを多めにし軟らかく仕上げる． 小松菜は葉先を使用する．
	巣ごもり卵	鶏卵 じゃがいも にんじん ほうれんそう 塩/こしょう バター	50 30 7 15 0.3/ 3	1コ	じゃがいも，にんじんは線切り． ほうれんそうはゆでてから切る．材料を炒めて容器に入れ中心をくぼませて鶏卵を割り入れて蒸す． 材料は炒め過ぎない．			ふわふわ卵と煮野菜または軟らか野菜の茶碗蒸しにする．
	ピーナッツあえ	キャベツ もやし しょうゆ さとう/塩 ピーナッツバター	30 30 4 2/ 4		キャベツはゆでてから短冊切り．もやしはゆでてから切る．釜でからいりし，煮立てた調味料であえる．			もやしはカリフラワー，ブロッコリー，ズッキーニ等に替える．

	杏仁豆腐	粉寒天 水/牛乳 さとう プルーン 黄桃缶詰	0.35 30/30 5 8 15	1コ	粉寒天と水を合わせ煮立てさとうを入れる．牛乳を温め寒天汁と合わせバットに入れ冷やし固める．ひし形に切る．プルーンは戻す．	寒天の量を0.3にする． プルーンは軟らかくにてミキサーにかける． 黄桃缶詰はフードプロセッサーにかける．
間食		バナナ かえり煮干し	60 10		炒める．	かえり煮干しはヨーグルトにかえ刻みバナナにかける
夕食	ピラフ	米/白ワイン バター/ パセリ	80/4 4/0.1 2		米をバターで炒めて炊く． パセリはみじん切りにし，ごはんをほぐす時に散らす．	パセリかゆにする（バター入り）．
	ハッシュドビーフ	牛肉薄切り たまねぎ/油 にんじん にんにく マッシュルーム ガラスープ 赤ワイン/塩 さとう ケチャップ デミグラスソース （市販） バター/小麦粉	60 60/3 20 0.2 6 100 2/0.5 5 20 15 6/6	缶詰	牛肉は2cm幅，たまねぎは線切り，にんじんは短冊切り，にんにくはみじん切りにしバターで炒めガラスープとマッシュルーム，[　]の調味料の8分くらいを入れ煮込む．ルウを入れ残りの調味料を加えて仕上げる．	ビーフのテリーヌ団子 材料はハンバーグと同じ煮汁の中にスプーンで落とす．軟らか野菜のケチャップ煮の中に団子を入れる．
	白菜サラダ	白菜 きゅうり みかん缶詰 サラダ油/塩 さとう/食酢	40 10 25 2/0.2 少々/1.5		白菜ときゅうりは適当に切り，塩で軽くもみドレッシングをかける． みかん缶詰は飾り	軟らか野菜は細かく刻みサラダにする． みかん缶詰はミキサーにかけてジュースにする．
	炒め物	青梗菜/油 桜えび しょうが（汁） 酒/しょうゆ	30/1 1 0.3 1.5/1.5		青梗菜は硬くゆでる． 桜えびは粗く刻みからいりし，青梗菜を加えて味をつける．	青梗菜は葉先を用いる． 桜えびはフードプロセッサーにかける．
	豆腐スープ	木綿豆腐 生わかめ わけぎ ガラスープ 塩/酒 薄口しょうゆ	40 3 5 150 1/3 1.1			豆腐は絹ごし豆腐を使用し，コーンスターチを加えて団子にするのが望ましいが，コーンスターチのとろみ汁の中で煮立てないで煮てもよい． わけぎは使用しない．

● 15～17歳

朝昼夕	献立名	0.3 知的障害（1,870～2,150kcal）					肢体不自由（中期食の場合）
^	^	食品名	分量(g)	目安量	作り方	要点
朝食	ごはん	米	85			おかゆ
^	みそ汁	切り干しだいこん キャベツ 煮干し/水 みそ	5 30 3/150 10			切り干しだいこんは入れない．
^	落とし卵	鶏卵 だし汁/さとう しょうゆ/酒	50 10/0.2 2/1	1コ	だし汁を煮立て鶏卵を落とし煮る．	軟らかスクランブルエッグにする．
^	豆腐のかき油煮	生揚げ 干ししいたけ アスパラガス にんじん 酒/スープ 塩/炒め油 しょうゆ/さとう かき油/でんぷん	80 3 30 15 3/40 /2 4/1.5 3/1		・生揚げは一口大，もどししいたけはそぎ切り．にんじん薄切り，アスパラガスは斜め切り． ・しいたけ，野菜を炒め，酒とスープを入れ煮てから油切りした生揚げを加えて煮る．煮えたら水溶きのでんぷんでとろみをつける．	絹ごし豆腐の軟らか野菜あんかけにする．
^	果物	みかん	80	1コ		白桃缶詰のミキサー
昼食（学校給食）	牛乳	牛乳	200			
^	さつまいもごはん	米 酒/塩 さつまいも 黒ごま/塩	85 4/1.1 25 0.5/0.2		水分量は1.4倍 さつまいもは皮をむいて水にさらし，角に切る． ごま塩を作る．	さつまいもがゆにする．
^	鳴戸巻き煮・鶏信田巻き煮	┌豚ロース肉 │塩/こしょう │生わかめ │にんじん └かんぴょう ┌油揚げ/でんぷん │鶏ひき肉 │しょうが │酒/しょうゆ │鶏卵/でんぷん │にんじん └さやいんげん だし汁/塩 さとう/酒 しょうゆ/でんぷん おかひじき しめじ	40 0.5/ 3 3 2 10/0.4 24 1 0.6/1.2 1.6/ 6 6 20/ 0.3/0.3 0.6/0.1 8 8	鳴門巻きは2/2コ付け 鶏信田巻きは2/6コ付け	◇豚肉を広げ塩・こしょうをし，わかめを重ねる．にんじんを芯にして巻き，かんぴょうで3か所縛り煮る． ◇鶏ひき肉，しょうが汁，さけ，しょうゆ，鶏卵，でんぷんで種を作る．開いた油揚げにでんぷんを振り鶏肉の種を広げ，中心ににんじんとさやいんげんをのせて巻き楊枝で止めて煮る． おかひじきとしめじはゆで煮汁のあんをかける．	豚肉のテリーヌの野菜あんかけにする． ◇豚肉40g，長いも20g，コーンスターチ5.5g，塩，こしょう ◇豚肉は下味をつけ，生の肉にフードプロセッサーにかける．おろした長いも，コーンスターチ，水（40ccくらい）を加えフードプロセッサーにかけてから蒸す． ◇野菜のあんかけ にんじん，たまねぎ，ブロッコリーを軟らかくゆで，とろみをつける．しめじまたはしいたけに味をつけミキサーかけ，あんの上に飾る．

	きんぴら	ごぼう にんじん はす 炒め油 さとう/しょうゆ 酒/みりん だし汁/白ごま	25 10 10 1 1.8/2.8 1.5/1.6 /0.5		ごぼう，にんじんは線切り，はすは小さめのいちょう切りにする．	ごぼうは薄味をつけて煮る．ミキサーにかけ，味を調えてとろみをつける． はすはごぼうと同じ． にんじんは軟らかく煮て刻む．
	からし和え	ほうれんそう えのきだけ 菊の花 からし/さとう しょうゆ/塩	50 8 3 0.4/1 3/0.4			ほうれんそうは軟らかくゆでて刻む． えのきだけは薄味をつけてミキサーにかける．
	みそ汁	あさりむきみ 万能ねぎ みそ だし汁/煮干し	15 3 10 150/3			あさりは味をつけミキサーにかけとろみをつける．
夕食	ごはん	米	85			おかゆ
	魚の春巻き	春巻きの皮 生鮭 スライスチーズ しそ 揚げ油 ケチャップ	15 40 20 1 4 8	1枚 1/2切れ 1切れ 1枚 ソース	春巻きの皮の上にしその葉，鮭，スライスチーズを順に重ねて巻き揚げる．	生鮭のテリーヌにする． ・生鮭（30g），でんぷん（7g），牛乳（70g），鶏卵（20g），塩，酒をフードプロセッサーにかけて蒸す．
	かぼちゃソテー	かぼちゃ にんにく ベーコン グリンピース ホールコーン 油 塩/こしょう	70 0.2 8 7 7 2 0.1/	 冷凍 冷凍	かぼちゃは種を取り除き，幅3cm厚さ5mmに切り蒸す（電子レンジ使用可）．ベーコンを1cm角に切り炒めかぼちゃ，ゆでたグリンピース，ホールコーンを加え塩，こしょうをする．	かぼちゃの牛乳煮にする．ベーコンは使用しない．グリンピースは皮をむく．コーンはクリームコーンにしミキサーにかける．
	生野菜	きゅうり だいこん/塩 みそ マヨネーズ	30 30/0.1 0.7 3.5	1/4本	きゅうり，だいこんはステックに切り塩をする．みそ，マヨネーズにつけて食べる．	きゅうり，だいこんは軟らかくゆでる．
	ヨーグルトスープ	じゃがいも しめじ ブロッコリー ガラスープ 塩/こしょう 無糖ヨーグルト	60 15 25 120 1/ 60		じゃがいもはいちょう切りじゃがいもを煮てしめじ，ゆでたブロッコリーを入れて煮立たせ，塩，こしょうをする．ヨーグルトを加えあたためる程度に煮る．	しめじはフードプロセッサーにかけ苦い場合は使用しない．

（佐藤加代子）

第6章
児童福祉施設の栄養と食生活

1-児童福祉施設における食事

　児童福祉施設には乳児院，保育所，児童養護施設，障害児施設，知的障害児施設，自閉症児施設，知的障害児通園施設，盲ろうあ児施設，難聴幼児通園施設，肢体不自由児施設，肢体不自由児通園施設，肢体不自由児療養施設，重症心身障害児施設などがある．

　これまでの国民栄養調査（現：国民健康・栄養調査）の結果から，学齢期前に戦後の食料不足の時期を過ごした児童は，その後10年を経た時代においても，発育が十分回復していないことが明らかにされている．このことは，乳幼児期の栄養がその後の発育にいかに影響を及ぼすかを物語っている．それゆえ，心身ともに発育が旺盛な時期にあり，しかも，家庭的・社会的に恵まれない乳幼児や学童を収容する児童福祉施設において，食事の供与は極めて重要となる．

　児童福祉施設のうち，乳児院，児童養護施設，一部の障害児施設は施設が家庭に代わって1日の食事を提供する．これまで児童福祉給食は，ともすると内容的に恵まれない印象がもたれていたが，食事の栄養的な配慮は当然のことながら，家庭的な楽しい食事環境のもとで，家庭の味が加味され，子ども達に喜ばれる食事が与えられなければならない．

　肢体不自由児施設，重症心身障害児施設も同じ3食給食であるが，対象が一般の健康児と異なり，心身上の問題をもつので，その食事内容も家庭的な雰囲気に加え，治療の一環として入所児の状態に即したものが必要になる．

　知的障害児施設では，対象が心身の障害をもつこと，また，中には咀嚼力の劣る者もみられる．したがって，食事は治療面を加味し，食事の質，調理形態，調理法を検討し，個々に即した与え方をする．

　児童福祉施設のうち，保育所は1食給食であるが，とくに対象が発育の旺盛な時期であること，また，食習慣を形成する上からも大切な時期であることを十分留意して食事の提供を行う必要がある．

2-児童福祉施設における食事の役割

1）　栄養補給

　　　3食を供与する施設では，対象が1日に必要とするエネルギーおよび栄養素量の全部を，また1食を供与する保育所では昼食およびおやつで子どもに適切なエネルギーおよび栄養素量を供与しなければならない．したがって，その内容は十分に検討され，乳幼児，児童の心身の健全な発育，発達を促すものでなければならない．

2) 食習慣のしつけ

　食事に関する衛生的なしつけ，望ましい食事態度，健全な嗜好などが正しく育てられるよう，日々の食事を通して基本的なよい習慣を身につけさせる．偏食，遊び食い，早食い，欠食，拒食など，好ましくない食習慣を是正するにあたっては，無理強いすることなく保育者や友達と一緒に食べる場面における励ましや共感，子ども自らの気づきなどにより，望ましい習慣となるよう支援する．子どもが望ましい食習慣を身に付けるためには，施設と家庭との連携が重要であり，施設での子どもの食事の様子などを丁寧に保護者に伝えることも必要である．

3) 食育（栄養教育）

　児童福祉施設における日々の食事は，入所する子どもにとって，乳幼児期から発達段階に応じて豊かな食の体験を積み重ねていくことにより，生涯にわたって健康で質の高い生活を送る基本となる「食を営む力」を培うために重要な役割を担っている．発達段階に応じた食生活が営めるように配慮し，食に関わる行事のみでなく，日常の食事が食への理解を深め関心を高めるものとなるようにする．

　食事の内容は，発育・発達状況に応じ，かつ，その発達を促すことができるようなものとし，子どもの嗜好や食に関する体験が広がり，かつ深まるように，幅広い多様な食品や料理の組み合わせに配慮する．季節感や地域の伝統的な食文化なども取り入れるような工夫を行う．さらに通園施設の場合には，施設での献立を家庭に配布し，施設における食事に対する関心を喚起し，家庭の食生活改善に役立てられるように，情報提供を行う．

　また，食べることが楽しい，食べたいという意欲を培うことができるような食事内容や，食具・食器の種類，食事環境などにも配慮し，望ましい食習慣の定着につなげていく．

　児童養護施設などにおいては，子どもが施設退所後に地域社会で自立して生活していく力を育てる支援の場でもあることから，「食」に関わる自立支援に関する取り組みも行うことも必要である．子どもの発育・発達に応じた適切な日々の食事の提供を基本に，日常の食事の献立により，自分にとって適切な食事の量や栄養素等の働きについて理解を深めることができる．また，食事に必要な食品の買い物や食事作りの手伝い，後片付けなどの機会を通して，食事が作られるまでの工程を学ぶことができる．

4) 情操教育

　入所者が一緒に同じ食事をとり楽しむことによる，精神面での収穫は大きく，食事が情操教育の一助になる．楽しい食事環境を整え，食卓を互いの理解を深める場，コミュニケーションをとる場にしたい．それが入所者の心の発達を促し，心にゆとりを与えるものと思われる．

3-児童福祉施設における食事提供および栄養管理に関する施設別留意点
（「児童福祉施設における食事の提供ガイド」：厚生労働省より抜粋）

1）保育所

(1) 個人への対応

　離乳食，食物アレルギーのある子ども，体調不良の子どもなどでは，個別対応が必要となる．したがって入所に当たって保護者から状況を把握し，適切な食事を提供する．同時に保護者に対する支援を行うことも重要である．保育所では多職種間の連携のもとに定期的に食事の摂取量，食べ方，身体状況などを通して個別対応が必要な子どもを把握し，適切な対応をとる．

(2) 保護者に対する支援および地域における子育て支援

　多職種間の連携を図りながら，保育所での食育の取り組みを家庭へ伝え，家庭での食育の関心を高める．一方，家庭からの食に関する相談への対応も必要である．また，子どもの食生活に関する悩み等が子育ての不安の一因になることがあるので，地域の子育て家庭に対して保育所の管理栄養士，栄養士，調理員など，食の提供に関わる職員はその専門性を発揮して支援する．

(3) 多職種の連携

　保育所における食事の提供は管理栄養士・栄養士等が子どもの喫食状況を見て栄養管理を行うことが望ましいが，現実の業務の中でそれを把握することが難しいこともある．このような場合には保育士等との連携も必要となる．

　保育所での食育をより充実させ，豊かに展開するためには，子どもの家庭・地域住民との連携・協力，さらに地域保健センター・保健所・医療機関，学校，地域の商店街や食事に関する産業などとの連携・協力を得ることも効果的である．

2）乳児院

　乳児院への入所理由には，家庭の事情などによる養育不能や虐待による保護などが多い．

(1) 入所時の対応

①家庭，病院での食の状況（授乳・離乳食，アレルギーの有無など）を把握する．
②その情報をもとに入所後の授乳，食事の提供方法を検討する．

(2) 全体および個人への対応

①乳汁…授乳量は食事摂取基準の目安量を参照して，月齢別に1日の授乳量を定めて

おき，個々の哺乳量，成長曲線，体格指数などにより勘案する．ミルクアレルギー，乳糖不耐症，哺乳量の少ない児，嚥下困難な場合には，ミルクの種類，提供方法を医師の指示に従い，検討する．

②離乳食…「授乳・離乳の支援ガイド」に従って個々の食事計画を作成し，発育・発達状態と実際の摂取状況，咀嚼や嚥下状況をみながら個々に合わせて進める．食事は介助者が子どもに寄り添い，ゆったりとした雰囲気の中で無理強いせず，食事がおいしく，楽しいと思えるように進める．

③幼児食…食事マナーの習得，楽しく味わって食事ができる家庭的な食環境づくり，保育の中でも食に関することを取り入れるなど，可能なことから食育を実践する．

(3) 多職種の連携

乳児の保育全般には保育士が，授乳内容や離乳食，幼児食の各段階への移行等食事に関わる決定は保育士や看護師の判断で，調理する側との調整役として管理栄養士や栄養士が関わるなど，各職種がそれぞれの専門の業務を分担することで日々の乳児の生活支援に関わっていることが多い．しかし，各種行事を通して食事を提供することの多い乳児院では，その対応方法などを担当職員と詳細に確認し，この機会を通して各種職種間の連携を深めることが大切である．

3) 児童養護施設

(1) 児童養護施設における食生活の捉え方

入所前の虐待経験，不適切な養育環境，入所による家族からの分離は，子どもの心身の発達に影響を及ぼすことが少なくない．子どもの不安や満たされない思いは，食事に向けられることもある．子どもの状況に合わせた適正な食事の提供は，生活の中の食事・睡眠などの生活リズムを整えることにつながり，皆で楽しく食事をする経験を繰り返し，それを習慣化することにより，心身の発達や人間関係の構築にもつながる．子どもの心の状態が食生活に現れることもあるので，広い視点で子どもの食生活を捉え，配慮する．そして施設の職員は子どもに日常生活を通して食事マナーや食文化，さらには調理や栄養面の知識などを伝え，入所する子どもが生涯にわたり豊かな食生活を営み，心身ともに健康な食生活を送ることができるように支援することが大切である．

(2) 具体的な食生活支援

管理栄養士・栄養士が中心となり，多職種で連携を図りながら，子ども達の健やかな発育・発達を促す食事の提供，社会的自立に向けた栄養・食生活支援につながる食育を推進することが必要である．

①個人への対応の配慮

個々に入所に至った経緯や入所前の生活状況を把握し，発育・発達に合わせた食事

の提供が必要である．入所後，子どもは家族から分離された喪失感や生活環境の変化に戸惑うことが考えられるので，生活に慣れるまでは食事についても配慮するなど，心身の安定に努めることも大切である．

②栄養管理の留意点

　管理栄養士・栄養士は食事摂取基準を参考に，個別の給与栄養目標量を決め，献立作成や食事のあり方について提案をし，食事が適切に提供されているか，子どもの成長曲線や体格指数等で確認する．

　食事の配膳はグループごとに行うなど，少人数化することで個々の嗜好や体調を考慮した盛り付けができ，個別の対応にもつなげることができる．そして本人に自分の食事の適量を知らせ，また，実際の摂取量を自分で把握できるようにすることが大切である．

③厨房以外での調理に関わる衛生管理の留意点

　担当職員の健康管理チェック，検便の実施，調理器具の点検や冷蔵庫の庫内温度，食材の購入保管や食事提供に関するマニュアルを作成するなど，衛生面に十分配慮することが重要である．

④食を通じた自立支援

　施設では子どもの発育・発達に合わせた個別の目標に沿った自立支援計画書を策定し，継続的に多職種協働で支援する．また，将来，独立家庭を築いたときのモデルになることを意識した支援を行うことも必要である．

⑤本体施設による小規模部門に対する支援

　本体施設と小規模ケア部門は連絡を密にとり，情報を共有することで状況に応じた支援がすぐに実施できる体制を整えておく．本体施設の管理栄養士・栄養士は，小規模ケア部門の職員や入所している子どもに，必要に応じた栄養面や食生活などについて指導を行う．小規模ケア部門では生活全般に子どもの意見が反映しやすいが，食については担当職員の関心度や調理技術の差が大きく，その影響も強いことから，担当職員に対する支援も大切である．

(3) 多職種の連携

　児童養護施設においては，職種による業務の分業化が課題とされているので，入所する子どもを施設の全職員が養育するという観点から，職種にかかわらずその専門性を活かして子どもと関わることが大切である．管理栄養士・栄養士，調理員等，給食業務担当者も子どもと直接的な関わりをもち，その専門的な知識と技術を活かし，食を通して食習慣の改善につなげ，子どもの育ちに積極的に携る．

4) 障害児施設

(1) 栄養ケア・マネジメントの重要性

①個別対応の重要性

　障害の種類や程度などが異なる子どもを収容する施設では，障害児一人ひとりの栄養・健康状態の維持や食生活の質の向上を図ることが不可欠であり，個別の栄養・健康状態に着目した栄養ケア・マネジメントの適切な実施が重要となる．

②多職種の連携

　栄養ケア・マネジメントを導入し実践するにあたり，施設長やサービス管理責任者はこの必要性を理解し，関係職員もこれを理解し，実践するための勉強会を設けるなどして施設内で共通した認識をもつことが重要となる．したがって，栄養ケア・マネジメントの導入・実践は多職種の連携に取り組む絶好の機会になり得る．

(2) 家庭への支援

　食に関する課題が多い障害児では，家庭への支援は重要となる．

①家庭→障害児施設

　本人や家族の食に関する希望や支援ニーズを把握し，発達や障害の状態等の変化に伴う希望やニーズに合わせて，タイムリーに支援方法を検討・変更することが必要である．

②家庭→行政→障害児施設

　施設内での栄養・食の管理が家庭でも同じように達成でき，その状態を維持するためには，地域連携は必要不可欠である．障害児が地域で家族と共に健康で質の高い生活を送り，その地域における継続した自立支援につなげていくためにも，関連する行政機関を含めた連携が重要となる．

③家庭→行政→医療機関→障害児施設

　摂食・嚥下機能に問題がある子どもで，医療機関の関わりが必要な場合には，家庭，医療機関，行政機関，障害児施設間で連携を図り，家庭への支援に当たる必要がある．

(3) 特別支援学校との連携

　障害児施設から特別支援学校（学級）に通学する場合には，関連機関との連携が重要となる．双方の管理栄養士等が食の支援目標および課題，改善のための目標や援助の方法，給与栄養目標などに関する情報を共有し，一貫した取り組みを行えるような体制づくりを行う．さらにこれを家庭への支援につなげていくことで，より質の高い子どもへの栄養・食生活支援となる．

⑷　食を通した自立支援

　地域で生活する障害児が健康で質の高い生活を送るためには，食生活が重要となる．障害児施設などでは障害児が施設から地域に移行し，地域で自立して生活するための自立支援や就労支援などが展開されている．その支援の一貫として食に関する自立支援も実践されている．さらに質の高い「食を通した自立支援」を展開していくためには，「食を通した自立支援プログラム」の作成・実践が重要であり，これは多職種の連携を図りながら進めることが重要となる．

4－児童福祉施設における食事の基本

1）給与栄養量および食品構成

⑴　各施設における給食の給与栄養量を定める際には，「食事摂取基準」のうち，0～18（～29）歳の基準を活用するが，この際，子どもの年齢，性，生活および栄養状態を把握・評価して，定期的に見直すことが望ましい．

⑵　身体活動レベルについては7歳までは区分がされていないが，8歳以降は部活やクラブなどでスポーツを行っている場合には，活動レベルをⅢとするなど，活動内容を参照して判断する．

⑶　保育所等通所施設で1日のうち特定の食事（例えば昼食）を提供する場合には，対象者の生活状況や1日全体の食事に対する特定の食事の割合を考え，目標を設定することが望ましい．しかし，子どもの生活状況等に特別配慮する必要のない場合には，昼食については1日全体のおおむね1/3を，おやつについては発育・発達，生活状況等に応じて1日の10～20％程度を目安にする．

⑷　「食事摂取基準」は健康な個人および集団を対象とし，平均的な体格の者を対象として策定されているので，障害や疾病のある者では一律の適応が難しい．それぞれの状況に応じて個々に食事計画を立てる．

⑸　入所児の健康状態および栄養状態に特に問題がみられない場合でも，エネルギー，脂質，たんぱく質，ビタミンA，B_1，B_2，C，カルシウム，鉄，ナトリウム，食物繊維について考慮することが望ましい．

⑹　脂質については，量（脂肪のエネルギー比）とともに，質（n-6系およびn-3系脂肪酸）にも配慮する．

⑺　たんぱく質，炭水化物の総エネルギーに占める割合は，たんぱく質については10％以上20％未満，炭水化物では50％以上70％未満の範囲を目安にする．

⑻　幼児，学童を収容する施設においては，国民健康・栄養調査成績，保育所給食，学校給食の食品構成などを参考にしながら，それぞれの施設の入所児の状況に合わせた食品構成を作成する．

2）献 立

献立作成の基本は 63～65 頁に述べたが，とくに心身ともに成長・発達途上にある乳幼児，児童を対象にする児童福祉施設では，献立作成に当たり以下の点に留意する．

(1) 給食費の予算内で給与栄養量を確保できるものであること．
(2) 広範囲の食品や料理を取り入れ，家庭的で季節感のある献立にする．
(3) 食中毒のおそれのあるもの，品質のはっきりしない食材は避ける．
(4) 子どもの嗜好を配慮しながらも味の調和を図る．
(5) 適宜，各種行事食を取り入れて変化をつける．
(6) 対象の年齢，摂食能力，調理設備，調理担当者の人数と能力を考慮し，一定の時間内にでき上がるものであること．
(7) 発育期にある子どもでは，間食は食事の一部として栄養補給の点からその内容を考慮しなければならない．

3）調理，盛りつけ，検食

従来，衛生管理は梅雨期から夏期に重点がおかれる傾向にあったが，最近では食中毒は年間を通して発生している．それゆえ，調理に当たっては設備の衛生管理，調理従事者等の定期健康診断，検便，衛生管理をはじめ，調理器具などの清潔，保管に十分気を配ることが大切である．食中毒が発生した場合，その原因追及のために，給食に出した食事の一部を保管しなければならない．検食は原材料および調理済食品を，食品ごとに 50g 程度ずつ清潔な容器（ビニール袋など）に入れて密封し，－20℃以下で 2 週間以上保存しなければならない．

調理が完了したら盛りつけまでの間に，給食責任者は食事を栄養，衛生，嗜好的観点から，乳幼児，児童に適当であるかを検討する．それぞれの料理にはおいしく感じる最適温度がある．冷たい料理は冷たく，温かい料理は温かい状態で提供することができるよう，作る手順を考慮して調理に当たる．

5-児童福祉施設における食事の評価

それぞれの児童福祉施設における給食の内容や食事の供与の仕方が，入所している乳幼児や児童の発育・発達，食習慣の形成などにとって適切であるか否かを，子どもの栄養状態等の状況を踏まえながら定期的に評価し，見直す必要がある．とくに給食のエネルギー給与量の計画，見直しに当たっては，定期的に入所児の身体測定を行い，図 6-1 に示す成長曲線に照らし合わせるなどして観察・評価を行う．また，食事全体の栄養評価は 16 ～21 頁を参照されたい．

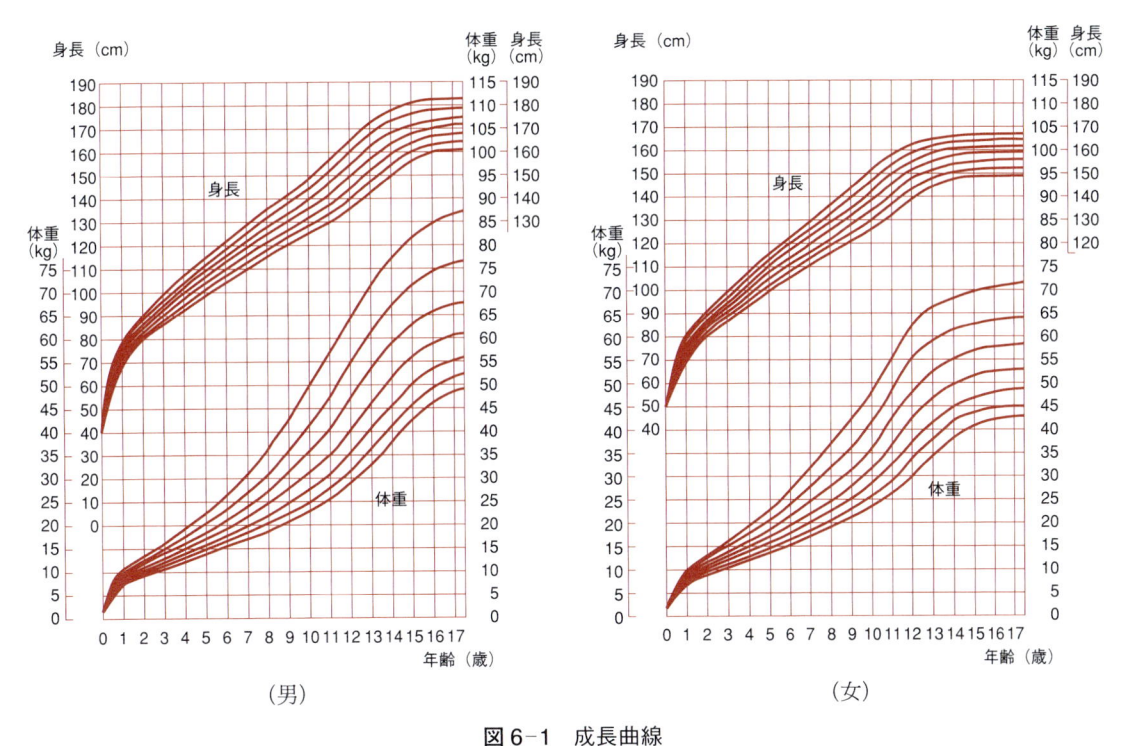

図 6-1　成長曲線
（7本の線はそれぞれ下から 3, 10, 25, 50, 75, 90, 97 の各パーセンタイル値を示す）

6－保育所における食事提供の実際

1）保育所における食事提供の利点

(1) 入所児は全員同じ食事や間食を食べることによって親近感がはぐくまれ，弁当の違いからくる差別感を防ぐ．
(2) 日常，家庭で摂取しないもの，または，摂取しにくいものへの嗜好を培って偏食の矯正を可能にし，正しい食習慣を確立する．
(3) 同一年齢の者との会食により，互いに思いやりの心が養われ，食事を通して円満な人間関係，社会生活のあり方などを学ぶことができる．
(4) 子どもの栄養や食習慣を改善し，また，保育所と家庭との密な連携により保護者の栄養・食生活に対する関心を喚起させ，家庭および地域の食生活の改善も可能となる．
(5) 家庭の食事に比べ，専門家の監視のもとに給食材料を大量に購入するので，比較的安価で質のよい食事の供与が可能となる．
(6) 母親の弁当作りの負担を軽減させる．

2) 入所に際しての準備

保育所の入所に当たっては，従来の生活や食生活からの急激な変化をできるだけ避け，徐々に保育所の授乳や食事に慣らしていく．そのためには，乳幼児個々の出生から現在までの健康歴，生活環境，家庭における保育状況に加え，授乳や食事歴，母親の食意識，両親の健康状態（とくにアレルギー歴）などについて詳細に聞いて記録しておく．とくに，授乳，食事に関しては以下の項目が参考になろう．

(1) 授乳期，離乳期から入所する場合

・栄養法…出生後から現在までの栄養法．母乳栄養の場合にはそれに対する希望，人工栄養の場合には使用しているミルクと乳首の種類．
・授乳回数，授乳間隔，乳汁の飲み方，哺乳量．
・離乳の開始前における果汁などの供与状況（94頁）．
・離乳の進行状況…離乳開始時間，食事回数，食事量，与えた食品，調理形態，受け入れ状態，アレルギーを起こす食品など．

(2) 幼児期（離乳の完了後）に入所する場合

・食事時刻．
・食欲，食事に要する時間．
・咀嚼，調理形態．
・嗜好，とくに偏食の有無，嫌いな食品．
・摂食行動…介助する程度，食具の使用状況．
・間食の摂取状況…回数，与え方，内容．

保護者も保育所の授乳・食事方針をよく理解して，できるだけ早く保育所の日課に近づくよう保護者を指導する．

3) 授乳・食事計画

家庭における授乳・食事状況を考慮して，保育所における授乳・食事計画を立案する．この場合，消化機能が未熟な上，心身の発育・発達が著しい乳幼児を扱う保育所では，他の施設では見られないきめ細かな月齢別授乳・食事計画が必要となる．乳や食事を与える時刻は乳幼児の生活リズムの中心となるものであるから，常によい食欲を生み出し，それを維持し続けるためには，保育所では家庭における授乳や食事時刻を考慮してそれらの時刻を決め，また，保育内容との調整も図る必要があろう．しかし，集団で保育する場合には，保育や調理担当者の人手，厨房設備，時間的制約などを勘案して，無理がかからず，できるだけ円滑に授乳や食事の供与ができる計画であることも必要となる．保育所における一般的な食事計画例を**表6-1**に示す．

保育所と家庭の密な連携のもとに，立案された計画に基づいて毎日の保育や授乳・食事の供与を行っていく．

表6-1 乳幼児の食事計画例

		2〜3か月	4か月頃	離乳期 5か月〜	6か月〜	7〜8か月	9か月〜	10か月〜	12〜18か月	1〜2歳	3〜5歳
家庭	AM 6〜 7〜 8〜	乳	乳	乳	乳	乳	乳	朝食	朝食	朝食	朝食
保育所	9〜 10〜 11〜 12〜 PM 1〜 2〜 3〜 4〜 5〜	乳 乳 さゆなど 乳	乳 乳 さゆなど	離乳食+乳 さゆなど 乳 さゆなど	離乳食+乳 さゆなど 乳²⁾ さゆなど	離乳食+乳 (果汁)¹⁾ 乳²⁾ さゆなど	離乳食+乳 (果汁)¹⁾ 離乳食³⁾+乳 さゆなど	果物など 昼食 乳	果物など 昼食 乳+軽い間食	軽い間食 昼食 間食	昼食 間食
家庭	6〜 7〜 8〜 9〜 10〜	乳 乳 乳	乳 乳	乳 乳	乳または 離乳食+乳 乳	離乳食+乳 乳	離乳食+乳 乳	夕食 乳	夕食 (乳)	夕食	夕食
保育所での回数	乳汁 離乳食+乳汁 離乳食 食事 果汁など 間食	3	2	1 1	1 1	1 1 (1)	2 (1)	1 1 1	 1 1 1	 1 2	 1 1

注 1) 果汁は必ずしも与えなくてもよい．時に応じて薄い麦茶・お茶，卸した果物を．
 2) 事情が許せば離乳食を供与し，PM6〜（家庭）は乳汁だけにする．
 3) 保育所で離乳食を2回与えることが困難な場合には，10か月〜と同様に昼食時刻に食事を供与し，PM3〜に乳汁と果物または乳児用菓子を与える．

（水野清子）

4) 授乳・食事の進め方

保育所給食は対象の年齢により乳児と幼児に区分され，さらに乳児は調乳と離乳食，幼児は1〜2歳児食と3〜5歳児食とに区分される．保育所における乳幼児の食事計画は表6-1のとおりである．

(1) 0歳児

【乳　汁】

・母乳栄養の場合

母乳が分泌し，母親が母乳栄養の継続を望む場合にはそれを受け入れたい．その場合，冷凍母乳（85頁）を使って授乳することが多い．

・混合，人工栄養の場合

1歳頃までは母乳の代替として育児用ミルクを用いる．離乳期幼児期ミルク（9か月から使用）はあえて使用する必要はない．

保育所に入所するまでは，個々の乳児に与えられていたミルクの銘柄はさまざまであるが，保育所では1種類に統一し，保育所と家庭で同種類のものを与えることが望ましい．育児用ミルクはメーカーにより調乳濃度が若干異なるので，ミルクを計量する際にはそれぞれのメーカーの缶に備えつけられているスプーンを使用する．それは，乳汁の濃度が乳児に不適切になることを防ぐためである．

保育所における調乳は無菌操作法（91頁）を用いることが多いが，0歳児数が10名以上の場合には安全性が高く，省力化にも役立つ終末殺菌法（91頁）をとるのがよい．

【離乳食】

保育所における離乳食の進め方は，家庭で生活する乳児と同様に考える．乳児期は幼児期以上に個人差が見られるが，それぞれの乳児の状況を考慮しつつ，「離乳の支援ガイド」（95, 96頁）をもとに離乳を進める．

・離乳食回数

離乳の開始後1～2か月間は離乳食は1日1回であり，これは保育所で供与する．大部分の乳児では，生後6～7か月以降9か月頃までは離乳食回数は1日2ないし3回になるが，これまでの調査から多くの保育所では，この間に離乳食を与える回数は1回の所が多い．しかし，現代では保育所には就労する母親の育児支援を行う役割もあるので，条件が許されるならば，保育所で離乳食を2回供与したい．9か月以降において，保育所における授乳・離乳食時刻がこれまでと同様の10, 14時で進めるのであれば，3回食のうち，保育所で2回食事を供与することになる．しかし，諸種の事情で2回の食事の供与が不可能な場合には，乳児を朝食・昼食・夕食時の摂食リズムに慣らし，保育所では昼に離乳食を，午後3時に乳汁を供与してもよい．いずれにしても，生後10～11か月頃には乳児は家族と同じ朝食・昼食・夕食のリズムに移行させることが望ましい．

・離乳食の位置づけと栄養基準

厚生労働省から，乳児に関しては具体的な通知は出されていない．保育所で乳児にどれくらいの栄養量を給与するかは，乳児の月齢や保育時間により異なるが，1～2歳児と同様に午前8～9時頃から夕方5～6時頃まで保育する場合，表6-2に示すような喫食例が考えられる．

産休明けから離乳の開始前までは，保育所において1日に乳児が必要とするエネルギーおよび栄養素量の約40%を，生後7～8か月頃および9～11か月頃において保育所で1日1回食の食事を供与する場合には，6か月頃と同様に40%の喫食率となる．しかし，2回食の時期に保育所で2回の食事の供与が可能な場合には，だいたい50%の喫食率となろう．12～18か月頃では，いずれ1～2歳児食に移行することを考慮して，1～2歳児と同様に午前の間食と昼食，午後の間食で50%を供与したい．

表6-2 保育所における授乳および離乳食時刻と望ましい喫食量（比率）

区分	だいたいの時刻（時）	6	7	10	12	14	15	18	19	22
乳児 2～4か月	乳汁	乳		乳		乳		乳		乳
	配分比率（%）	20		20		20		20		20
	保育所での喫食率（%）					40[1]				
離乳期乳児 6か月頃	乳汁・離乳食	乳		食事・乳		乳		乳[2]		乳
	配分比率（%）	20		23		17		20		20
	保育所での喫食率（%）					40[1]				
離乳期乳児 7～8か月頃	離乳食・乳汁・（果汁）	乳		食事・乳	（果汁）	乳		食事・乳		乳
	配分比率（%）	15		25	(5)	15		25		15
	保育所での喫食率（%）					40+（果汁）(5)[1]				
離乳期乳児 9～11か月頃	離乳食・乳汁・果物		朝食	果物	昼食		乳	夕食		乳
	配分比率（%）		20	5	25[3]		15[4]	20		15
	保育所での喫食率（%）					40+果物(5)[1]				
離乳期乳児 12～18か月頃	食事・間食		朝食	間食	昼食		間食	夕食		乳
	配分比率（%）		25	5[5]	30		15[6]	25		±
	保育所での喫食率（%）					50[1]				

注1) ▨の部分は保育所での喫食部を示す．
2) 5か月頃から離乳を開始し，順調に進めば6か月頃から離乳食と乳汁とする．条件が許せば保育所（14時）で与えることが望ましい．
3) 3回食に移行して1か月くらいは，食後に乳汁を与える．
4) 3回食が軌道にのる10か月以降では，児の食欲に応じて乳児用菓子類を添えてもよい．
5) 9～11か月頃または1～2歳児の間食を利用する．
6) 1～2歳児の間食を利用する．

（水野清子）

(2) 1～2, 3～5歳児

　幼児期栄養の項（111頁～）に記されているように，1～2歳の時期は離乳期に引き続いて発育・発達が旺盛である．そして摂食行動は著しく発達し，咀嚼の基本はこの時期に学習する．また，食習慣の基本もこの時期に確立するなど，1～2歳代は栄養・食生活面においても重要な時期である．

　3歳以降になると言葉の理解力はこれまでに増し，食事も自立する．また，口腔内には第1および第2乳臼歯が萌出し，おとなの食事に近い形状のものでも上手に咀嚼して食べることができる．しかし，この頃になると食物や料理の味に対する好き嫌いが明確化してくるので，幅広い食品，調理法を用いて望ましい食嗜好，食習慣を形成することが大切である．

表6-3 保育所給食における食事摂取基準値（各年齢男女同数の場合）

年齢 歳	エネルギー (kcal)	たんぱく質 (g)	総脂質 (g)	ビタミンA (μgRE)	ビタミンB₁ (mg)	ビタミンB₂ (mg)	ビタミンC (mg)	カルシウム (mg)	鉄 (mg)	食塩相当量 (g)
1～2	925	20	21以上31未満	375	0.5	0.6	35	425	4.5	3.5未満
3～5	1,275	25	28以上43未満	450	0.7	0.8	40	575	5.3	4.5未満

表6-4 保育所給食の給与栄養量の算出例

年齢 (歳)	エネルギー[2] (kcal)	たんぱく質[3] (g)	総脂質 (g)	ビタミンA (μgRE)	ビタミンB₁ (mg)	ビタミンB₂ (mg)	ビタミンC (mg)	カルシウム (mg)	鉄 (mg)	食塩相当量 (g)
1～2	463	18	11～16	190	0.25	0.30	18	213	2.3	1.7未満
3～5[1),4)]	450	20	14～22	225	0.35	0.40	20	290	2.7	2.2未満

(水野清子)

算出の基礎
1) 主食（米飯110g）を家庭から持参するものと考え、それに含まれる値を差し引いた。
2) 昼食で1日全体の1/3を供与し、おやつのエネルギー比は15%として算出。
3) 国民健康・栄養調査結果（総エネルギーに対して14%）を参考にした。
4) ビタミン類、無機質類は1日全体のおおむね50%とした。

【給与栄養量】

　前述のように1～2歳児、3～5歳児とでは口腔内の摂食機能や摂食行動などにおける差が見られ、また、「食事摂取基準」の年齢区分が1～2歳、3～5歳に分かれているので、保育所の給食においても1～2歳、3～5歳とに分けて取り扱うことが望ましいと思われる。しかし、集団という枠があるので、給与栄養量はある程度、荷重平均値で設定して献立を作成し、その上で個別対応を行う。

　「児童福祉施設における食事の提供ガイド」（厚生労働省）の実践例に、保育所給食（1日のうち1食＋間食や補食）の給与栄養量の目安は、昼食はそれぞれの年齢、性別の「食事摂取基準」のおおむね1/3を目安とし、おやつは全体の10～20%程度とする方法をあげている。これは、おやつを合わせると50%前後（43～53%）になるので、この分のエネルギーと各栄養素を保育所で供給することになる。

　従来、保育所では通常保育の場合には、1～2歳児に対しては午前中のおやつ、昼食（主食とおかず）、午後のおやつを、3～5歳児には昼食（副食給食）と午後のおやつを提供している。従って、献立作成に当たっては、1～2歳児には昼食とおやつで、また、3～5歳児の場合には家庭から持参する米飯110gを含めて昼食とおやつで「食事摂取基準」のおよそ50%を満たすようにする。

　1～2歳、3～5歳の男女の食事摂取基準を基に1～2歳、3～5歳児それぞれ男女同数が保育所に入所していると仮定した場合の食事摂取基準値（表6-3）、さらに、

表6-5 食品構成例 (g)

年齢	六つの基礎食品								
	1群				2群			3群
	肉	魚	卵	大豆製品	牛乳	乳製品	海藻	緑黄色野菜
1〜2歳	10	15	7	15	100	7	1.0	40
3〜5歳	15	20	10	20	100	10	1.2	50

年齢	4群		5群				6群
	その他の野菜	果実類	穀類	いも類	菓子類	砂糖類	油脂類(種実類・マヨネーズなどを含む)
1〜2歳	30	50	60	20	7	3	3
3〜5歳	40	40	20	30	10	5	8

(水野清子)

表6-6 食品構成例の栄養量

	エネルギー(kcal)	たんぱく質(g)	脂質(g)	食物繊維(g)	ビタミン				カルシウム(mg)	鉄(mg)
					A(μgRE)	B_1(mg)	B_2(mg)	C(mg)		
1〜2歳	470	18.3	12.5	4.1	249	0.23	0.35	30	249	2.2
3〜5歳	450	19.5	18.2	4.2	299	0.26	0.39	36	290	2.3

(水野清子)

給与栄養量（219頁）に示されている条件を踏まえて策定した給与栄養量の算出例を，表6-4に示す．

【食品構成】

表6-4に示した保育所給食の給与栄養量を基に策定した食品構成例を表6-5に，その栄養量を表6-6に示す．1〜2歳における1群のたんぱく質性食品および2群の乳製品の量は3〜5歳のおおむね70％，主として副菜に使われる海藻，緑黄色野菜およびその他の野菜，いも類は3〜5歳のおおむね80％とした．4群の果実類は1〜2歳では3〜5歳に比べ幾分多い．これは午前中のおやつを視野に入れたためである．

表6-4に示した給与栄養量に比べ，その値が若干低いものがある．献立作成に当たっては子どもの嗜好，調理状況，施設や家庭の状況を勘案しながら，鉄，ビタミンB_1を多く含む食品を利用して適正栄養量を給与する．

ここに示した給与栄養量や食品構成例は，あくまでも献立作成の目安であるので，個々の対象に対する食事供与に際しては，それぞれの特性を十分配慮する．

また，かつては3歳未満児は1日のエネルギー量の50％を，3歳以上児は40％を提供するのがひとつの目安とされていたこともあり，現在もこの考え方に準拠している施設もある．

いずれの方法も提示された数値は，あくまでも例示に過ぎない．それゆえ数値にとらわれず，アセスメントの結果を重視して考えることが大切である．

5) 献立例

3～5歳児食の献立を基本に1～2歳児食を作成し，それらから展開した離乳各期の献立を232, 234頁に示す．

保育所通所児は，年月齢によって咀嚼や摂食行動の発達が非常に異なるので，それぞれの状況に合わせて食事を供与することが望ましい．しかし，給食の現場では人的条件などにより，それぞれの状態に対応することが困難な場合が多い．筆者らの調査によると，1～2歳児および3～5歳児の献立は共通のものを用い，量で調節している保育所が多かった．ここではそのような実態に合わせた献立を示す（231～234頁）．

6) 保育所の給食システム

保育所における給食は，子どもの発育・発達段階，健康状態に応じた離乳食や幼児食，アレルギー児への除去食の配慮などを行わなければならない．したがって衛生面において安全であり，栄養面などでは質の確保が十分に図られなければならない．それゆえ，従来，保育所の調理業務は保育所が責任を持って行えるよう，施設の職員により施設内の調理室で行われていた．

しかし，平成10年，厚生省（現：厚生労働省）は保育所における調理業務の外部委託を認めた．これは施設の管理者が業務上必要な注意を果たし得るような体制と契約内容を基に，施設職員による調理と同様の給食の質が確保される場合には，入所児童の処遇の確保につながるよう十分配慮しながら，施設内の調理室を使用して調理業務を第三者に委託することができるとしている．現在，この方式を導入している自治体は増加している．

一方，平成18年10月に「認定こども園」における保育が認められた．この施設における3歳以上児の食事は，施設外で調理したものを搬入する方法により提供することができる．しかしこの場合においても，施設において必要な調理のための加熱，保存などの調理機能を備えた設備を備えることとしている．

いずれの給食システムにおいても，年齢，発育・発達段階，健康状態に応じた食事を提供し，また，アレルギーなどへの配慮を行い，食事の内容，回数および時機において適切な対応を行い，食育計画に基づいた食事を提供することが必要であることはいうまでもない．そのためには栄養士により必要な配慮が行われるようなシステム作りが必要である．

7−乳児院における乳汁・食事提供の実際

乳児院で扱う対象は乳児から1～2歳で，児の発育・発達，消化や吸収力は年齢によってかなり異なり，また同一年齢においてもかなりの個人差が見られるので，画一的に授乳や離乳，幼児食を進め

ることは好ましくない．したがって，荷重平均栄養量によらず，乳幼児の食事摂取基準をもとにして，可能な限り個別にきめ細かい授乳や食事の供与が望まれる．

1) 調　乳

　乳児院では，乳児は人工栄養で保育される．家庭や少人数の乳児を保育する保育所と異なり多数の乳児を扱うので，調乳法も半日分または1日分をまとめて行う．そのためには調乳の設備とそれに携わる職員が必要であり，また，調乳に際しては厳重な衛生的配慮が大切である．

(1) 調乳室と諸設備

　調乳は保育室や調理室の一部で行ったり，職員の湯沸かし室などを共用することは望ましくない．清潔，衛生，安全，能率性などに重点を置いて，調乳室として独立したスペースを確保することが望ましい．

　調乳に必要な備品（冷蔵庫，戸棚，調乳台，ホワイトボード，流し，乳消毒器，火口，洗面台と洗面器，汚物入れ，時計など）と消耗品（哺乳瓶，乳首，鍋，ボール，泡立て器，はかり，粉乳（ミルク）および液体の計量器具，ロート，ふきん，哺乳びん等洗浄器具など）が必要となる．

(2) 調乳法

　乳児数が10名以上の場合には，衛生的にも安全性が高く，また，手数を省くためにも終末殺菌法（91頁）が用いられる．

(3) 授乳時刻，授乳回数，哺乳量

　乳児の授乳時刻，授乳回数は人工栄養の項を参照されたい．

　哺乳量は乳児の食欲に合わせるが，保育所と同様に乳児院においても乳児の健康状態を的確に捉えるうえから，哺乳量を把握しておくことは必要である．

2) 集団離乳

　乳児院の場合も，離乳の進め方に示した「授乳・離乳の支援ガイド」（96，97頁）に基づいて家庭の乳児と同様に進める．

　離乳食時刻は離乳開始当初の5～6か月では午前10時，1日2回食になる6～7か月以降は午前10時と午後6時（または午後2時），1日3回食になる9～10か月頃では午前10時，午後2時と6時とし，11か月前後になったら朝食，昼食，夕食に移行させるのが一般的である．しかし，乳児院では家庭や保育所と異なり，月齢の異なる乳児を多数収容しているので，それぞれの月齢に合わせた献立を作成して調理することは，手数，人手，調理時間等の上から困難であるし，また，それほど細分化する必要はないと思われる．ある程度合理的に，また集団で進めざるを得ない．ここに集団離乳の一例を示す（表6-7）．

表6-7 集団離乳法の一例

月齢	離乳食 主食[1]		離乳食 副食		果物等
5	10倍がゆ	10〜30g	副食		
6	7倍がゆ	40g	副食	1/2量	
7	全がゆ	50g	副食	2/3量	
8	全がゆ	80g	副食	3/4量	
9	硬がゆ	70g	副食	全量	果物または果汁
10	硬がゆ	100g	副食	全量	果物等[4]
11	軟飯	80g	副食	全量[2]	果物等[4]
12	軟飯	90g	副食	全量[3]	果物, 間食等[5]
18	ごはん	80g	副食	1¼	果物, 間食等[5]

注 1) 主食は米を用いて示したが，パンや麺類に変えてもよい．
2) 10か月児よりも野菜・果物類を多少多めに盛りつける．
3) 10か月児よりもいも類，野菜・果物類を多少多めに盛りつける．
4) 乳児用菓子などを添えてもよい（30kcal程度のもの）．
5) 1〜2歳児食の間食を利用（90kcal程度のもの）．

なお乳汁は12か月未満は育児用ミルクを，12か月以降は牛乳等を使用し，乳汁量は児の状況により調節する．

(水野清子)

　これは主食に米を用いた例である．かゆの分量と濃度を月齢ごとに増し，副食は9，10か月のもの（エネルギー約100kcal，たんぱく質4.5g）をもととして，離乳食の調理形態や使用する食品を考慮しながら離乳の開始時には1〜2さじから始め，漸次1/3，1/2，2/3，3/4，全量，1¼へと増量させる方法である．これで問題なく離乳を進めることができる．すなわち，実際の献立・調理にさいしては，5，6か月児が加わる午前10時用の離乳食には，使用する食品はこの時期向きのものを用い，9〜11か月および12〜18か月の児だけが摂取する午後2時の離乳食は，これらの時期向きの食品や料理法を用いる．

3) 1〜2歳児食

　給与栄養量，食品構成は家庭の子どもに準じる．詳細は60，61頁および「第4章，Ⅲ．幼児期」を参照されたい．

　とくに幼児期になると，たとえ栄養面で配慮された食事が用意されても，食事環境や保育者の態度などによって子どもの食欲はかなり左右される．それゆえ，食事は子どもの心の成長の糧になることを心に留めて接することが大切である．

(水野清子)

● 保育所給食　例1

3〜5歳児　　　　　　　　　　　　　　　　1〜2歳児

	献立名	材料名	使用量(g)	可食量(g)	献立名	材料名	使用量(g)	可食量(g)
10時					いちごヨーグルト 麦茶	ヨーグルト(全脂無糖) いちご	20 10	20 10
昼食	いわしの 　パン粉焼き	いわし 塩 小麦粉 卵 パルメザンチーズ パン粉 パセリ 油 レモン汁	67 0.3 4 4 1 4 2 4 2	45 0.3 4 4 1 4 2 4 2	ご飯 いわしの 　パン粉焼き	米	40	40
	ソテー	ほうれんそう バター 塩	33 2 0.2	30 2 0.2	ソテー		3〜5歳児の70%	
	粉吹き芋	じゃがいも 塩	33 0.2	30 0.2	粉吹き芋			
	トマト スープ	トマト ベーコン（ロース） 油 たまねぎ にんじん キャベツ マカロニ スープ 塩 グリンピース	21 5 2 11 11 24 7 100 1.0 3	20 5 2 10 10 20 7 100 1.0 3	トマト スープ		3〜5歳児の80%	
3時	牛乳 果物 菓子	牛乳 りんご かりんとう（黒）	130 47 20	130 40 20	牛乳 果物	牛乳 りんご	100 3〜5歳児と同量	100

献立（例1）のエネルギーおよび栄養素

	エネルギー(kcal)	たんぱく質(g)	脂質(g)	ビタミンA(μgRE)	ビタミンB₁(mg)	ビタミンB₂(mg)	ビタミンC(mg)	カルシウム(mg)	鉄(mg)
3〜5歳児*	477	21.1	21.4	269	0.27	0.61	43	249	3.1
1〜2歳児	457	17.7	15.2	219	0.24	0.50	41	206	2.3

＊主食を含まず

● 離乳期乳児（3〜5歳児の献立を基本として）
6〜8か月頃に1回食事を供与する場合

時刻	12〜18か月頃 献立名	材料	分量(g)	10か月頃 献立名	材料	分量(g)	時刻	8か月頃 献立名	材料	分量(g)	6か月頃 献立名	材料	分量(g)
10時頃	果物おろし（または果汁）菓子	りんご クラッカー	100 4	果物おろし（または果汁）	りんご	80	10時頃	パンがゆ 魚のスープ	食パン スープ バター たまねぎ じゃがいも にんじん 油 水 白身魚 塩	20 適量 1 10 10 5 1 適量 13	パンがゆ 魚のスープ	8か月の1/2量 8か月の2/3量	
昼食	パン いわしのトマト煮 ほうれんそうのソテースープ	食パン バター いわし 塩 小麦粉 油 トマトケチャップ 3〜5歳児の3/4量 3〜5歳児の1/2量（ただし、ベーコンは除く）	40 3 20 2 2 6	トーストスープ浸し いわしのトマト煮 ほうれんそうのソテースープ	食パン バター スープ 12〜18か月の3/4量 3〜5歳児の1/3量 3〜5歳児の1/2量（ただし、ベーコンは除く）	30 3 適量		ほうれんそうのソテー 育児用ミルク	3〜5歳児の1/3量 	 120	ほうれんそうのソテー 育児用ミルク	3〜5歳児の1/3量 	 160
3時	牛乳 菓子	乳児用ビスケット	150 9	育児用ミルク 菓子	乳児用ビスケット	200 6	12時頃	果汁	りんご	80	果汁	りんご	60
							2時頃	育児用ミルク		200	育児用ミルク		200

●保育所給食　例2

3〜5歳児／1〜2歳児

献立名		材料名	使用量(g)	可食量(g)	献立名		材料名	使用量(g)	可食量(g)
10時					菓子 果物 番茶		ビスケット(ハードビスケット) りんご	3 26	3 20
昼食	盛り合わせ 　いがぐり揚げ	鶏ひき肉 木綿豆腐 ねぎ 塩 かたくり粉 そうめん 揚げ油	35 20 3 0.4 2 3 4	35 20 3 0.4 2 3 4	ごはん 盛り合わせ 　いがぐり揚げ	米	40	40
							3〜5歳児の70%		
	素揚げ2種	かぼちゃ ピーマン 揚げ油，塩	35 24 4	30 20 4	素揚げ2種				
	柿なます	だいこん 塩 柿 さとう 酢 塩	33 0.4 24 2 4	30 0.4 20 2 4	柿なます			3〜5歳児の80%	
	みそ汁	だし汁(煮干しだし) ほうれんそう 油揚げ みそ	120 28 4 7	120 25 4 7	みそ汁				
3時	牛乳 茶巾しぼり	牛乳 さつまいも さとう スキムミルク レーズン	150 66 3 3 3	150 60 3 3 3	牛乳 茶巾しぼり	牛乳	100 3〜5歳児の50%	100

献立（例2）のエネルギーおよび栄養素

	エネルギー(kcal)	たんぱく質(g)	脂質(g)	ビタミンA(μgRE)	ビタミンB₁(mg)	ビタミンB₂(mg)	ビタミンC(mg)	カルシウム(mg)	鉄(mg)
3〜5歳児*	478	17.9	21.2	271	0.27	0.47	73	295	2.2
1〜2歳児	490	15.0	16.1	209	0.21	0.34	55	208	1.8

＊主食を含まず

●離乳期乳児（3～5歳児　例2の献立を基本として）
6～8か月頃に2回食事を供与する場合

時刻	12～18か月頃 献立名	材料	分量(g)	10か月頃 献立名	材料	分量(g)	時刻	8か月頃 献立名	材料	分量(g)	6か月頃 献立名	材料	分量(g)
10時頃	果物おろし（または果汁）	りんご	100	果物おろし（または果汁）サイコロチーズ	りんご チーズ	80 5	10時頃	全がゆ 炒り卵	ほうれんそう バター 卵、塩、だし	80 15 1 18	7倍がゆ 卵黄和え	ほうれんそう 卵黄 塩、しょうゆ	30 10 10
昼食	ごはん 肉団子のあんからめ 素揚げ 柿なます お茶	ごはん 肉団子 油 だし さとう しょうゆ かたくり粉 かぼちゃ 3～5歳児の2/3量	80 3～5歳児の1/2量 1 15 1 0.5 3～5歳児の2/3量	軟飯 肉団子のあんからめ 蒸しかぼちゃ 柿なます お茶	12～18か月の3/4量 かぼちゃ 塩 3～5歳児の1/3量	80 15		蒸しかぼちゃ 育児用ミルク	10か月の2/3量	120	かぼちゃマッシュ 育児用ミルク	10か月の2/3量	160
							12時頃	果汁（またはさゆ）	りんご	80	果汁（またはさゆ）	りんご	60
3時頃	牛乳 茶巾しぼり	3～5歳児の2/3量	150	育児用ミルク 茶巾しぼり	3～5歳児の1/2量	200	2時頃	さつまいものマッシュ スープ 果物刻み 育児用ミルク	さつまいも スキムミルク チーズ バター 塩 コンソメスープ にんじん 柿	40 2 3 1 10 15 120	さつまいものマッシュ スープ 果物刻み 育児用ミルク	8か月の2/3量 8か月と同量 柿	10 160

（水野清子）

第7章 食育

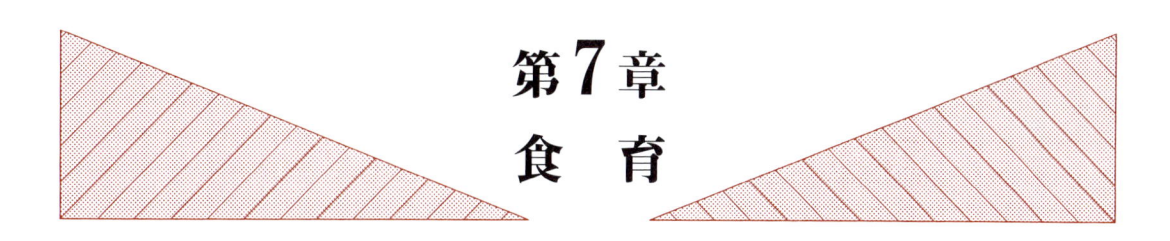

1 – 食育とは

　私たちは，適切なエネルギーやいろいろな栄養素を摂取して，望ましい食生活を営むことで，生命を維持している．そのためには，栄養・食生活についての適切な知識をもち，さらにそれが日々の生活の中で活かされていくことが必要である．

　また，子どもの健全な発育・発達を促すといった観点のみならず，楽しい食生活を営むことは，子どもの豊かな心を育むこと，また食品や調理に関した文化的側面や自然の恩恵への感謝など，その意義は多岐にわたる．そして「食」を媒体として，人と人とのつながり，コミュニケーションを学んでいくことにもつながる．

　情報化社会といわれる現代は，食に関する様々な情報も氾濫している．テレビなどで日常的に発信されるそれらの情報を断辺的に捉え，自己流に解釈し，たとえばこの食品さえ摂っていれば…とか，逆にこの食品さえ摂りすぎなければ…といった，偏った食事に陥りがちな危険性もはらんでいる．

　食育は，これらの多様な要素を踏まえた様々な経験を通じて「食」に関する知識と「食」を選択する力を習得し，健全な食生活を実践することができる人間を育てるものである．

1）「食育基本法」と「食育推進基本計画」

(1) 食育基本法

　わが国では，社会経済構造の変化や国民の価値観の多様化を背景に，栄養の偏りや不規則な食習慣，肥満や生活習慣病の増加，過度の痩身志向などの問題に加え，「食」の安全上の問題や，「食」の海外への依存の問題など，「食」をめぐる様々な課題がみられている．これらの状況を踏まえ，平成17年6月に食育基本法が制定され，同年7月に施行された．その目的は「国民が生涯にわたって健全な心身を培い，豊かな人間性を育むための食育を推進することが喫緊な課題となっていることにかんがみ，食育に関し，基本理念を定め，及び国，地方公共団体等の責務を明らかにするとともに，食育に関する施策の基本となる事項を定めることにより，食育に関する施策を総合的かつ計画的に推進し，もって現在及び将来にわたる健康で文化的な国民の生活と豊かで活力ある社会の実現に寄与すること」とされている．

　家庭，学校，保育所，地域等において食育の推進に関する取り組みが行われること

により，国民一人ひとりが「食」について改めて意識を高め，自然の恩恵や「食」に関わる人々の様々な活動への感謝の念や理解を深めつつ，「食」に関して信頼できる情報に基づく適切な判断を行う能力を身に付け，心身の健康を増進する健全な食生活を実践することが期待されている．

(2) 食育推進基本計画

食育基本法に基づき，農林水産大臣を会長とする食育推進会議が，食育推進基本計画を作成し，食育推進に関する施策を総合的にかつ計画的に推進していくこととされている．さらに都道府県および市町村においても，食育推進計画の作成に努めることとされており，全国的な国民運動として展開することとされている．

第3次食育推進基本計画（計画期間：平成28年度～平成32年度）では，食育の推進に当たっての基本的な方針や目標値を掲げるとともに，食育の総合的な促進に関する事項として取り組むべき施策等が提示されている．

【重点課題】（第3次食育推進基本計画　平成28年3月　食育推進会議決定）
① 若い世代を中心とした食育の推進
② 多様な暮らしに対応した食育の推進
③ 健康寿命の延伸につながる食育の推進
④ 食の循環や環境を意識した食育の推進
⑤ 食文化の継承に向けた食育の推進

食育の取り組みは，国や地方公共団体，教育，保育，社会福祉，医療および保健の関係者，農林漁業関係者，食品関連事業者，様々な民間団体やボランティア等の多種多様な主体によって推進されている．このため，食育に関わる多様な関係者が，その特性や能力を活かしつつ，互いが密接に連携・協力してネットワークを構築することが，食育に関する施策の実効性を高めていくうえで重要とされている．

2) 「食べること」は「生きること」——食を営む力——

(1) 食育ガイド等

「食育ガイド」は，乳幼児から高齢者に至るまで，ライフステージのつながりを大切にし，生涯にわたりそれぞれの世代に応じた食育の実践を促すために，平成24年に作成，公表された．食べ物の生産から食卓までの「食べ物の循環」やライフステージを踏まえた「生涯にわたる食の営み」等を「食育の環（わ）」として図示し，各ステージに応じた具体的な取り組みが示されている（図7-1）．

また，「食生活指針」については，平成12年に文部省，厚生省及び農林水産省（当時）により決定されたものであり，「食生活指針」の策定から16年が経過し，この間に食生活をめぐる大きな動きがあったことを踏まえ，平成28年6月に一部改正が行われた．何をどのくらい食べたらよいかをわかりやすく図示した「食事バランスガイド」（図7-2）なども策定され，活用が進められている．

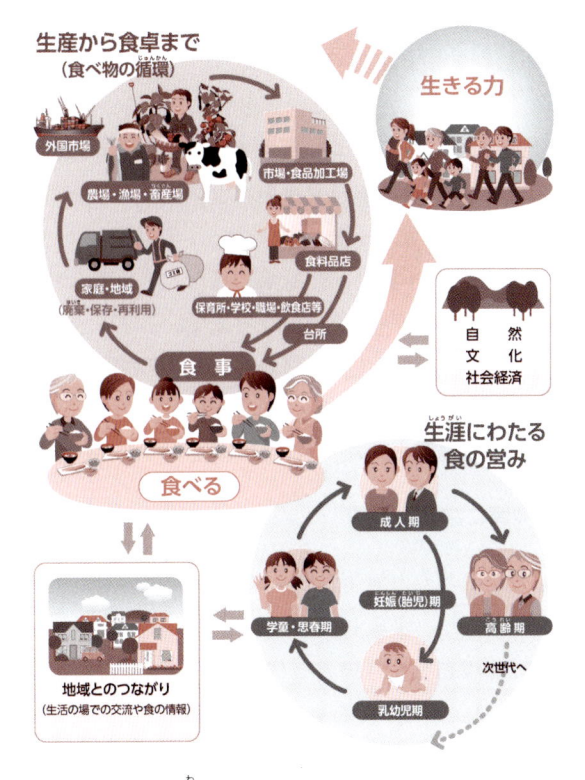

図7-1　食育の環
　　　資料：内閣府，食育ガイド，平成24年5月

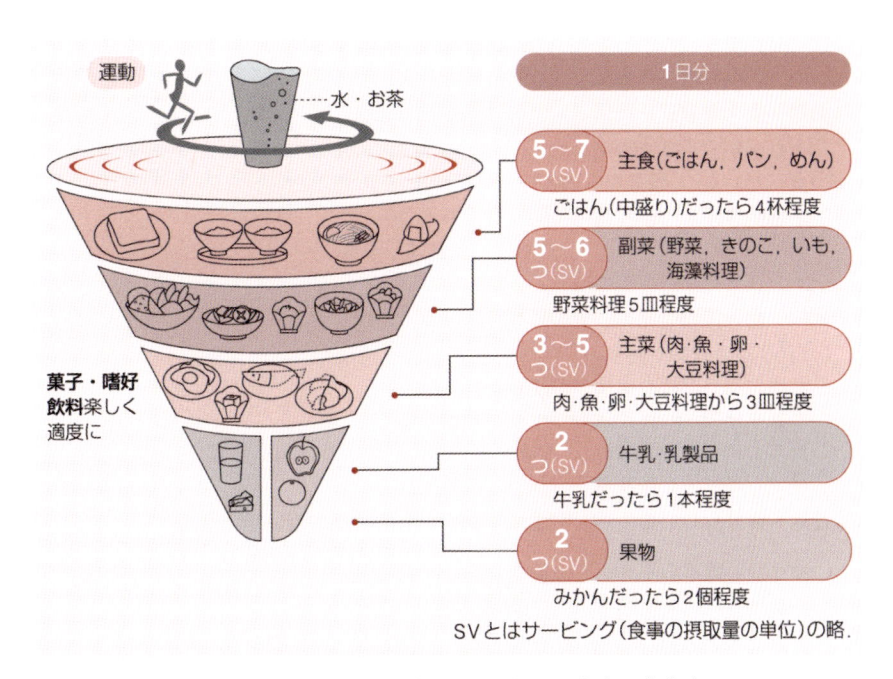

図7-2　食事バランスガイド—あなたの食事は大丈夫？
　　　　　　　　　　　　　　厚生労働省・農林水産省策定

【食生活指針】（文部省決定，厚生省決定，農林水産省決定，平成28年6月一部改正）
・食事を楽しみましょう．
・1日の食事のリズムから健やかな生活リズムを．
・適度な運動とバランスのよい食事で，適正体重の維持を．
・主食，主菜，副菜を基本に食事のバランスを．
・ごはんなどの穀類をしっかりと．
・野菜・果物，牛乳・乳製品，豆類，魚なども組み合わせて．
・食塩は控えめに，脂肪は質と量を考えて．
・日本の食文化や地域の産物を活かし，郷土の味の継承を．
・食料資源を大切に，無駄や廃棄の少ない食生活を．
・「食」に関する理解を深め，食生活を見直してみましょう．

(2) 発育・発達に応じた食育

「食」を通じた子どもの健全育成を図るために，「楽しく食べる子どもに―食からはじまる健やかガイド」（平成16年2月　厚生労働省）がまとめられている（**表7-1**）．そのねらいは，「現在をいきいきと生き，かつ生涯にわたって健康で質の高い生活を送る基本としての食を営む力を育てるとともに，それを支援する環境づくりを進める

表7-1　発育・発達過程に応じて育てたい「食べる力」
　　　　　（「楽しく食べる子どもに―食からはじまる健やかガイド」）
（厚生労働省，平成16年2月）

授乳期・離乳期―安心と安らぎの中で食べる意欲の基礎づくり―
○安心と安らぎの中で母乳（ミルク）を飲む心地よさを味わう
○いろいろな食べ物を見て，触って，味わって，自分で進んで食べようとする
幼児期―食べる意欲を大切に，食の体験を広げよう―
○おなかがすくリズムをもてる
○食べたいもの，好きなものが増える
○家族や仲間と一緒に食べる楽しさを味わう
○栽培，収穫，調理を通して，食べ物に触れはじめる
○食べ物や身体のことを話題にする
学童期―食の体験を深め，食の世界を広げよう―
○1日3回の食事や間食のリズムがもてる
○食事のバランスや適量がわかる
○家族や仲間と一緒に食事づくりや準備を楽しむ
○自然と食べ物との関わり，地域と食べ物との関わりに関心をもつ
○自分の食生活を振り返り，評価し，改善できる
思春期―自分らしい食生活を実現し，健やかな食文化の担い手になろう―
○食べたい食事のイメージを描き，それを実現できる
○一緒に食べる人を気遣い，楽しく食べることができる
○食料の生産・流通から食卓までのプロセスがわかる
○自分の身体の成長や体調の変化を知り，自分の身体を大切にできる
○食に関わる活動を計画したり，積極的に参加したりすることができる

こと」としている．このねらいを実現させるためには，子どもがいろいろな角度から「食」に関わりを持ちながら成長し，食べることが楽しいと感じられる子どもに成長していくことを目指している．

「楽しく食べる子ども」に成長していくために，具体的に目標とする5つの子どもの姿が示されている．

・食事のリズムが持てる子ども
・食事を味わって食べる子ども
・一緒に食べたい人がいる子ども
・食事づくりや準備に関わる子ども
・食生活や健康に主体的に関わる子ども

また，「食を営む力」を育むためには，発育・発達過程に応じて育てたい「食べる力」が示されている．ここで示されている「食べる力」は，あくまでも一つの目安となるものであり，また，一つひとつの「食べる力」は，他の「食べる力」と関連しながら育まれていくものである．

(3) 児童福祉施設等における食育

食育基本法および計画においても，保育所・幼稚園等において食育を推進することが明記されている．また，児童福祉施設の設備及び運営に関する基準　第11条第5号において「児童福祉施設は，児童の健康な生活の基本としての食を営む力の育成に努めなければならない」とされている．すなわち，児童福祉施設においては，子どもの発育・発達段階に応じて食を営む力の育成に向けた食育の取り組みが求められている．

また，「保育所保育指針」（厚生労働省），「幼稚園教育要領」（文部科学省），新「幼保連携型認定こども園教育・保育要領」（内閣府，文部科学省，厚生労働省）においては，食育に取り組むことが明記されており（**表7-2**），小学校以降の「食を営む力」の育成に向けて，乳幼児期にその基礎を培うことが重要である．

表7-2　食育の推進

保育所における食育は，健康な生活の基本としての「食を営む力」の育成に向け，その基礎を培うことを目標として，次の事項に留意して実施しなければならない． (1) 子どもが生活と遊びの中で，意欲を持って食に関わる経験を積み重ね，食べることを楽しみ，食事を楽しみ合う子どもに成長していくことを期待するものであること． (2) 乳幼児期にふさわしい食生活が展開され，適切な援助が行われるよう，食事の提供を含む食育の計画を作成し，保育の計画に位置付けるとともに，その評価及び改善に努めること． (3) 子どもが自らの感覚や体験を通して，自然の恵みとしての食材や調理する人への感謝の気持ちが育つように，子どもと調理員との関わりや，調理室など食に関わる保育環境に配慮すること． (4) 体調不良，食物アレルギー，障害のある子どもなど，一人ひとりの子どもの心身の状態等に応じ，嘱託医，かかりつけ医等の指示や協力の下に適切に対応すること．栄養士が配置されている場合は，専門性を生かした対応を図ること．

（保育所保育指針　第5章　健康と安全：平成20年3月　厚生労働省告示第41号）

2−食育の基本

1) 食育の場と留意点

　食育は健康問題を含む多岐にわたる内容で実施される．食育は，教育を受ける者にとって，それが望ましい食生活の展開に向けての動機づけとなるものでなければならない．健康面からいえば，ヘルスプロモーションとしての活動へつながることも期待してよいものであろう．

　食育は，対象が生活しているあらゆる場面で実施できる．また，すべきであろう．家庭，地域はいうまでもなく，保育所，幼稚園，認定こども園，学校，各種の児童福祉施設がその実践の場となる．換言すれば，地域保健活動や保育所保健活動，学校保健活動等として位置づけることもでき，さらに社会教育としての役割も果たすこともある．

　食育の実践にあたっては，次のことに留意する．すなわち，

　① 知識のおしつけではないこと：教えるという意識が強くなってはいけない．行動したいという気持ちが，自然に湧くように心がける．

　② 生活に密着していること：子どもの場合には，発育・発達状態に応じ，それを反映した生活に密着していなければならない．また，地域特性を反映していることによって，より大きい教育の効果をあげることもできよう．

　③ 発達に見合っていること：子どもはその発達段階に応じて，内容，方法を決めなければならず，個々の子どもの発達状態を事前に把握しておかなければならない．

　④ 連携の大切さを認識すること：食育を担当する人材は，それぞれの対象と場所，その内容によっては多岐にわたることもある．また，その内容を充実させるために，多くの職種の知識や技能を必要とすることもあり，適切に協力を求めるとともに，協調して実践することも必要である．

2) 食育における養護と教育

　食育は，日常の保育の一環として行われることから，保育と同様に，養護と教育の両面を持っているといえる．

　保育所保育指針第2章「保育の内容」で，養護と教育は，それぞれ以下のように記されている．

　『「養護」とは，子どもの生命の保持及び情緒の安定を図るために保育士等が行う援助や関わりであり，「教育」とは，子どもが健やかに成長し，その活動がより豊かに展開されるための発達の援助である』『実際の保育においては，養護と教育が一体となって展開されることに留意する必要がある』．

　保育所保育指針等において，食育と関連する主な視点は次のとおりであり，日々の保育の中でこれらの視点を統合し計画的に食育の取り組みを推進していく必要がある．

(1) 養護的側面

① 生命の保持
・清潔で安全な環境を整え，適切な援助や応答的な関わりを通して，子どもの生理的欲求を満たしていく．また，家庭と協力しながら，子どもの発達過程等に応じた適切な生活リズムが作られていくようにする．
・子どもの発達過程等に応じて，適度な運動と休息を取ることができるようにする．また，食事，排泄，睡眠，衣類の着脱，身の回りを清潔にすることなどについて，子どもが意欲的に生活できるよう，適切に援助する．

② 情緒の安定
・一人一人の子どもの生活リズム，発達過程，保育時間などに応じて，活動内容のバランスや調和を図りながら，適切な食事や休息が取れるようにする．

(2) 教育的側面（3歳以上児の内容のみ記載）

① 健康
・保育士等や友達と食べることを楽しみ，食べ物への興味や関心をもつ．
・健康な生活のリズムを身につける．
・身の回りを清潔にし，衣服の着脱，食事，排泄などの生活に必要な活動を自分でする．
・自分の健康に関心をもち，病気の予防などに必要な活動を進んで行う．

② 人間関係
食事やおやつなどを考えると以下の部分が重要な視点である．
・保育士等や友達と共に過ごすことの喜びを味わう．
・自分でできることは自分でする．
・友達と積極的に関わりながら喜びや悲しみを共感し合う．
・高齢者をはじめ地域の人々などの自分の生活に関係の深いいろいろな人に親しみをもつ．

③ 環境
・自然に触れて生活し，その大きさ，美しさ，不思議さなどに気付く．
・生活の中で，様々な物に触れ，その性質や仕組みに興味や関心をもつ．
・自然などの身近な事象に関心をもち，取り入れて遊ぶ．
・身近な動植物に親しみをもって接し，生命の尊さに気付き，いたわったり，大切にしたりする．
・日常生活の中で，我が国や地域社会における様々な文化や伝統に親しむ．
・身近な物を大切にする．

④ 言葉
・したり，見たり，聞いたり，感じたり，考えたりなどしたことを自分なりに言葉で表現する．

・いろいろな体験を通じてイメージや言葉を豊かにする．
⑤ 表現
・生活の中で様々な音，形，色，手触り，動きなどに気付いたり，感じたりするなどして楽しむ．

3–食育の実際

1) 食育の目標と内容

(1) 食育の目標

「発育・発達に応じた食育」の部分（238頁）で記載したとおり，子どもの目指す像が示されているが，特に保育所については「保育所における食育に関する指針」（平成16年，厚生労働省）において，次の5つのめざす子ども像を掲げている．これらの子ども像は独立して存在するのではないことから，それぞれが相互につながりながら，一人の子どもとして成長していくことを目標とする（巻末資料：247頁〜）．
・お腹がすくリズムのもてる子ども
・食べたいもの，好きなものが増える子ども
・一緒に食べたい人がいる子ども
・食事づくり，準備に関わる子ども
・食べものを話題にする子ども

これらの子ども像を参考に，それぞれの保育所等においてめざす子ども像を掲げ，職員や保護者の共通の目標とし，「食を営む力」につなげていくようにする．

(2) 食育の内容

「保育所における食育に関する指針」において，子どもの発達の観点から食育の5項目を設けている．さらに年齢区分別に「ねらい」と「内容」及び「配慮事項」が示されており，これらを参考として保育の内容に食育の視点を盛り込むようにする．食育は，具体的な子どもの活動を通して生活に密着したものとして展開されるものであるので，養護的側面，教育的側面の関連を意識し，それぞれの項目に相互に関連を持ちながら総合的に展開していく必要がある．

【食育の5項目】（「保育所における食育に関する指針」平成16年厚生労働省；247頁）
1. 食と健康：健康な心と体を育て，自ら健康で安全な生活をつくり出す力を養う．
2. 食と人間関係：食を通じて，他の人々と親しみ支え合うために，自立心を育て，人と関わる力を養う．
3. 食と文化：食を通じて，人々が築き，継承してきた様々な文化を理解し，つくり出す力を養う．
4. いのちの育ちと食：食を通じて，自らも含めたすべてのいのちを大切にする力を

養う.
5. 料理と食：食を通じて，素材に目を向け，素材に関わり，素材を調理することに関心を持つ力を養う.

2) 食育計画および評価

　食育を行い，その成果を最大限にあげるためには，食育は基本に沿って行う必要がある．すなわち，教育を行おうとしている対象特性を把握し，彼らが持っている問題を見出してそれを整理する，その中から指導の目標を設定して計画を立てる，その計画のもとに指導を実施してその結果を評価する，という流れである．

　保育の一環としての食育は，計画（Plan）―実施（Do）―評価（Check）―改善（Action）といったマネジメントサイクル（PDCAサイクル）の一連の流れを，施設長はじめ食育に関わる全職員で展開していくものである．保育所の場合には，保育の全体的な計画に基づいて作成し，評価および改善に努める．

(1) 計画

①アセスメント（課題の把握）

　食育を行う場合，最初に対象となる子どもの状況（問題・課題）を把握する．この手段として各種調査を実施したり，施設での子どもの食行動を観察をするといった方法がある．また，既存の身体測定値や健診結果，保護者会等の記録を用いることもできる．

②目標の明確化

　アセスメントに基づき課題を抽出し，複数の課題がある場合には，どの課題から着手するかの優先順位をつける．それに基づき，目標を明確化する．

③全体的な計画

　食育の視点を含めて「全体的な計画」は，年少児から年長児までの子どもの発達の特性を踏まえ，入所から修了までの保育の過程全体における子どもの経験を見通して，保育所の目標に即して，一貫性・系統性をもって計画する．

④指導計画

　指導計画は全体的な計画に基づき，子どもを担任する保育士と栄養士や調理員などと連携しながら，子どもの実態を踏まえ，各年齢別またはクラス別に一人ひとりの子どもがそれぞれの発達特性に見合った生活を展開し，必要な経験を得ていくプロセスを具体的に考えていくものである．

　具体的には，ここでの食育計画は，「ねらい」と「内容」を明確にし，環境構成にも留意する．子どもの食生活や食に関する発達特性を見通した年，期，月など長期間の計画と，それと関連しながらより具体的な子どもの生活に即した，週，日などの比較的短期間の計画とで編成していくとよい．3歳未満児については，子どもの生育歴や発育・発達，日頃の活動状況などに応じ，個別に計画を作成するのもよい．

　また「食育の計画」といった場合，栽培や調理体験といったものが行われることがあるが，日々の食事の提供と食べる場における活動を見落としがちである．日々の食

事は，子どもが食を営む力を培うための要素の一つであり，一人ひとりの子どもの発育・発達に見合ったものであるかどうかを評価し，改善していくことも必要である．

(2) 評価と改善

身近で具体性の高い計画とするためには，実践にあたった全職員による評価と見直しが不可欠である．

実施にあたっては，実施経過を保育者の支援の面と子どもの育ちの面の両面から記録しておく必要がある．この記録をもとに，実践を振り返り，評価し，次の計画への修正，実践の充実を図る．

計画に基づいて行われた実践の過程が，適切に進められたかどうかを把握し，その経過や結果を記録し，子どもの実態や子どもを取り巻く状況の変化などに即して評価を行う．さらに次の実践に向けて改善に努めることが重要である．すなわち，計画─実施─評価─改善といったPDCAサイクルのプロセスを循環させ，質を高めていくことでもある．

評価の内容については，目標に応じて具体的に評価の視点や項目を事前に計画段階で定めておくとよい．子どもの身長，体重，食事の摂取量といった量的評価のみでなく，数値では表しにくい子どもの心情や意欲，子どもの一人ひとりの育ちについての質的評価を行うことも重要である．

また，実践を展開した保育者自身の評価を行うことで，保育者の自己学習・自己研鑽につなげていくことも重要である．

4 ─ 食育のための環境

子どもが主体的に食育の活動を展開していくことができるように，実践しやすい環境を整えていくことも不可欠である．保育所等の施設の人的環境，設備などの物的環境，自然や社会などの環境を整えることが重要である．

保育所等においては，具体的に職員がどのような役割分担と体制で取り組むか，誰と一緒に食べるかといった人的観点，子どもたちの動きを見すえたゆとりのある時間設定，必要な物品やその個数といった物的観点などについて計画的に構成していくことが必要である．また，生産，流通，食事を作る人など，自然の恵みとしての食べ物への感謝の気持ちや，それに関わる人々への感謝の気持ちを育むことができるよう，食べ物や命の関わりなどを実感したり，体験できる環境構成も必要である．

また，食を通じた高齢者や地域の人々との交流の場を作ることも，人と関わる力を育むうえで大切である．

1) 関係機関・職員との連携

(1) 地域の関係機関との連携

　子どもに対する食育の取り組みは，地域の実情を踏まえ，家庭，保育所，学校をはじめ地域の多くの関係機関や組織，職種が連携して取り組むことが必要である．保育所が取り組みを行う際には，地域における関係機関，関係者の実態を把握し，保育所の食育の目標に応じて関係機関と連携を図りながら，実施することが必要である．子どもが食に関する豊かな体験ができるように，日ごろから地域の関係機関，農家，商店，食事に関する産業，栄養・食生活に関する人材など幅広い関係者と積極的に連携を持つことが重要である．

　さらに，食育基本法に基づき，各都道府県，各市町村において食育推進計画が作成されており，各保育所等においてはこれらの計画を踏まえ，地域の食育における関係機関の一員としての機能も果たしていく必要がある．

(2) 職員間の連携

　子どもの食育は，発達過程に応じた日々の食事をはじめ，栽培や行事など保育の一環として行われ，養護に関わる事項としての「生命の保持」，「情緒の安定」，教育に関わる事項としての「健康」，「人間関係」，「環境」，「言葉」，「表現」のすべてに関わる取り組みである．そのため，保育の一環として食育を進めるためには，保育の計画（「全体的な計画」及び「指導計画」）を作成，実施，評価を行う際に，子どものどのような育ちをねらいとしているのか，保育士，栄養士，調理員等の職員が共通の目標をもち，理解を深め，それぞれの専門性を生かした取り組みを行う．

2) 食を通した保護者への働きかけ

(1) 家庭・保護者との連携

　食事は日々繰り返され，子どもの食習慣の形成のみならず，子どもの発育・発達とも関わるものである．そのため，食事や食に関する取り組みについては家庭と連携・協力して進めることが重要である．

　保護者への支援を行う際には，子どもと保護者の状況を踏まえ，保護者と子どもとの安定した関係や保護者の養育力の向上に寄与するために行われることに留意する．また，お迎え時などに気軽に相談ができる雰囲気をつくるとともに，信頼関係を構築し，家庭からの食生活に関する相談があった場合には，保育所等での子どもの状況を踏まえ，個別に助言や支援を行うことも必要である．

　具体的には，保育所等の場合には，保育所等での子どもの食事の様子や，保育所が食育にどのように取り組んでいるかを伝えることは，家庭での食育の関心を高めていくことにつながる．また，お便りや連絡帳などでも，単に知識や情報の提供だけでな

く，保育所で食べることができた料理（食品）や，食具の使い方の発達の状況，食事中の会話，友達や保育者との関わりなど，子どもの発達過程を伝えることで，保護者の関心を引き出していくことが大切である．

また，懇談会などを通じて保護者同士の交流を図ることにより，家庭での食育の実践がより広がることも期待できる．

このような保護者への働きかけや支援を効果的に行う際には，園長，保育士，栄養士，調理員といった専門性を有する職員間での情報の共有と連携も重要である．

(2) 地域の子育て家庭に対する支援

保育所等は，保育の専門的な機能を地域の子育て支援において積極的に展開することが求められており，子どもの食生活についても，調理室などの施設機能や，栄養士，調理員，保育士ら専門職の配置といった保育所の特徴を踏まえて支援を行うことが必要である．保育所等がどのように地域の子育て支援の拠点として機能を果たしていくかは，地域の実情や保育所の体制によっても異なる．そのため，地域の子ども達とその保護者の食生活や生活の状況，地域の関係者，専門機関の状況を把握し，その状況に応じた子育て支援機能を発揮することが保育所に求められている．

具体的には，離乳食づくりや食育に関する講座の開催，各種行事・体験保育といった子育て支援の取り組みの中での食生活に関する相談・支援などがあげられる．とくに保育所で提供している食事や，同じ月齢や年齢くらいの子どもの食べる姿や食べることへの援助，食具などを実際に見せることで，保護者が子どもの発育・発達段階を見通して，子どもの実態を把握できる力をもつように支援する．

また，継続的な支援が必要な家庭に対しては，保健所・保健センターなどを紹介することも必要である．

（清野富久江）

巻末資料 保育所における食育に関する指針

厚生労働省：2004年

〈6か月未満児〉

ねらい	内容	配慮事項
①お腹がすき，乳（母乳・ミルク）を飲みたい時，飲みたいだけゆったりと飲む． ②安定した人間関係の中で，乳を吸い，心地よい生活を送る．	①よく遊び，よく眠る． ②お腹がすいたら，泣く． ③保育士にゆったり抱かれて，乳（母乳・ミルク）を飲む． ④授乳してくれる人に関心を持つ．	①一人一人の子どもの安定した生活のリズムを大切にしながら，心と体の発達を促すよう配慮すること． ②お腹がすき，泣くことが生きていくことの欲求の表出につながることを踏まえ，食欲を育むよう配慮すること． ③一人一人の子どもの発育・発達状態を適切に把握し，家庭と連携をとりながら，個人差に配慮すること． ④母乳育児を希望する保護者のために冷凍母乳による栄養法などの配慮を行う．冷凍母乳による授乳を行うときには，十分に清潔で衛生的に処置をすること． ⑤食欲と人間関係が密接な関係にあることを踏まえ，愛情豊かな特定の大人との継続的で応答的な授乳中のかかわりが，子どもの人間への信頼，愛情の基盤となるように配慮すること．

〈6か月～1歳3か月未満児〉

ねらい	内容	配慮事項
①お腹がすき，乳を吸い，離乳食を喜んで食べ，心地よい生活を味わう． ②いろいろな食べものを見る，触る，味わう経験を通して自分で進んで食べようとする．	①よく遊び，よく眠り，満足するまで乳を吸う． ②お腹がすいたら，泣く，または，喃語によって，乳や食べものを催促する． ③いろいろな食べものに関心を持ち，自分で進んで食べものを持って食べようとする． ④ゆったりとした雰囲気の中で，食べさせてくれる人に関心を持つ．	①一人一人の子どもの安定した生活のリズムを大切にしながら，心と体の発達を促すよう配慮すること． ②お腹がすき，乳や食べものを催促することが生きていくことの欲求の表出につながることを踏まえ，いろいろな食べものに接して楽しむ機会を持ち，食欲を育むよう配慮すること． ③一人一人の子どもの発育・発達状態を適切に把握し，家庭と連携をとりながら，個人差に配慮すること． ④子どもの咀嚼や嚥下機能の発達に応じて，食品の種類，量，大きさ，固さなどの調理形態に配慮すること． ⑤食欲と人間関係が密接な関係にあることを踏まえ，愛情豊かな特定の大人との継続的で応答的な授乳及び食事でのかかわりが，子どもの人間への信頼，愛情の基盤となるように配慮すること．

〈1歳3か月～2歳未満児〉

ねらい	内容	配慮事項
①お腹がすき，食事を喜んで食べ，心地よい生活を味わう． ②いろいろな食べものを見る，触る，噛んで味わう経験を通して自分で進んで食べようとする．	①よく遊び，よく眠り，食事を楽しむ． ②いろいろな食べものに関心を持ち，手づかみ，または，スプーン，フォークなどを使って自分から意欲的に食べようとする． ③食事の前後や汚れたときは，顔や手を拭き，きれいになった快さを感じる． ④楽しい雰囲気の中で，一緒に食べる人に関心を持つ．	①一人一人の子どもの安定した生活のリズムを大切にしながら，心と体の発達を促すよう配慮すること． ②子どもが食べものに興味を持って自ら意欲的に食べようとする姿を受けとめ，自立心の芽生えを尊重すること． ③食事のときには，一緒に噛むまねをして見せたりして，噛むことの大切さが身につくように配慮すること．また，少しずついろいろな食べものに接することができるよう配慮すること． ④子どもの咀嚼や嚥下機能の発達に応じて，食品の種類，量，大きさ，固さなどの調理形態に配慮すること． ⑤清潔の習慣については，子どもの食べる意欲を損なわぬよう，一人一人の状態に応じてかかわること． ⑥子どもが一緒に食べたい人を見つけ，選ぼうとする姿を受けとめ，人への関心の広がりに配慮すること．

〈2歳児〉

ねらい	内容	配慮事項
①いろいろな種類の食べものや料理を味わう. ②食生活に必要な基本的な習慣や態度に関心を持つ. ③保育士を仲立ちとして,友達とともに食事を進め,一緒に食べる楽しさを味わう.	①よく遊び,よく眠り,食事を楽しむ. ②食べものに関心を持ち,自分で進んでスプーン,フォーク,箸などを使って食べようとする. ③いろいろな食べものを進んで食べる. ④保育士の手助けによって,うがい,手洗いなど,身の回りを清潔にし,食生活に必要な活動を自分でする. ⑤身近な動植物をはじめ,自然事象をよく見たり,触れたりする. ⑥保育士を仲立ちとして,友達とともに食事を進めることの喜びを味わう. ⑦楽しい雰囲気の中で,一緒に食べる人,調理をする人に関心を持つ.	①一人一人の子どもの安定した生活のリズムを大切にしながら,心と体の発達を促すよう配慮すること. ②食べものに興味を持ち,自主的に食べようとする姿を尊重すること.また,いろいろな食べものに接することができるよう配慮すること. ③食事においては個人差に応じて,食品の種類,量,大きさ,固さなどの調理形態に配慮すること. ④清潔の習慣については,一人一人の状態に応じてかかわること. ⑤自然や身近な事物などへの触れ合いにおいては,安全や衛生面に留意する.また,保育士がまず親しみや愛情を持ってかかわるようにして,子どもが自らしてみようと思う気持ちを大切にすること. ⑥子どもが一緒に食べたい人を見つけ,選ぼうとする姿を受けとめ,人への関心の広がりに配慮すること.また,子ども同士のいざこざも多くなるので,保育士はお互いの気持ちを受容し,他の子どもとのかかわり方を知らせていく. ⑦友達や大人とテーブルを囲んで,食事をすすめる雰囲気づくりに配慮すること.また,楽しい食事のすすめ方を気づかせていく.

〈3歳以上児〉

ねらい	内容	配慮事項
「食と健康」 ①できるだけ多くの種類の食べものや料理を味わう. ②自分の体に必要な食品の種類や働きに気づき,栄養バランスを考慮した食事をとろうとする. ③健康,安全など食生活に必要な基本的な習慣や態度を身につける.	①好きな食べものをおいしく食べる. ②様々な食べものを進んで食べる. ③慣れない食べものや嫌いな食べものにも挑戦する. ④自分の健康に関心を持ち,必要な食品を進んでとろうとする. ⑤健康と食べものの関係について関心を持つ. ⑥健康な生活リズムを身につける. ⑦うがい,手洗いなど,身の回りを清潔にし,食生活に必要な活動を自分でする. ⑧保育所生活における食事の仕方を知り,自分たちで場を整える. ⑨食事の際には,安全に気をつけて行動する.	①食事と心身の健康とが,相互に密接な関連があるものであることを踏まえ,子どもが保育士や他の子どもとの暖かな触れ合いの中で楽しい食事をすることが,しなやかな心と体の発達を促すように配慮すること. ②食欲が調理法の工夫だけでなく,生活全体の充実によって増進されることを踏まえ,食事はもちろんのこと,子どもが遊びや睡眠,排泄などの諸活動をバランスよく展開し,食欲を育むよう配慮すること. ③健康と食べものの関係について関心を促すに当たっては,子どもの興味・関心を踏まえ,全職員が連携のもと,子どもの発達に応じた内容に配慮すること. ④食習慣の形成に当たっては,子どもの自立心を育て,子どもが他の子どもとかかわりながら,主体的な活動を展開する中で,食生活に必要な習慣を身につけるように配慮すること.

〈3歳以上児〉つづき

ねらい	内容	配慮事項
「食と人間関係」 ①自分で食事ができること，身近な人と一緒に食べる楽しさを味わう． ②様々な人々との会食を通して，愛情や信頼感を持つ． ③食事に必要な基本的な習慣や態度を身につける．	①身近な大人や友達とともに，食事をする喜びを味わう． ②同じ料理を食べたり，分け合って食事することを喜ぶ． ③食生活に必要なことを，友達とともに協力して進める． ④食の場を共有する中で，友達との関わりを深め，思いやりを持つ． ⑤調理をしている人に感心を持ち，感謝の気持ちを持つ． ⑥地域のお年寄りや外国の人など様々な人々と食事を共にする中で，親しみを持つ． ⑦楽しく食事をするために，必要なきまりに気づき，守ろうとする．	①大人との信頼関係に支えられて自分自身の生活を確立していくことが人とかかわる基盤となることを考慮し，子どもと共に食事をする機会を大切にする．また，子どもが他者と食事を共にする中で，多様な感情を体験し，試行錯誤しながら自分の力で行うことの充実感を味わうことができるよう，子どもの行動を見守りながら適切な援助を行うように配慮すること． ②食に関する主体的な活動は，他の子どもとのかかわりの中で深まり，豊かになるものであることを踏まえ，食を通して，一人一人を生かした集団を形成しながら，人とかかわる力を育てていくように配慮する．また，子どもたちと話し合いながら，自分たちのきまりを考え，それを守ろうとすることが，楽しい食事につながっていくことを大切にすること． ③思いやりの気持ちを培うに当たっては，子どもが他の子どもとのかかわりの中で他者の存在に気付き，相手を尊重する気持ちを持って行動できるようにする．特に，葛藤やつまずきの体験を重視し，それらを乗り越えることにより，次第に芽生える姿を大切にすること． ④子どもの食生活と関係の深い人々と触れ合い，自分の感情や意思を表現しながら共に食を楽しみ，共感し合う体験を通して，高齢者をはじめ地域，外国の人々などと親しみを持ち，人とかかわることの楽しさや人の役に立つ喜びを味わうことができるようにする．また，生活を通して親の感情に気づき，親を大切にしようとする気持ちが育つようにすること．
「食と文化」 ①いろいろな料理に出会い，発見を楽しんだり，考えたりし，様々な文化に気づく． ②地域で培われた食文化を体験し，郷土への関心を持つ． ③食習慣，マナーを身につける．	①食材にも旬があることを知り，季節感を感じる． ②地域の産物を生かした料理を味わい，郷土への親しみを持つ． ③様々な伝統的な日本特有の食事を体験する． ④外国の人々など，自分と異なる食文化に興味や関心を持つ． ⑤伝統的な食品加工に出会い，味わう． ⑥食事にあたった食具（スプーンや箸など）の使い方を身につける． ⑦挨拶や姿勢など，気持ちよく食事をするためのマナーを身につける．	①子どもが，生活の中で様々な食文化とかかわり，次第に周囲の世界に好奇心を抱き，その文化に関心を持ち，自分なりに受け止めることができるようになる過程を大切にすること． ②地域・郷土の食文化などに関しては，日常と非日常いわゆる「ケとハレ」のバランスを踏まえ，子ども自身が季節の恵み，旬を実感することを通して，文化の伝え手となれるよう配慮すること． ③様々な文化があることを踏まえ，子どもの人権に十分配慮するとともに，その文化の違いを認め，互いに尊重する心を育てるよう配慮する．また，必要に応じて一人一人に応じた食事内容を工夫するようにすること． ④文化に見合った習慣やマナーの形成に当たっては，子どもの自立心を育て，子どもが積極的にその文化にかかわろうとする中で身につけるように配慮すること．

〈3歳以上児〉つづき

ねらい	内容	配慮事項
「いのちの育ちと食」 ①自然の恵みと働くことの大切さを知り，感謝の気持ちを持って食事を味わう． ②栽培，飼育，食事などを通して，身近な存在に親しみを持ち，すべてのいのちを大切にする心を持つ． ③身近な自然にかかわり，世話をしたりする中で，料理との関係を考え，食材に対する感覚を豊かにする．	①身近な動植物に関心を持つ． ②動植物に触れ合うことで，いのちの美しさ，不思議さなどに気づく． ③自分たちで野菜を育てる． ④収穫の時期に気づく． ⑤自分たちで育てた野菜を食べる． ⑥小動物を飼い，世話をする． ⑦卵や乳など，身近な動物からの恵みに，感謝の気持ちを持つ． ⑧食べ物を皆で分け，食べる喜びを味わう．	①幼児期において自然のもつ意味は大きく，その美しさ，不思議さ，恵みなどに直接触れる体験を通して，いのちの大切さに気づくことを踏まえ，子どもが自然とのかかわりを深めることができるよう工夫すること． ②身近な動植物に対する感動を伝え合い，共感し合うことなどを通して自らかかわろうとする意欲を育てるとともに，様々なかかわり方を通してそれらに対する親しみ，いのちを育む自然の摂理の偉大さに畏敬の念を持ち，いのちを大切にする気持ちなどが養われるようにすること． ③飼育・栽培に関しては，日常生活の中で子ども自身が生活の一部として捉え，体験できるように環境を整えること．また，大人の仕事の意味が分かり，手伝いなどを通して，子どもが積極的に取り組めるように配慮すること． ④身近な動植物，また飼育・栽培物の中から保健・安全面に留意しつつ，食材につながるものを選び，積極的に食する体験を通して，自然と食事，いのちと食事のつながりに気づくように配慮すること． ⑤小動物の飼育に当たってはアレルギー症状などを悪化させないように十分な配慮をすること．
「料理と食」 ①身近な食材を使って，調理を楽しむ． ②食事の準備から後片付けまでの食事づくりに自らかかわり，味や盛りつけなどを考えたり，それを生活に取り入れようとする． ③食事にふさわしい環境を考えて，ゆとりある落ち着いた雰囲気で食事をする．	①身近な大人の調理を見る． ②食事づくりの過程の中で，大人の援助を受けながら，自分でできることを増やす． ③食べたいものを考える． ④食材の色，形，香りなどに興味を持つ． ⑤調理器具の使い方を学び，安全で衛生的な使用法を身につける． ⑥身近な大人や友達と協力し合って，調理することを楽しむ． ⑦おいしそうな盛り付けを考える． ⑧食事が楽しくなるような雰囲気を考え，おいしく食べる．	①自ら調理し，食べる体験を通して，食欲や主体性が育まれることを踏まえ，子どもが食事づくりに取り組むことができるように工夫すること． ②一人一人の子どもの興味や自発性を大切にし，自ら調理しようとする意欲を育てるとともに，様々な料理を通して素材に目を向け，素材への関心などが養われるようにすること． ③安全・衛生面に配慮しながら，扱いやすい食材，調理器具などを日常的に用意し，子どもの興味・関心に応じて子どもが自分で調理することができるように配慮すること．そのため，保育所の全職員が連携し，栄養士や調理員が食事をつくる場面を見たり，手伝う機会を大切にすること．

🌸食品の重量目安量

●計量カップと計量スプーンによる目安量　　　　　　　　　　　　　　　　　（単位：g）

食品名	小さじ 5ml	大さじ 15ml	カップ 200ml	食品名	小さじ 5ml	大さじ 15ml	カップ 200ml
水・酒・酢・食塩	5	15	200	ごま	3	9	120
しょうゆ・みりん・みそ	6	18	230	あたりごま	5	15	200
砂糖（上白糖）	3	9	110	油・バター・ラード	4	13	180
グラニュー糖・ざらめ	4	13	170	カレー粉	2	7	85
水あめ・蜂蜜	7	22	290	化学調味料	4	12	160
ジャム	7	22	270	粉ゼラチン	3	10	130
小麦粉（薄力粉）	3	8	100	普通牛乳	6	17	210
小麦粉（強力粉）	3	8	105	脱脂粉乳・粉チーズ	2	6	80
片栗粉	3	9	110	生クリーム（高脂肪）	5	15	200
コーンスターチ	2	7	90	トマトケチャップ	6	18	240
重曹・白玉粉・上新粉・そば粉	3	9	120	トマトピューレー	5	16	210
オートミール	2	6	70	ウスターソース	5	16	220
ベーキングパウダー（B.P.）	3	10	135	マヨネーズ	5	14	190
ドライイースト	3	10	120	ココア	2	6	80
パン粉（干）・きな粉	2	6	80	コーヒー・紅茶	2	6	70
パン粉（生）	1	3	40	煎茶	2	5	60
コンソメ調味料（乾燥）	5	15	200	抹茶	2	5	70

🌸合わせ調味料の目安

名称／材料	小さじ 5ml	大さじ 15ml	カップ 200ml	作り方のポイント／応用
すし酢（米3合；約435gに対して） 　酢　　　80～100ml 　酒　　　30～45ml 　塩　　　10g 　砂糖　　12g	2	2～3 1 1/3	2/5～1/2	・米は，水かげんをやや控えめにして，昆布を5～10cmほど入れて炊く． ・合わせ酢は材料を全部混ぜておき，炊きあがった米飯にまわしかけ，よく混ぜる．酢と酒の量は好みで調整する．
三杯酢 　酢　　　　45ml 　しょうゆ　15ml 　塩　　　　1.8g 　砂糖　　　9～14g	1/3	3 1 1弱~1 1/2		・砂糖を除くと二杯酢
土佐じょうゆ 　しょうゆ　200ml 　みりん　　100ml 　かつお節　20g 　昆布　　　10cm			1 1/2 2/3	・小鍋に材料を全部入れ，ひと煮たちさせて，こしておく． ・作り置きがきき，小びんに入れて冷蔵庫で2週間ほどは保存できる． ・土佐じょうゆにゆず，かぼす，レモン等の柑橘類のしぼり汁を加えるとポン酢になる．
練りみそ 　みそ　　　70g 　砂糖　　　10～40g 　みりん　　20g 　だし汁　　45～60ml 　（水でもよい）		4弱 1弱~4 1/2 1強 3~4		・材料を合わせて練る．小鍋でひと煮たちさせてもよい． ・砂糖やだし汁の量は，用途や好みで加減する． ・ゆずみそや辛子酢みそのベースとなる．

食品の切り方（基本切り）

角を基にしたもの

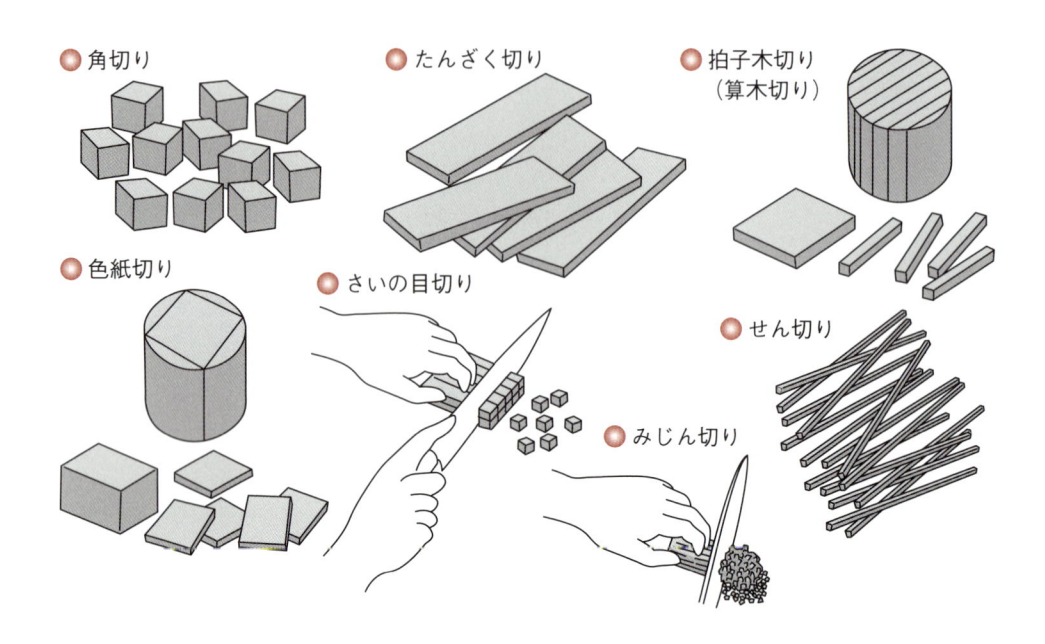

- 角切り
- たんざく切り
- 拍子木切り（算木切り）
- 色紙切り
- さいの目切り
- みじん切り
- せん切り

丸を基にしたもの

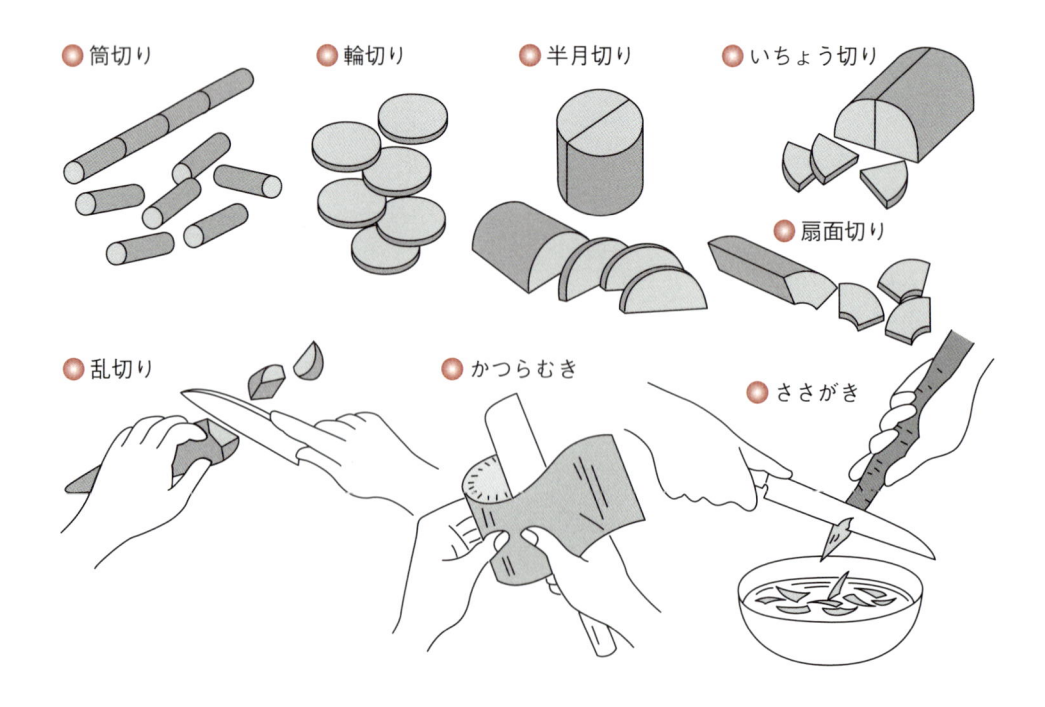

- 筒切り
- 輪切り
- 半月切り
- いちょう切り
- 扇面切り
- 乱切り
- かつらむき
- ささがき

食品の切り方（飾り切り）

和風飾り切り

- ねじり梅
- 菊花だいこんまたは菊花かぶら
- 矢羽根れんこん
- 花れんこん
- 茶せんなす
- たずなこんにゃく（ねじりこんにゃく）
- 末広
- いかり防風
- 蛇腹

洋風飾り切り

- シャトー
- リング
- ゴフレット
- ロザンジュ

中華風飾り切り

出典：杉田浩一，比護和子ほか；日本食品大事典 第3版 カラー写真CD-ROM付．医歯薬出版より．

魚の下処理

魚のおろし方

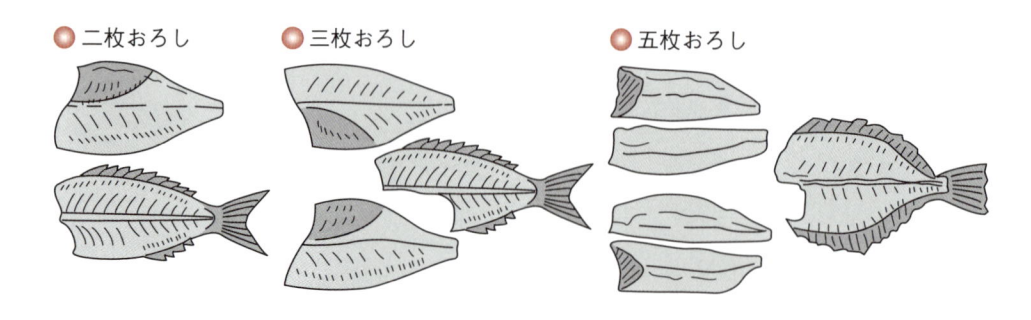

- 二枚おろし
- 三枚おろし
- 五枚おろし

魚の切り方

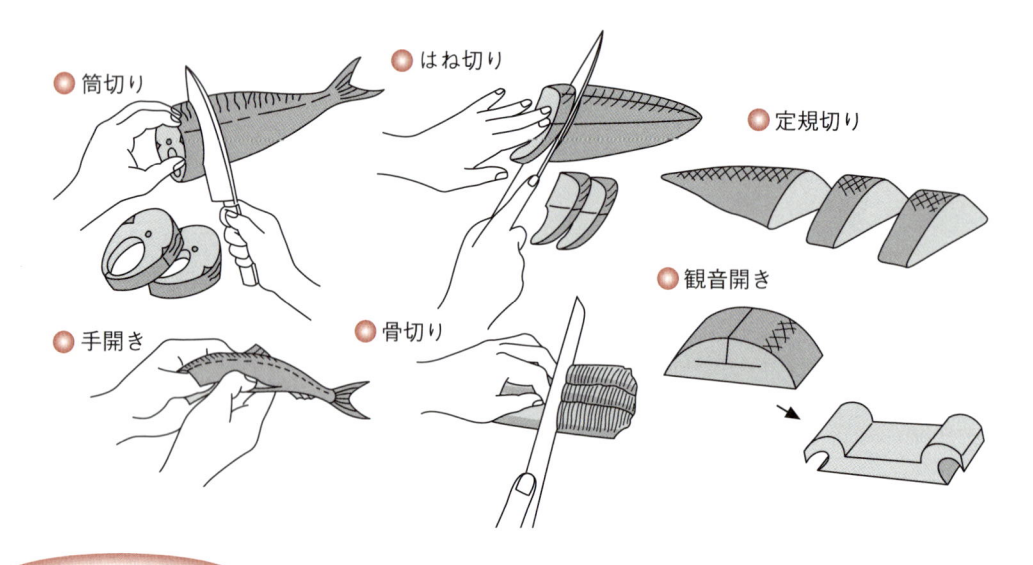

- 筒切り
- はね切り
- 定規切り
- 手開き
- 骨切り
- 観音開き

串の打ち方

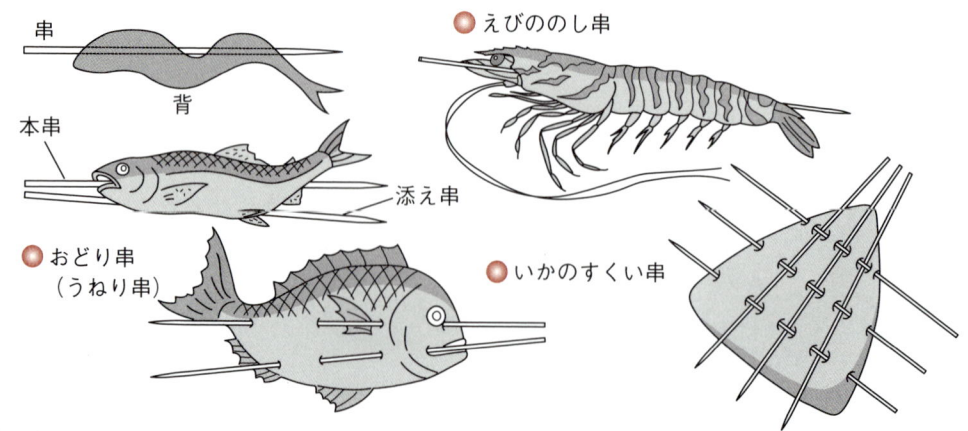

串　背
本串
添え串
- えびののし串
- おどり串（うねり串）
- いかのすくい串

出典：杉田浩一，比護和子ほか：日本食品大事典 第3版 カラー写真CD-ROM付．医歯薬出版より．

●●索引●●

●●欧文索引

BMI ... 19, 47, 48, 168
BMI 簡易表 ... 73
body mass index ... 19, 47
catch up 現象 ... 12
DHA ... 34, 35
EPA ... 34, 35
eye to eye contact ... 22
frustration tolerance ... 22
PDCA サイクル ... 46, 243, 244
RQ ... 41
self efficiency ... 24
SIDS ... 80
TCA サイクル ... 40, 41

●●和文索引

あ

味の分化 ... 23
アセスメント ... 46, 243
遊び食べ ... 120
アトピー性皮膚炎 ... 105, 182
アナフィラキシー ... 182, 184
アナフィラキシーショック ... 182
アナフィラキシーのグレード ... 185
アフタ ... 179
アフタ性口内炎 ... 178
アミノ酸混合乳 ... 90
アルコール ... 93
アレルギー ... 80, 181
アレルギー表示 ... 186
アレルゲン ... 181, 182, 185
合わせ調味料 ... 251

い

胃液 ... 13
育児用ミルク ... 83, 89
移行乳 ... 82
いじめ ... 141
溢乳 ... 13, 172
飲酒 ... 72
インスリン ... 14

う

運動機能 ... 111
運動能力（学童期） ... 140

え

永久歯 ... 13
永久乳 ... 82
エイコサペンタエン酸 ... 34
衛生管理 ... 148
栄養価の算出 ... 64
栄養管理 ... 217
栄養教育 ... 145
栄養教諭 ... 144, 145
栄養ケア・マネジメント ... 218
栄養失調 ... 170
栄養所要量 ... 42
栄養素 ... 31
栄養素の指標 ... 43
栄養素の種類 ... 44
栄養補給 ... 213
エストロゲン ... 80
エネルギー ... 47
エネルギー代謝 ... 40
エネルギーの指標 ... 43
エピペン® ... 184
嚥下 ... 15, 104, 192

お

黄疸 ... 14, 86
嘔吐 ... 172, 190
オキシトシン ... 80
押しつぶし機能 ... 195
お便り ... 245
おやつ ... 25, 117
親の意識 ... 127
オリゴ糖 ... 33

か

カード ... 13
買い食い ... 27, 149
外食 ... 28
カウプ指数 ... 19, 168
かえで糖尿症 ... 91

夏季熱 171
学童 26
学童期 136
学齢期 10
鵞口瘡 179
果汁飲料 106
過剰体重増加 73
過食 150
カゼイン加水分解乳 90
家族アイデンティティ 24
家族団らん 25
学校給食 144
家庭 245
カフェイン 94
噛む 124
噛む力 195
ガラクトース血症 91
感覚過敏 189
感覚鈍化 189
関係機関との連携 245
間食 25, 98, 99, 105, 117
感染症 171
感染防御作用 80
肝臓 14
乾燥製品 103

き

絆 28
基準体位 45
基礎代謝 49
喫煙 8, 72, 94
喫食量 225
虐待 12, 164
吸収 39
給食システム 228
吸啜 14
給与栄養量 219, 226
胸囲 19
拒食 150
切り方（食品の） 252, 253
記録 244

け

計画および評価（食育の） 243
欠食 28, 124, 149
解熱薬 171
下痢 173
検食 220

こ

口蓋裂 177
好奇心 25
口腔 12
口唇裂 177
後天的因子 11
口内炎 178
誤嚥 189
呼吸商 41
呼吸障害 189
心の健康づくり 164
心の発達 21
孤食 28, 126, 149
個人差 1, 23
子育て支援 246
5大栄養素 31, 58
孤立 25
混合栄養 92
献立 63, 220
献立例 228
献立例（学童期・思春期） 151
献立例（障害のある子どもの） 204
献立例（成人女性） 65
献立例（妊娠中） 76
献立例（保育所給食） 231
献立例（幼児期） 129
献立例（離乳期） 107
懇談会 246

さ

最大発育量 137
再調理 197, 199

魚の下処理 254
座高 139
参照体位 45
3大栄養素 31
三枚おろし 254

し

歯牙 12
歯牙の発達 140
自我の芽生え 141
事故 24
嗜好品 93
自己有能感 24
脂質 34, 40, 57
歯周炎 178
思春期 10, 28, 136
姿勢異常 189
しつけ 170
児童福祉給食 213
児童福祉施設 213
児童福祉施設における食事提供ガイド 215
児童養護施設 216
指標 43
脂肪 89
脂肪エネルギー比 57
周産期 69
周産期死亡率 73, 75
集団離乳 229
終末殺菌法 91
重量目安量（食品の） 251
受精 6
出生前 6
授乳 22
授乳開始 82
授乳回数 85
授乳間隔 85
授乳支援ガイド 75, 82
授乳時間 85
授乳・食事計画 222
授乳婦の食生活 93

授乳・離乳の支援ガイド 95, 96	食生活指針 71, 143	精神発達 111
障害 162	食生活の乱れ 28	精神発達（学童期） 140
障害児 187	食体験 106	精神発達（思春期） 140
障害児施設 218	"食"の影響力 29	性心理 141
障害の種類 187	"食"の社会化 22	成長 5
消化管 13	食費 64	成長因子 43
消化器官 12, 39	食品構成 60, 62, 63, 70, 87, 88, 114, 219, 227	成長曲線 220, 221
消化機能 112		成長ホルモン 11
消化・吸収 37	食品表示法 186	性ホルモン 11
小食 123, 170	食物アレルギー 181	赤血球 179
情操教育 214	食物繊維 57, 176	摂食機能 14, 188
情緒の発達 23	食欲のメカニズム 165	摂食機能障害 196
少糖類 33	食欲不振 165, 166	摂食機能の障害 190
小児期の区分 1	「食を営む力」 214, 239	摂食行動 112
初期体重減少 6	初経 137	摂食行動の発達 78
除去食 78, 93, 105, 185	初潮 137	摂食障害 29
食育 145, 235	初乳 80, 82	ぜんそく 181
食育（栄養教育） 214	自立 24	全体的な計画 243
食育ガイド 236	自立支援 217, 219	**そ**
食育基本法 235	歯列異常 178	
食育推進会議 236	真空凍結乾燥品（フリーズドライ） 103	総エネルギー消費量 49
食育推進基本計画 235		咀嚼 15, 104, 106, 124, 193
食育に関する指針 247	人工栄養 88	咀嚼能力 112
食育計画 243	新生児期 6	**た**
食育の場 240	身体活動レベル 47, 49	
食育の環 237	身体発育 111	体温測定 171
食塩 70	身長 18, 139	胎芽期 6
食からはじまる健やかガイド 238	身長体重曲線 167	体格 6
	じんま疹 181	体格指数 47
食事時刻の乱れ 106	**す**	胎児仮死 73
食事摂取基準 41, 42, 70, 87, 113, 141		胎児期 6
	推奨体重増加量 73	胎児発育障害 75
食事摂取基準値 226	推奨量 43	代謝 31, 40
食事の自立 24	膵臓 14	代謝量 41
食事の評価 220	推定エネルギー必要量 47, 48	体重 18, 139
食事バランスガイド 237	推定平均必要量 43	体重・身長のバランス 167
食事マナー 24	水分 37	大豆乳 90
食習慣の完成期 143	**せ**	体調不良 161
食習慣のしつけ 214		第二次性徴 10, 137
食事療法 165	生活リズム 170	胎盤 6
食生活支援 216	成熟乳 82	胎盤性ラクトゲン 80

胎便	16
耐容上限量	43
唾液の酵素	13
脱水症	162, 174
多糖類	34
楽しく食べる子どもに	238
食べ方の目安	97
食べる準備期	195
「食べる力」	238, 239
食べるのに時間がかかる	122
単一症候性下痢	173
胆汁	14
炭水化物	32
単糖類	32
たんぱく質	35, 40, 50, 89

ち

調製粉乳	89
調乳	229
調乳室	229
調乳濃度	92
調乳早見表	92
調乳法	91, 229
調味の仕方	103
調理	220
調理形態	96, 97
調理方法	96

つ

つわり	72

て

手足口病	178
低出生体重児	72
低出生体重児用ミルク	89
低ナトリウム特殊ミルク	91
適応	25
手づかみ食べ	193
手伝い	27
鉄不足	105
電解質飲料	106

てんかん	176

と

糖質	32, 40, 89
糖尿病	14
糖尿病の食品交換表	74
特殊ミルク	91
特殊用途粉乳	90
特定加工食品	186
ドコサヘキサエン酸	34
トロミづけ	197, 199

に

二次的欲求	22
二者関係	22
二重標識水法	47
日本食品標準成分表2015年版(七訂)	31, 64
日本人の食事摂取基準（2015年版）	52
乳歯	13
乳児院	215
乳児期	6
乳児と母乳哺育	81
乳児ビタミンK欠乏症	86
乳汁	223
乳汁の成分組成	83
乳糖	83
乳糖不耐性下痢	174
乳幼児突然死症候群	80
尿	16
妊娠期	69
妊娠高血圧症候群	74
妊娠中毒症	74
妊娠中の食生活	69
妊娠糖尿病	74
妊娠の成り立ち	69
妊婦死亡率	75
妊婦・授乳婦	50

ね

ネグレクト	164
熱射病	171
熱中症	171
年間発育量	137, 138
年齢区分	45

の

ノロウイルス	173

は

排泄機能	15
排便	16
吐き気	172
発育因子	11
発育発達	5
発達	5
発熱	171
母親の栄養と食生活	87
早食い	124
反抗期	111

ひ

皮下脂肪厚	19
非行	141
ビタミン	37, 57
ビタミンA	70
ビタミン類	90
必須アミノ酸	35
必須脂肪酸	34
ビフィズス菌	90
肥満	150, 167
肥満度	19, 168
肥満の判定	167
評価	16
評価（心の）	21
病気	161
標準食品構成表	147
貧血	72, 150, 179
びん詰製品	104

ふ

フェニールケトン尿症	91
フォローアップミルク	90
普及率（学校給食の）	145
腹痛	176
プチアリン	13
不適切な養育	164
不飽和脂肪酸	34
フリージング	98
プロゲステロン	80
プロラクチン	80
糞便	15

へ

平熱	171
別調理	197
ベビーフード	98, 103, 106
ペプチドミルク	90
便	16
偏食	122, 149
偏食の献立例	135
扁桃炎	178
便秘	175

ほ

保育所	215, 221
保育所給食	231, 233
保育所保育指針	239, 240
暴力	141
保護者	245
母子健康手帳	167
母子相互作用	22
母子同室	76
捕食	104
母体の変化	69
母乳育児	75
母乳栄養	79
母乳栄養の問題点	86
母乳栄養の利点	80
母乳推進運動	81
母乳性黄疸	86
母乳中の栄養素濃度	50
母乳とウイルス感染	87
母乳の成分	82
哺乳反射	15
母乳不足	86
母乳分泌	79
哺乳量	50, 87
ホモシスチン尿症	91
「ポンポン痛い」（2, 3歳までの）	176

ま

膜消化	39
マススクリーニング	91
マナー	24
慢性疾患	162

み

未熟性	1
ミネラル	36, 58

む

無機質	36, 58, 89
無菌操作法	91
六つの基礎食品	58, 59
無乳糖乳	90
むら食い	123

め

めざす子ども像	242
メチル水銀	71
目安量	43
免疫	78
免疫グロブリン	80

も

目標量	43
盛りつけ	220
問題行動	141

や

薬物	94, 141
夜食	120
やせ	150, 169
やせ願望	29
やせ志向	29

よ

養護と教育	240
葉酸	70
幼児期	8, 23
欲求不満耐性	22

ら

ラクトフェリン	90

り

離乳期幼児期用ミルク	89
離乳食	50, 97, 224
離乳食回数	224
離乳食調理	102
離乳食の進め方の目安	95
離乳食の役割	94
離乳の開始	96
離乳の支援のポイント	95
離乳の進行	99
離乳の必要性	94
利用可能炭水化物	32
緑黄色野菜	59

れ

冷凍・冷蔵母乳	85
レトルト製品	104
連携	244
連絡帳	245

ろ

ローレル指数	19
ロタウイルス	174

子どもの食と栄養　第5版	
健康と食べることの基本	ISBN 978-4-263-70609-1

1999年 4 月30日	第 1 版第 1 刷発行（小児栄養　子どもの栄養と食生活）
2001年 2 月 1 日	第 2 版第 1 刷発行
2003年 3 月25日	第 3 版第 1 刷発行
2005年 3 月20日	第 4 版第 1 刷発行
2012年 1 月10日	第 4 版第 7 刷発行
2013年 3 月10日	第 5 版第 1 刷発行（改題）
2019年 2 月25日	第 5 版第 8 刷発行

著者　髙野　　陽
　　　髙橋　種昭
　　　大江　秀夫
　　　水野　清子
　　　竹内　恵子
　　　佐藤　加代子
　　　清野　富久江
　　　加藤　忠明

発行者　白石　泰夫

発行所　医歯薬出版株式会社

〒113-8612　東京都文京区本駒込1-7-10
TEL.（03）5395-7626（編集）・7616（販売）
FAX.（03）5395-7624（編集）・8563（販売）
https://www.ishiyaku.co.jp/
郵便振替番号 00190-5-13816

乱丁，落丁の際はお取り替えいたします　　印刷・木元省美堂／製本・愛千製本所

Ⓒ Ishiyaku Publishers, Inc., 1999, 2013. Printed in Japan

本書の複製権・翻訳権・翻案権・上映権・譲渡権・貸与権・公衆送信権（送信可能化権を含む）・口述権は，医歯薬出版㈱が保有します．
本書を無断で複製する行為（コピー，スキャン，デジタルデータ化など）は，「私的使用のための複製」などの著作権法上の限られた例外を除き禁じられています．また私的使用に該当する場合であっても，請負業者等の第三者に依頼し上記の行為を行うことは違法となります．

JCOPY ＜出版者著作権管理機構　委託出版物＞
本書をコピーやスキャン等により複製される場合は，そのつど事前に出版者著作権管理機構（電話 03-5244-5088，FAX 03-5244-5089，e-mail：info@jcopy.or.jp）の許諾を得てください．

医師や小児保健スタッフからの熱い要望に応え，名著復刊！

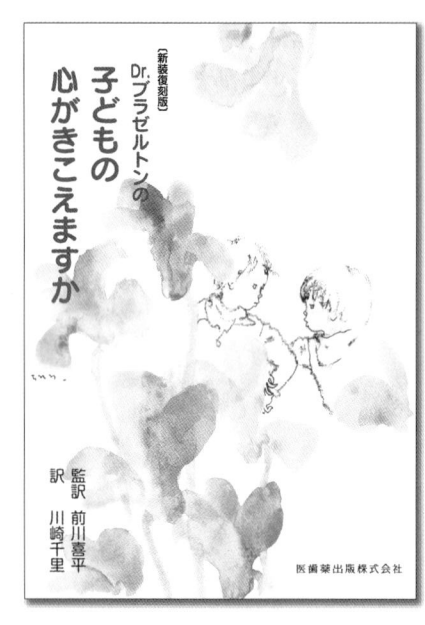

〔新装復刻版〕
Dr.ブラゼルトンの 子どもの心がきこえますか

T.B.Brazelton 著
前川 喜平 監訳／川崎 千里 訳

◆ A5判　236頁　定価（本体2,200円＋税）
ISBN978-4-263-23667-3

■ 本書のおもな特徴

- 1989年の初版発行以来，本書は約30年が経過しようとしています．近年，幼児を持つお母さんをはじめ，医療従事者や小児保健関係者など本書をよく知る読者の方々から，お問い合わせやご要望をいただき，この度新装復刻版を発行することとなりました．
- 本書は発行当時から，従来の育児書とは全く質を異にするもので，子どもの心を育てることを主眼とした特徴ある内容との評価をえていました．
- 子どもをあるがままにとらえ，子どもの内面のあらわそうとするものをたくみにききとり，それに沿った対応を探る育児書の復刊です．

■ おもな目次

はじめに　子どもの心をはぐくむために

第一部　愛すること恐れること
- 1章　赤ちゃんはどのように愛をまなぶか
- 2章　幼い子どもたちの不安と恐怖
- 3章　子どもが悲しむとき
- 4章　指しゃぶりと愛玩物 ―自立の過程
- 5章　兄弟の年齢間隔

第二部　一般的な問題
- 6章　しつけ
- 7章　食事
- 8章　睡眠

第三部　身体と心の関係
- 9章　頭痛と腹痛
- 10章　クループ，痙攣など急病への対応
- 11章　気管支喘息
- 12章　おねしょ―いったい誰にとっての成功？
- 13章　入院した子どもたち

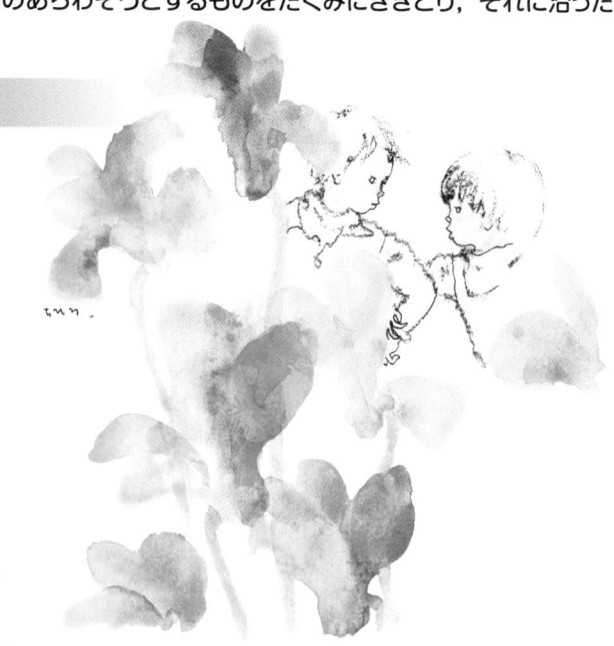

医歯薬出版株式会社
〒113-8612 東京都文京区本駒込1-7-10　TEL.03-5395-7610　FAX.03-5395-7611　https://www.ishiyaku.co.jp/